健康数据决策理论与方法应用

王晓佳　朱克毓　徐　晟　凡　菊　著

科学出版社

北京

内 容 简 介

本书是对健康数据决策理论与方法的研究,由现代健康管理与复杂任务决策交叉领域的专家编写。全书共 8 章,主要内容包括健康管理概述、决策理论基础、数学基础理论、全类型数据预处理与共享、数据-知识混合驱动的健康管理建模、基于数据-知识混合驱动的健康风险评估和分析、基于数据-知识混合驱动的健康状态预测和干预、基于数据-知识混合驱动的健康运维决策和支持等,对数据-知识混合驱动环境下的全类型健康数据进行了全景式描述并借助人工智能算法开展智能决策研究,内容丰富,实用性和可操作性强。

本书可以作为高等院校管理学、系统工程、大数据等相关专业的高年级本科生和研究生的教材,也可作为相关行业研究人员、工程技术人员的参考书。

图书在版编目（CIP）数据

健康数据决策理论与方法应用 / 王晓佳等著. —北京：科学出版社，2023.9

ISBN 978-7-03-074377-0

Ⅰ. ①健⋯　Ⅱ. ①王⋯　Ⅲ. ①医学-数据处理　Ⅳ. ①R319

中国版本图书馆 CIP 数据核字（2022）第 248461 号

责任编辑：蒋　芳　高慧元　曾佳佳 / 责任校对：杨　赛
责任印制：吴兆东 / 封面设计：许　瑞

科 学 出 版 社 出版

北京东黄城根北街 16 号
邮政编码：100717
http://www.sciencep.com

北京厚诚则铭印刷科技有限公司印刷
科学出版社发行　各地新华书店经销

*

2023 年 9 月第　一　版　　开本：720 × 1000　1/16
2024 年 10 月第二次印刷　　印张：16 1/4
字数：330 000

定价：159.00 元
（如有印装质量问题，我社负责调换）

前　　言

本书以数据-知识混合驱动的健康决策为研究背景，应用已有的数据分析技术与智能决策方法，从现代健康管理的具体问题入手，在健康风险评估与分析、健康状态预测与干预和健康运维决策与支持三个层面对传统健康管理理论与方法进行扩展研究。

（1）健康风险评估与分析。

针对我国健康管理相关研究起步较晚、健康风险评估系统还不够成熟等问题，本书从健康数据与健康知识融合角度，提出基于"医-护-患"三层诊断信息网络的健康风险评估与分析模型，采用三层信息传输网络来支持隐性糖尿病患者和潜在糖尿病患者（Undiagnosed Diabetic & Potential Diabetic，UD＆PD）做出符合其个人价值观的合理选择。网络第一层由卫生专业人员组成，第二层由糖尿病教育者组成，第三层由 UD & PD 组成。

基于上述分析，从社会关系网络、社会支持网络、自我管理模式三个层面构建健康风险评估与分析模型。依据国家中医药临床研究（糖尿病）基地 2969 例有效病例，评估社会关系在 2 型糖尿病（T2DM）风险管理中的作用，建立社会支持指标评价体系，结合网络分析法（ANP）和客观权重赋权法（CRITIC），从主观和客观两个角度评估社会支持对 T2DM 自我管理的影响。基于调查问卷，采用探索性因子分析，确定社会资本角度下的社会支持对 2 型糖尿病患者自我管理的影响。

（2）健康状态预测与干预。

在信息相同的情况下，基于数据-知识混合驱动的模型在预测疾病发展这项任务中的精度可以超越医生经验诊断的精度。医疗的本质是基于充分的数据积累对患者的健康数据进行处理，从而做出诊断。相比人脑，计算机能更全面且快速地存储和学习医疗健康信息，因此在医疗信息充足的情况下，大数据模型对疾病的预测可能比仅仅依靠医生经验的预测更精准。因此，利用基于数据-知识混合驱动建立的糖尿病预测模型来提高医生诊断的精度和效率并预测和控制糖尿病的发生，对于节约医疗资源、减轻家庭负担、实现疾病早预警和治未病具有重要意义。

基于上述分析，针对普通人群常规体检指标学习的健康状态预测和干预，采用长短时记忆网络算法构建符合 T2DM 动态发展的预测模型。针对妊娠糖尿病患者这一特殊人群监测指标学习的健康状态预测和干预的情况，采用集成学习算法构建具有最小公倍特性的算法集群，有效剔除预测效能差的模型，提高预测精度。

针对高危人群临床指标的健康状态预测和干预,采用基于双宽度学习的典型相关性分析方法,通过融合和学习各个输入模态的丰富特征对目标属性进行识别。针对确诊病例愈后指标学习的健康状态预测和干预问题,构建了一种新的基于循环神经网络的宽度学习系统,能够有效地提取序列数据特征,并对序列数据进行分类,且在训练时间、预测精度及参数影响方面表现出巨大的优势。

(3)健康运维决策与支持。

当前医疗与健康决策支持系统正处于飞速发展阶段,其运维服务应用场景丰富多样。我们从区位选择、海外市场扩张、移动健康应用、刷脸就医健康服务以及公共卫生应急医疗物资调度等多个健康运维决策场景出发,研究如何更好地使用健康资源,如何实现最优化的医疗资源调度和提高使用效率,解决健康服务行业面临的紧迫的系列性问题。例如,在医疗设施(或医院)设立过程中的区位选择步骤中,如何选择合适的地理位置,更好地最大化医疗资源使用以提升患者满意度。再如,在移动健康应用的质量管控方面,如何提升移动健康应用的使用效率以及使用者对移动健康服务模式的满意度也有重要意义。

基于上述分析,针对前述主要场景,对数据-知识混合驱动的健康运维决策和支持问题进行研究。不同的分析目的和用途需要建立不同的决策模型,面对区位选择决策时,运用的方法和建立的模型比较综合,需要考虑地理因素的影响。面对海外市场扩张决策时,需要对定性与定量的因素进行协同处理。面对移动健康应用的推广决策时,需要对不同受众群体的行为进行分析。面对刷脸就医模式扩散决策时,需要对各利益相关者的不同诉求进行博弈分析,寻求一个满足各方需求的动态平衡条件。面对公共卫生应急事件决策时,资源的优化调度问题是需要考虑的关键点。

本书是对健康数据决策理论与方法的研究,全书共分为8章,第1章主要介绍健康管理的概念、起源及其发展历程。第2章和第3章主要是在介绍本书涉及的基本决策思想基础上,阐述数据-知识混合驱动的决策思想及其应用前景,并分析了决策中的基本数学理论和技术方法。第4章主要介绍全类型数据预处理与共享,提出了缺失数据、噪声数据的清洗方法、基于中间件和数据仓库的全类型数据集成方法,并设计了全类型数据的共享机制。第5章和第6章主要研究了数据-知识混合驱动的健康管理建模及其风险评估;分别从数据和知识角度,构建健康管理模型,形成智能化的数据-知识混合驱动的健康管理模型;然后从"医-护-患"角度构建健康风险评估的三层诊断信息网络,支持从社会关系网络、社会支持网络、自我管理模式三个层面进行健康风险评估与分析。第7章和第8章是在数据-知识混合驱动风险评估基础上,研究健康状态预测与健康运维决策;在系统分析普通人群常规体检指标、特殊人群监测指标、高危人群临床指标、确诊病例愈后评估指标基础上,研究四类人群的健康状态预测与干预措施,并从区位选择、海外市场扩张模式、云服务反馈模式、刷脸模式以及突发公共卫生事件应急医疗物资调度机制等角度研究不同场景下的健康运维决策与支持技术。

本书是在团队完成的相关科研项目报告与论文的基础上提炼而成的，汇聚了该领域众多科研成果。全书由本人统领，朱克毓、徐晟、凡菊三位老师参与相关章节编写，编写字数均达到 2 万字。刘军航老师协助组织编写工作。此外，我的研究生邵长艳、杜阔、程裴玲、巩文青、罗俊、梁志珍、王雨容、王荣、张紫荆、史东伟、黄婷、汪存佳、华彤、魁占军等同学做了大量有意义的工作。本书得到国家自然科学基金重点项目"数据-知识混合驱动的离散制造系统自适应协同优化控制方法与应用验证"（项目编号：U2001201）与国家自然科学基金面上项目"人工智能环境下层次化复杂问题决策方法研究"（项目编号：61876055）的资助。本书在专题研究过程中参考了大量的国内外研究成果，在此一并表示衷心的感谢。

健康数据的决策建模与求解是一个复杂的研究领域，加之作者水平有限，疏漏之处在所难免，恳请读者批评指正。

王晓佳

2022 年秋于合肥工业大学

目　　录

第 1 章　健康管理概述

1.1　健康管理的起源与演变

1.1.1　健康管理的起源

从原始社会开始，人类就对健康有着本能的追求，这种本能一直延续至今。随着人类社会与文明的发展，人们开始对健康进行管理。早在 2000 多年前，中医专著《黄帝内经》中就有健康管理的思想雏形。《黄帝内经》有言"圣人不治已病治未病，不治已乱治未乱"[1]，意在说明治病在于防病于未然。战国时期扁鹊开创中医脉学，战国思想家韩非所著《扁鹊见蔡桓公》中记载了扁鹊三见蔡桓公劝其及早治疗、防患于未然的案例。扁鹊认为客观存在的疾病种类数不胜数，但大夫掌握的治疗方法却远远不足，因此采取预防措施更加重要。作为东汉末年"建安三神医"之一的医学家华佗，在前人"治未病"思想的基础上发展并编排出一套"五禽戏"，即以虎、熊、鹿、猿、鸟等动物姿态为基础演化出来的健身操，尤为适合年老体弱者锻炼。其言"人体欲得劳动，但不当使极耳，动摇则谷气得消，血脉流通，病不得生，譬犹户枢，终不朽也"，体现出医学体育锻炼对健康管理的重要作用。1400 多年前，唐代医药学家孙思邈主张"形体有可愈之疾，天地有可消之灾"，即认为人如果善于养生是可以避免患上某些疾病的。他强调"存不忘亡，安不忘危"的防病治病主张，并且非常重视妇女和儿童的健康管理，在其著作《千金要方》中将《妇人方》和《少小婴孺方》置于卷首[2]。

健康管理的思想同样贯穿于西方医学发展史。西方医学奠基人希波克拉底根据疾病的严重程度将其分为急性病、慢性病、流行性病等，这些概念的出现为健康管理体系中的分类管理提供了依据。西方第一部医学著作《希波克拉底文集》中论述了科斯岛和尼多斯岛两个学派的思想主张，其中的一个重要观点就是强调环境影响健康，需要重视预防、重视心理精神因素对病人的影响[3]。17 世纪的临床医学家西德纳姆认为人体抗病能力非常重要，他认为"与医生最有直接关系的既非解剖学之实习，也非生理学之实验，乃是被疾病所苦患者"。在临床医学较为落后的时期，部分西方医学家提倡预防疾病，提高人体抗病能力和疾病自愈能力，通过给人们提供关于健康锻炼、身体护理、营养搭配等生活方面的建议，形成了一套传统健康管理模式[2]。直到新技术革命兴起，药物和手术开始占据医学实践的主导地位，这种改善生活方式的诊治手段才逐渐退居幕后。

现代健康管理实践起源于美国[4]。20 世纪科学技术迅猛发展，以美国为代表的西方国家在医学和公共卫生事业方面取得了长足的进步，人类的寿命大大延长。但这些技术进步大多是由以破坏环境为代价的经济发展带来的。生态环境的恶化使慢性病和急性传染病的发病比例急剧上升，加上老龄化人口和劳动能力丧失人口数量的激增，使得当时的美国面临迫在眉睫的医疗健康问题[5]。各种各样的疾病困扰着美国人，他们渴求医学技术的突破。然而，新技术的诞生需要大量的研发投入，尽管存在治疗效果更显著同时副作用更小的药物和其他治疗手段，但这也使美国人在个人医疗支出上的负担越来越重。此外，当时的美国是以"诊断和治疗"作为医疗系统的主导，将数额庞大的医疗卫生费用用于诊治患病群体，这一诊治患病群体的费用超过当时的美国医疗总支出的 70%，病患与健康人口的分布比例和用于其健康管理的医疗费用比例极度不平衡。现存健康人口中，各种健康风险因素仍然是客观存在的，个体从健康状态到出现临床症状会经历一个完整的时间段，如果在这个过程中不加以关注，潜在的健康风险会转化成致病因素，之后需要耗费大量医疗资源，如此持续下去，医疗系统会逐渐难以负担。相反，如果发病前对其进行预防干预，并有针对性地进行健康管理，就有可能延缓甚至阻断疾病的发生。就投入和效果的性价比而言，这是非常有实践意义的。从对总体人群健康回报率的角度考虑，美国开始改变传统面向患病人群的"诊断与治疗"系统，逐渐重视和发展健康管理系统。

1.1.2 健康管理的演变

1929 年，美国的蓝十字和蓝盾保险公司首次探索健康管理实践，为工人和教师群体提供专门的医疗服务[5]。梅奥医疗中心、凯撒医疗集团的实践探索也紧随其后[6]。我们从中可以看出，健康管理的起源与演变是"实践活动先行，理论研究随后"的模式。第二次世界大战后，美国进行了大量关于健康风险和公共卫生干预的实验研究，其中极具代表性的是对心脏病的队列研究实验，这些实验研究结果为健康管理提供了许多科学有效的论证。与此同时，行为医学和管理科学也迅猛发展，后工业化时代人力资源观念兴起，员工的创造力和生产效率成为影响生产力的重要因素，而健康因素与工人的工作效率紧密联系，这为健康管理理论的出现奠定了基础。通常来说，随着员工年龄的增长，其受到的训练增多，经验不断积累，工作效率应当呈现上升趋势。然而由年龄增长而产生的健康问题，使得他们的工作效率不增反降。美国作为最早进入后工业化时代的国家之一，竞争压力和环境污染加重了员工健康问题对生产力产生的消极影响，这种消极影响甚至对美国的社会保障和经济发展造成了不可忽视的后果。在国家和社会的双重需求下，研究者们进行了一系列关于健康危险因素划分、危险因素与疾病发生的内在规律、健康风险评估等方面的研究，在这些研究成果的基础上，开展相应的模型设计和项目开发。

最先应用健康管理研究成果的是保险行业。健康保险起源于 19 世纪的英国，最初应用于意外伤害[7]。19 世纪末期，美国和英国相继出现了以收取保费为重要特征的疾病和意外伤害保险，但此时它还只是一种附加在人身保险上的医疗风险责任。直到 20 世纪 30 年代，美国贝勒大学医院为教师缴纳团体住院保险费，标志着商业健康保险成为一个独立的险种。但在 20 世纪中期，健康保险赔付率大幅度上涨，健康保险公司不得不寻求除了增加保费以外可以降低赔付风险的途径来保障公司的经营效益[8]。一些医疗保险机构在对社会医疗支出做出统计后，决定对包括疾病患者和高危人群在内的医疗保险客户进行系统的健康管理，通过控制疾病的发生和发展来降低保险公司的赔付率和实际支付的医疗费用，从而达到减少医疗保险赔付损失，获得更大经营效益的目的。通过行之有效的健康风险评估技术，保险公司能够对医疗保险对象进行划分，对普通人群进行健康指导、对重点人群进行健康管理，从而实现保障自身经营效益和维护客户健康的双重目标。在保险行业中应用的健康管理，主要分为提供健康指导服务和控制诊疗风险干预两类。健康指导服务是以预防医学为基础，通过健康咨询和健康维护以降低疾病的发生概率。诊疗风险干预主要针对患者，通过完善就诊服务和就诊保障以减少就诊过程的非必要支出。医疗保险公司一直都是推动疾病管理、健康风险评估、疾病预测等项目和技术发展的重要力量，对健康管理的发展起到了关键作用。例如，夏威夷医疗保险公司自 1990 年启动了"健康通行证"计划，形成一整套预约、访问、评估、二次检查的项目流程，实现了降低服务对象的健康风险、改善服务对象长期健康状况的目标。

随着健康管理在保险行业大放异彩，学术界、医疗机构、健康管理公司都开始积极推广健康管理的成果。美国职业和环境医学会发表了关于健康和生产效率的共识声明，杜克大学倡导健康管理服务模式并将其称为"前瞻性医学"，美国健康和生产效率管理研究所在梅奥医疗集团的赞助下出版了《健康和生产效率管理杂志》。从微观层面看，学术界和企业等对降低医疗费用、提高服务质量和效率更为关注，把重点放在健康和生产效率管理上。从宏观层面来看，政府把健康管理放在"关系国家政治、经济和社会稳定"的高度上，以联邦医疗和社会服务部为主要负责单位，联合地方政府、社区、专业组织以及其他民间机构，共同推行全国健康管理计划。在各方面的推动和促进下，健康管理在美国形成了 6 种主要策略，并应用于 4 个主要领域。6 种策略包括生活方式管理、需求管理、疾病管理、灾难性病伤管理、残疾管理、综合的人群健康管理；4 个领域包括政府宏观健康管理，企业、医疗机构和健康管理公司，健康保险或医疗保险，新药的研究和开发。

1.2　健康管理的概念

1.2.1　健康管理的内涵

　　健康管理是一个全新的概念和医学学科，它的内涵和外延在较长的时间里仍不断扩展和完善，因此目前还没有一个确切的定义，大多数定义使用拆分法领会词语的意思，再将"健康"和"管理"进行合并，就是健康管理，本书也采用这种方法以便读者更好地理解。

　　健康是人类生存发展的必要条件，良好的健康状态对于个人发展和社会进步都有促进意义，具有个体性和群体性的特点。一直以来，人们普遍认同一个观点"健康等同于没有病，无病无痛就是健康"。随着时代的发展和医学的进步，健康已不再仅仅指身体无病，还包括良好的精神状态和正常的心理状态。中医学经典著作《黄帝内经》[1]阐述过有关健康的概念，即在天时、人事、精神方面保持适当的和有层次的协调是健康的保证。1948年，世界卫生组织（World Health Organization，WHO）给健康下了明确的定义："健康是一种身体、精神与社会和谐安宁的完美状态，而不仅仅是没有疾病或身体虚弱。"[9]1990年，世界卫生组织对健康的概念加以补充，增添了"道德健康"这一表述，指出健康不只是身心健康，一个人在躯体健康、心理健康、社会适应良好和道德健康四方面都达到持续的良好状态的时候，才达到完全健康的状态。

　　管理始于人类的组织活动，与群体行为密不可分。管理的概念有许多不同的表述，"科学管理之父"泰勒认为，管理就是用最好的办法指挥他人工作；彼得·德鲁克认为，管理本身就是一种工作，可以提高技巧，达到更好的效果，管理既是一门科学又是一种文化；周三多等在《管理学原理》一书中做出了这样的阐述："为实现组织的共同目标，在特定的时空，对组织成员在目标活动中进行协调的过程。管理的本质是充分利用有限的人力物力等资源，优化资源配置，从而达到既定目标。因此管理具有科学性、艺术性和社会性的特点，是人类组织活动中受科学指导的一种活动。"[10]

　　综上所述，健康是一种多元、积极的状态并且范围相当广泛，管理的本质是协调，健康管理就是组织协调各方面因素以达到健康状态。人的行为对健康具有双向性的影响，良好的行为对健康具有正面、保障和改善作用，包括提高身体免疫力、减少疾病的发生、帮助疾病的治疗和恢复等；不良行为对健康具有负面危害作用，包括损害身体免疫系统、对个人和他人健康造成不利影响等。因此人达到健康状态需要进行行为干预，即健康管理，这也是健康管理存在的必要性。通过有效的管理使个体和群体保持最好的健康状态，这是健康管理的目标。

1.2.2　国内外有关健康管理概念的表述

1. 西方学者有关健康管理概念的表述

西方有关学者认为，健康管理是指针对可能危害个人或群体健康的因素进行全面系统的检测、评估与有效干预的活动过程。其目的是高效利用有限的资源，让个体、群体乃至社会达到最好的健康状态。其方式是积极调动个体和公众的主观能动性，形成科学的健康生活方式，改变或改善健康服务的手段和产品供给，变被动的医疗为主动的健康管理，更好地保障和改善人们的健康水平。

健康和生产力管理（Health and Productivity Management）是企业管理范畴中的健康管理，指通过开展各类活动和服务的综合管理措施，提升员工健康水平，以达到提高员工生产力的目的，管理措施包括医疗保险、工伤保险、疾病预防和带薪休假等项目[11]。

2. 国内较早的健康管理概念的表述

《健康医学》专著中对健康管理的定义进行了阐述："健康管理是运用管理科学的理论和方法，通过有目的、有计划、有组织的管理手段，调动全社会各个组织和每个成员的积极性，对群体和个体健康进行有效的干预，达到维护、巩固、促进群体和个体健康的目的。"[5]

《健康管理师》培训教材中指出："健康管理是对个体或群体的健康进行监测、分析、评估，提供健康咨询和指导以及对健康风险因素进行干预的全面过程。健康管理的宗旨是调动个体和群体的积极性，有效地利用有限的资源来达到最大的健康效果。健康管理的具体做法就是为个体和群体（包括政府）提供有针对性的健康科学信息，并创造条件采取行动来改善健康。"[2]

3. 国内外有关健康管理概念表述的比较

通过对比西方学者与中国学者对于健康管理的定义，我们不难看出，国内外专家一致认为健康管理是对健康风险进行干预、检测、评估与控制的过程，需要利用管理学方法与手段充分调动社会积极性，追求低投入高回报。国内外的侧重点不同，西方学者更重视对健康管理的结果做出反馈与评价；中国学者更注重现代医学与其他学科的融合与创新，强调建立符合国情的现代健康管理创新体系的要求。

1.2.3　健康管理的定义

综上所述，我们对健康管理的定义是基于现代医学科学、管理学、信息科学等方面的理论与技术，通过管理科学的方法和措施协调个人和群体的行为活动，对健康风险进行全面系统的监督、预防、检测和干预的一系列过程，从而利用有限的健康资源，使人们达到最好的健康状态，提高居民健康水平[8]。健康管理是现代复杂科学的应用，随着理论和实践的不断充实，健康管理将逐步发展为一个更系统性的工程。

从研究层次上分析，健康管理分为微观健康管理和宏观健康管理。微观健康管理是对个体进行诊断治疗或健康教育以期改变其行为习惯。宏观健康管理则是针对公众意识和政府政策，是更值得关注的话题。政府的职责不仅是给个体提供健康服务和健康保障，还有建设健康环境、普及健康生活方式的义务。随着人口老龄化问题的加剧，居民生活水平的不断提高，疾病种类和发生概率都不断增加，公共医疗成本也急剧增加，居民健康保障问题成为国际社会与各国政府所关注的主要社会问题。目前医学界普遍认为健康管理可以有效降低公共医疗负担，是提高人们健康生活质量、延长平均寿命的有效手段。

1.2.4　健康管理的意义

健康管理是一个整体性工程，可以全面系统地提高人们的健康水平，改善生活质量。健康管理具有如下意义。

推行健康管理可以改变生活方式。在多元化的社会中，个体拥有权利选择自己的生活方式和生活习惯，不同的生活方式也被尽可能地包容和尊重。健康的生活方式有利于预防疾病、提高免疫力、延长寿命，而沉湎于不良的生活习惯有损一个人的健康，一个好的生活方式是对自己负责的体现。世界卫生组织曾向全世界推广健康的生活方式，它的基本原则是：加强日常锻炼、平衡饮食结构、不吸烟、少饮酒。

推行健康管理有利于提高医疗质量。现代健康管理强调"预防胜于医疗"，持续性的监督和及时的检查能帮助民众了解自身健康状况，个人健康数据建档也更方便专业人士了解个人健康数据，针对性地给公民提供健康建议，这样的管理模式可以有效地提高医疗服务质量。

健康就是 GDP。现代管理学将人力资源作为一种重要资源，人力资源是人所拥有的能够利用的能力、经验、体力、健康等的总和。而健康是日常生活的必要条件，健康对个人和社会的持续发展有着重要意义。因此健康可以被视为一种资源，用来创造价值，促进经济增长。"健康就是 GDP"并非无稽之谈。

1.2.5　健康管理的步骤

健康管理的过程是基于健康体检结果得到个人健康数据，继而建立个人健康档案并纳入数据库中，根据数据信息分析和预测，有针对性地对个体进行有关医学指导。对于社会群体，政府有关部门通过大数据分析获取有用信息，建立健康环境，促进个体行为方式向健康方向转变，具体步骤如图 1-1 所示。

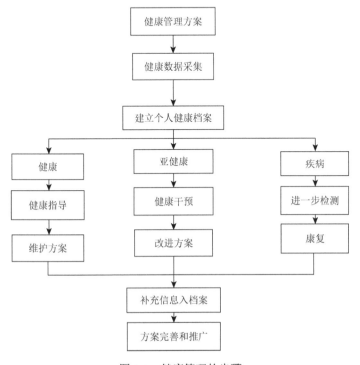

图 1-1　健康管理的步骤

事实上，健康管理的过程不是一个流程结束就停止，而是持续循环地进行着。每隔一段时间的体检是必备项目，以此来获取信息、完善个人档案，同时作为评估结果证据。通过这样的方式个体的健康问题得到持续性的解决，个体保持健康状态。

1.3　健康管理的理论基础

现代健康管理是 20 世纪 70 年代最先在美国快速兴起的新生事物，是在相关理论研究不断丰富、科技水平大幅提升、人民对健康的需求日益增长的背景下产生的。本节主要介绍健康管理相关的若干理论研究。

1.3.1　传统中医学理论

中华传统医学由中医学、民族医学和民间草医草药三部分组成，一般我们用中医学代表传统中华医学。

2000 多年前的《周易》就有预防思想的表述："水在火上，既济。君子以思患而豫防之"，这是中医学"预防管理"的思想萌芽[12]。在疾病记载方面，《黄帝内经·素问·四气调神大论》[1]提到："圣人不治已病治未病，不治已乱治未乱，此之谓也。夫病已成而后药之，乱已成而后治之，譬犹渴而穿井，斗而铸锥，不亦晚乎"，这是"治未病"在中医学的重要体现，也是最早的"预防大于治疗"的健康管理思想。

此外，中医学在养生方面非常注重强身健体和饮食滋补。例如，《吕氏春秋·尽数》记载着"流水不腐，户枢不蠹，动也"，意思是生命在于运动[13]。又如，《黄帝内经》指出："毒药攻邪，五谷为养，五果为助，五畜为益，五菜为充，气味合而服之，以补精益气"[1]，这与现代医学实践的饮食治疗不谋而合。从繁杂的中医学文献中，我们可以发现中医学养生的很多内容都与健康管理相关联——适当的运动可以提高身体素质，良好的生活饮食方式可以增强体质、对抗外部自然变化、保持身体健康。

1.3.2　现代医学理论

现代医学是以科学研究人体的生理病理为基础，通过药理或外科手段对疾病予以干预、治疗的医学学科体系。现代医学的主体是微观医学，更侧重于微观分子技术，把生命的过程看作活性蛋白质的存在、分离与结合的过程。以发热为例，发热作为临床常见症状，传统医学和现代医学均有详细论述。传统医学将发热解释为机体的气血阴阳失调，继而引起发热症状，因此探明病因时要区分温热和湿热再对症下药。现代医学对发热病因病理的阐述大致如下：在发热激活物作用下产生内生性致热源，内生性致热源将热信号传递给中枢，进而影响中枢调定点，中枢调定点再作用人体效应器官引起发热症状[14]。由此看出，现代医学理论注重从微观的角度阐述生物学物质的变化规律，是建立在正确认识机体物质的基础上，并且以药物和手术为主要诊治手段的一种健康保障模式。

现代医学手段可以及时确认患者病情并加以治疗，这是健康管理依赖的手段之一。在疾病确诊之前，对导致疾病恶化的主要因素进行诊断排查和干预，就有可能延缓甚至阻止疾病的发生，从而保障人体健康，这是健康管理过程的主要理论依据。在医学理论与技术进步的基础上，现代健康管理得以应用。高新技术的普遍应用既是人类进步的标志，也是构建健康管理系统的必要条件。

1.3.3　马斯洛需求层次理论

马斯洛需求层次理论把人的需求分为高低不同的五个层次，不同层次的需要迫切程度不同，人们会优先满足低层次的需求，然后满足高层次的需求[15]。换句话说，作为个体的人，需求是多层次的，这些需求是影响人的思想和激励人的行为的因素。按照马斯洛的需求层次理论，人的需求可分为如下。

第一层次是生理上的需求，生理需求是维持人生存的基本条件，如食物、水、空气和睡眠等方面的需要。如果这些条件无法得到满足，人就无法生存，所以人会优先采取行动来满足第一层次需求。当第一层次需求被满足时，其激励效果会减弱，人会转为对第二层次的需求。

第二层次是安全上的需求，包括人们对保护自身安全、维持生活稳定等方面的需求。马斯洛认为，人聚集在一起形成社会，降低危险发生的可能性，以便更好地生存，所以整个社会可以看作一个保护人们的有机体，人们生活其中以寻求安全感。人只有满足安全需求后，才会转向第三层次感情上的需求。

第三层次是感情上的需求，如亲情、友情或是其他情感归属等。感情上的需求分为两种，一种是对于亲情、友情、爱情的需求，人希望爱别人，也渴望得到来自亲人、爱人、朋友的爱护；另一种是归属的需求，作为社会中的一员，人渴望融入社会，得到社会的认同，不受排挤。

第四层次是尊重上的需求，既包括得到他人对自己的尊重，也包括自我价值实现的尊重。尊重上的需求分为自我尊重和他人尊重。自我尊重也称为自尊，指一个人在环境中既不卑躬屈膝、也不受他人欺凌的一种健康心理状态。他人尊重是指一个人希望获得地位，得到他人的尊重和信赖。

第五层次是自我实现的需求，这是最高层次的需求。马斯洛认为，自我实现需求是一种高阶需求，是人对个人价值的追求，它是主观追求的最高需要。当一个人实现自己的理想抱负、个人能力得到充分发挥时，人会得到一种高峰体验，如胜任感、成就感等。

马斯洛需求层次理论目前在社会方方面面都有着非常广泛的应用。该理论本身并不难理解，它最有价值的地方就是实用性。有学者在自我实现价值方面做了更多阐述，人的价值包含社会价值、个人价值和自我价值三个方面。人追求的需求层次越高，其体现的自身价值也就越高，这是人的全面发展和社会进步的动力。健康是人生存发展的必要条件，保持积极的健康状态有利于个体发挥个人价值，提升自我价值，创造出更多的社会价值[16]。

1.3.4　人力资本理论

人力资本理论（Human Capital Theory）由美国经济学家舒尔茨和贝克尔提出，人力资本理论的提出开创了促进经济增长的新思路。该理论认为资本分为物质资本和人力资本，物质资本包括金钱、有价证券、厂房、设备、原材料、土地等有形或无形的可供出售的有价值的物品；人力资本是一种体现在人身上的资本，指人身上的所有与生产有关的知识、劳动与管理技能以及健康水平的总和。

现代人力资本理论偏向于对人的知识、技能方面的研究，侧重于提倡对人进行培训教育从而提升个人价值。健康是人创造价值的基本条件，正如前面所言，保持积极健康的状态有利于个体发挥个人价值。

舒尔茨把人力资本投资进行分类，其中一类便是医疗和保健，保障和改善人的健康质量对个人、企业、社会有重大意义。对于个人来说，健康的身体无疑有利于生活和工作；对于企业来说，健康的员工意味着更高的效率和生产力，可以为企业创造更多价值；对于社会来说，健康的意义更为重大，一个积极向上、健康稳定的社会是经济增长的必要条件，是国家民族发展不可或缺的一环。

有学者在人力资本积累与经济增长的研究中发现，对我国 34 个省级行政区进行的实证研究显示，人力资本投资可以显著提高地区经济发展水平，促进经济增长，因此优化人力资本合理高效配置是首要要求[17]。2020 年 1 月 6 日至 7 日，全国卫生健康工作会议在北京举行，会上再次强调健康中国的目标。会议指出，要全面实施健康中国行动，保障广大人民群众的身体健康，促进经济社会发展，坚持和发展中国特色卫生健康制度，使之更加成熟定型，全方位、全周期维护人民健康。

1.3.5　大数据理论

随着移动互联网、云计算技术和数据库技术的迅速发展，"大数据"这一词语渐渐步入人们的视野。人们日常工作、生活等产生的大量信息需要以数据的形式被储存和处理，过去受到存储方式、数据分析能力的限制，人们在面对大量数据时，往往采用抽样分析法来预测总体，大数据和云计算技术的产生为数据处理提供了新的解决方案。大数据时代的到来给采集和处理整体数据带来可能性。例如，国民健康问题，过去患者的病历一般以纸质形式保存，收集和分析这类纸质病例有着很大的困难。随着大数据技术的发展，人们的健康信息在数据库中储存，不仅可以全面整体地分析并加以应用，还可以针对性地给患者提供个性化服务，健康管理的迅猛发展得益于此。

大数据，也称巨量数据，是指所涉及的数据规模巨大到无法用平常手段来收集、挖掘和分析[18]。在日新月异的 IT 业界，各个企业对大数据都有着自己不同的解读，但大家都普遍认为，大数据有 4V 特征，即 Volume（容量大）、Variety（种类多）、Velocity（速度快）和最重要的 Value（价值密度低）。

Volume 是指大数据的体量庞大。与之相对的，传统数据分析不能收集或者无法处理全部信息。在大数据时代一切变为可能，这时数据的完整性变得尤为重要。

　　Variety 是指大数据种类繁多，在处理过程中要寻找其内在关联性。完整的海量数据同样代表着数据多样性，要在多样性中寻找其内在关联性，进行数据清洗去噪，聚合成可信赖数据。

　　Velocity 有两种解释。一种是处理端上的数据处理能力得到大幅提升，速度极快；另一种是需求端上的用户可以很快地得到满足。无论哪种解释，都有"迅速"的特点。

　　Value 是大数据特点中最为重要的一点。大数据体量庞大，处理过程烦琐，并且价值密度低。这个过程类似沙里淘金，需要在很多无用的沙子中寻找到有价值的金子。

　　大数据应用过程如图 1-2 所示，首先根据客户寻找目标群体，收集数据，随后对数据进行清洗去噪，聚合成可信赖数据，再通过技术手段进行分析处理，得到有用信息，为决策者提供有用信息，帮助决策者针对目标用户采取行动。

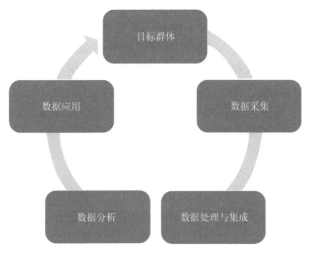

图 1-2　大数据应用过程

1.4　健康管理的发展状况

1.4.1　国内外健康管理发展现状

1. 美国健康管理发展现状

　　美国是最早开始健康管理探索与实践的国家，目前它的健康管理体系已经渐成雏形。1979 年，《健康公民：美国卫生署关于健康促进和疾病防治报告》首次发布，开启了美国全国性健康管理计划。该计划自 1990 年开始每十年依据健康管理新发展理念和新技术更新一次，目前已经颁布并实施了《健康公民 2000：促进健康、预防疾病》、《健康公民 2010：了解和改善健康》以及《健康公民 2020：实现测量进展的目标和消除健康差距》。最新的"健康公民 2020 计划"研究了 42 个热点健康领域和 1200 多个主题，同时更加重视青少年健康。相较于"健康公民 2010 计划"中的"有规律地参加体育锻炼""控制饮食以降低肥胖率"，新计划对青少年身体锻炼增加了更为详细科学的指导，例如，在每天一小时的有氧运动练习目标之上，还增加了每周三天的剧烈有氧运动练习和肌肉力量训练。这个计划在实施阶段中有四个主要目标：一是提高生命质量和预防伤残发生，二是改善公平性并提高公民的健康水平，三是创建良好的社会生存环境以及促进更多人享有健康，四是提升生命各个阶段的生活质量及改善健康行为。

　　美国在健康管理工作中的主要成就是创建了健康维护组织（Health Maintenance Organization，HMO）和开展以全生命周期为主要特征的健康管理模式。美国国会于 1973 年制定并通过的《健康维护组织法》为 HMO 的成长保驾护航[6]，健康维护组织的数量迅速增加，其中极具代表性的凯撒医疗集团，其参保人数早在 2015 年就超过千万，成为规模化的管理式医疗服务联合体。HMO 在早期只有两种模式——集团模式和雇员模式。集团模式下组织与医疗集团签约，在服务中组织提供场地及设备，医疗集团提供服务活动，在酬金分配上组织按人数向医疗集团支付费用，医疗集团内部再按技术和工作量等因素进行分配。而在雇员模式下，健康维护组织直接雇佣医生，组织承担所有相关风险，医生只负责提供服务。在既有提供基础设施的基础上，HMO 又发展出个体医生协会型网络模式。在多次改革后，目前个体医生协会型是美国 HMO 的主流。以 HMO 为代表的美国健康管理采取预付制度和严格的分级诊疗程序，它不仅注重疾病防控，还引入了提高服务质量的竞争制度，建立起完善的信息平台和健全的评估机制[6]。

　　目前美国具有代表性的健康管理公司有联合健康集团、梅奥医疗集团、凯撒永久集团等。联合健康集团是一家多元化的健康和福利公司，成立于 1974 年，共有七万多名员工。公司致力于提高所服务的人民及其社区的总体健康和福利，增强卫生系统的效能。健康管理公司、健康信息技术服务公司和药品福利管理公司共同构成联合健康集团的产业链。其中健康管理服务涵盖慢性病管理、日常生活方式管理、情绪管理等诸多领域，它还关注药品费用的控制，在医院、药品供应商、保险机构三者之间搭建一个管理协调机构，以满足客户个性化、便利化的购药需求。联合健康集团还以公司核心系统建设和业务数据分析为起点，打造出行业领先的医疗信息系统，为健康保险公司、医院、政府相关部门等多个主体提供信息系统、数据管理和咨询服务。联合健康集团深入探索医药保健服务领域，形成健康保险、健康管理、药品管理多产业协同联动的多元化发展道路。联合健康集团旗下的保险公司为其他健康相关公司提供了稳定的业务来源，健康相关公司在健康管理、医疗信息系统建设、药品服务领域的专业化发展不仅缓解了保险客户的健康问题，还加强了保险公司对医疗行为的监控程度，显著降低了集团保险主业的赔付率，成为保险主业的风险控制器。

梅奥医疗集团创建于 1864 年，也被称为梅奥医疗中心，总部位于美国的明尼苏达罗切斯特市。它是一家综合性的，并且是私立、非营利性质的知名医疗机构。在《美国新闻与世界报道》排名的美国最佳医院中，梅奥医疗集团数次拔得头筹。它旗下不仅有医院和门诊，还有医学研究所以及教育机构，有着非常完善的综合医疗保健系统。与其高质量的医疗服务相比，它的费用却并不高。时任美国总统奥巴马评价它是"作为美国最高质量及最有效率且低成本的医疗体系的杰出代表，应该是美国医改效仿的模式"。

在健康管理方面，梅奥医疗集团的健康生活提升计划和高管健康保障计划具有鲜明的特色。健康生活提升计划，是以梅奥专家多年的研究和梅奥医疗中心健康生活提升经验为基础，为寻求个性化健康生活、希望延长健康寿命的客户提供的一套科学计划。它的主要内容是提供个性化的营养、锻炼和生活计划，包括健康饮食、健身塑形、戒烟、压力管理等，每个方面都有一套具体的实施方案。高管健康保障计划，旨在帮助个人获得专注高效的个性化预防治疗。该计划由传统诊断医学和预防医学两部分组成，目前已经为近 300 家企业服务了 40 多年。该计划设置的初衷是帮助繁忙的公司高管们提供个性化、有序、具有时间效率的健康管理服务。有别于一般健康体检中心只做检查无法提供治疗的模式，梅奥医疗集团为患者提供与世界尖端医疗同步的设备和技术，实现息肉、肿瘤甚至早期癌症的发现与治疗。

凯撒永久集团奉行集医疗保险和医疗服务于一体的管理理念，致力于提供可负担、高质量的医疗保险与服务。参保方通过预付的方式缴纳保费成为会员，购买不同等级保险的会员享受不同的医疗保健服务。在组织结构方面，凯撒永久集团是集医疗教研于一体的国家级医疗中心，覆盖了美国的 8 个州和华盛顿特区，主要负责重大疾病的诊治。医疗中心周围都设有诊所，负责诊治一般疾病。偏远地区需要疾病预防、医疗保健和健康管理等服务时，可从诊所派出护士，实现高度覆盖[8]。该健康管理模式具有以健康为中心，服务体系整合、协同化，医院管理精细化、现代化，技术信息化，人员专业化、能级化，竞争环境公开透明的特点。凯撒永久集团未来的发展路径主要着眼于移动、远程医疗方面的发展，实现随时随地看病就医的目标。

2. 英国健康管理发展现状

英国的医疗健康管理服务体系萌芽于 1946 年的《国民保健法》[7]，目前是以政府为主导发展的国民健康服务体系，不仅在本国运行卓有成效，在世界范围内也享有良好声誉，它为英国国民提供了全面科学的医疗和保健服务。国民健康服务体系的巨大优势体现在它具有公平性、成本控制效果明显以及覆盖范围广的特点，但在建立之初却存在着服务效率低、资源浪费严重等一系列问题。英国政府在 1948 年建立起完整的免费的国民健康体系，但"免费"制度造成了医疗费用高，医护人员的积极性反而不高。为了改善这种局面，英国自 1980 年开始持续对国民健康服务体系进行改革，其中最重要的举措是将内部市场机制引入健康管理体系中。英国政府不直接向医院拨款以补偿其支出，而是将拨款投入基金，由全科医生持有，再通过医院和代表患者的全科医生谈判获取经费，从而约束医院的费用支出。英国的国民健康服务体系经历了 2010 年英国保守党和自由民主党的联合改革后逐渐走向成熟。

目前英国的国民健康服务体系主要分为三级，实现了患者的合理分流，既减轻了医院的诊治压力，又节省了政府的医疗开支。在三级机构中，初级医疗服务机构，是基层全科医生的服务机构，供给者一般都是私人机构，如个人诊所或者联合诊所。这些全科医生受政府委托，获得政府的服务购买费，同时也接受政府对其服务的内容、范围和最低标准的监督。居民如果出现症状，首先前往初级医疗机构就诊，如果病情严重，这些私人诊所的全科医生会开出转诊单，患者持转诊单前往二级地区医疗服务机构就诊。二级地区医疗服务机构负责专科医疗服务以及综合医疗服务，如有疑难杂症，则转往三级中央医疗服务机构进行诊治。在这种分级转诊体系下，全科医生对健康管理发挥着重要的作用，医疗资源实现了较为合理的配置[7]。

保柏集团是英国健康管理领域中的领先企业，它成立于 1947 年，总部设立于伦敦，将"预防、缓解和治疗各种疾病或健康不佳状况"作为公司的宗旨，并一直专注于健康领域。在英国，私营部门是社会医疗保健事业的重要组成部分，保柏集团更是英国健康机制运行流程中发挥重要作用的一环。保柏集团曾在 2005 年为两万多名英国患者提供疗养服务，而其费用多由当地政府资助。在这种社会背景下，保柏集团极其重视慈善捐赠。它于 1979 年设立了独立的保柏慈善基金会。仅在 2005 年，保柏集团就向基金会投入了将近 300 万英镑，用于支持各项医学研究项目。保柏集团还承诺在可能的情况下，它将向社区进行数额超过公司税前利润 1%的慈善捐款。在良好的业务经营状况下，保柏集团多次从盈余中拿出大额资金用于医院设施新建、医疗设备购买以及平台系统升级。

3. 日本健康管理发展现状

日本开展健康管理活动比较早，八千穗村于 1959 年率先建立居民健康手册，标志着日本健康管理的开始。目前日本已经形成一套比较完善独立的健康管理服务体系，健康体检事业已经运行 50 多年。负责日本社会保障和医疗卫生的首要职能部门是厚生劳动省，其工作内容包括保障公共卫生水平、改善和促进社会福利，其中将提高民众营养健康水平作为发展社会福利的目标之一。当前日本的健康管理活动已经覆盖健康调查、体检、健康评估与促进以及健康教育等各个环节，并且法律法规的制度中也特别考虑健康管理问题，成为实施健康管理活动的重要保障。在这样的发展背景和持续的健康教育下，日本国民普遍具有健康管理意识，既主动参与政府倡导的健康管理活动，又自我追求高层次的身心健康，形成了大众化的全民自我健康管理。日本自 2000 年实施"健康日本 21 世纪"全民健康计划，首期是从 2000 年至 2010 年，计划的参与主体是政府、保健医生、学校、企业、家庭，计划中的具体措施多以《健康增进法》为基础。全民健康计划第二期是从 2013 年至 2020 年，主要目标在于延长居民寿命，缩小区域健康水平差距，预防慢性病的发生及其重症化，维持和促进居民身心健康，创建和维护健康的社会环境，改善营养与健康状况[19]。

日本的老龄化程度比较严重，因此其健康管理发展也比较早，目前已经进入相对成熟的阶段。如今健康管理中心遍布日本，其中排名靠前的 PL 东京健康管理中心始建于 1970 年，以会员制和全面健康管理为核心，将健康管理服务当作一种艺术。它非常注重受诊者和医生之间的沟通。在检查前，受诊者会与医生详细沟通自身感知的症状或问题。检查完成后，健康管理中心以其独立开发的个人基准值对受诊者的检查结果进行评价。此外，管理中心还会留存受诊者的电子病历，并将其医疗数据和健康人的数据进行对比诊断。由保健师构成的追踪部门会与受诊者保持持续沟通，对可能发生的疾病做出预防警告。

4. 中国健康管理发展现状

自中华人民共和国成立以来，我国卫生事业经历了三个发展阶段，分别是从 1949 年到 1978 年的卫生事业社会福利化建设，从 1979 年到 2008 年的卫生服务供给市场化改革，从 2009 年到 2019 年的公共卫生制度化和有效化发展。2019 年，国家发展改革委等多部门印发的《促进健康产业高质量发展行动纲要（2019—2022 年）》，明确提出发展优质健康管理的要求。目前我国省级体检质控的数量已经超过 27 个，并且大多具备区域性质控标准和信息化平台，但实现全覆盖和高深发展还需一定时间。复旦大学医学院管理研究所从 2017 年开始将健康管理纳入医院排行的评分标准中，虽然排行榜上健康管理领域中的第一梯队在科研能力、学科影响力和服务能力方面都能达到高水平，但其之后的医疗机构与之的差距比较明显，需要进一步优化资源配置，发挥行业龙头的引导作用，带领整个医疗机构体系发展壮大。在互联网资本进入健康管理市场后，远程问诊和线上健康服务开始蓬勃发展，不过目前市场上大多健康管理公司主要服务于高收入人群，致力于打造高端服务和私人化体验，大众化路线发展滞缓。

在国内市场中，健康管理公司有着巨大的发展空间，目前已有陕西佳美健康、深圳海德健康、深圳中安康华健康等此类公司。其中，深圳中安康华健康管理公司是一家专注于大健康产业发展的创新型健康管理公司。虽然其成立时间不长，但鉴于目前我国健康管理产业仍处于起步阶段，它的发展具有一定的代表性。中安康华健康整合权威医疗科研机构的优势资源，倾力打造"首长保健体系"，为众多客户提供个性化一站式健康服务，包括防癌抗癌、精准体检、名医绿道、大病顾问、健康管家、亚健康管理、细胞抗衰、慢性病管理、私人医生等板块，在行业内也取得了突破性成就，帮助很多被顽疾困扰多年的客户走向健康。中安康华健康管理的核心优势在于，参照"首长保健体系"为客户提供"首长"级别的医疗保健服务，即为客户量身定制检测预防和干预管理的一站式健康服务方案。管家式的服务让客户在预防疾病和面对疾病时放心、省心、安心。它还与中国科学院生物物理研究所达成战略合作，共同成立中国科学院生物物理研究所华南细胞制备中心，并联合中国人民解放军总医院、中国人民解放军海军总医院、郑州大学儿童医院等国内权威医院，搭建高端的生物治疗平台。它和中国科学院联合创办的华南细胞制备中心属于 GMP（Good Manufacturing Practice）实验室，这类实验室符合生物一类药洁净条件，特别注重安全与质量。该制备实验室由著名分子免疫学家、中国科学院生物物理研究所研究员、中国科学院"百人计划"获得者王盛典教授监督建立。旗下有专业的科研支撑、医疗团队和服务团队，产品板块围绕服务板块开展，如由实验室自制备干细胞、免疫细胞、NMN（β-烟酰胺单核苷酸）等，并以个性化服务著称。

1.4.2　健康管理面临的机遇与挑战

1. 健康科学数据的收集与保护

医疗健康领域的信息系统与平台正在快速发展与完善，积累了丰富的健康科学数据，这些数据的经济价值和科研价值都非常高，但也具有价值密度低和结构多样化的特点，并且正呈爆炸式增长，因此科学高效的管理成为促进健康管理发展的重要突破口。健康科学数据是指在医疗健康活动中产生的基础性原始数据及衍生数据，例如，观察检验得到的临床患者记录、实验研究得到的生物工程数据、健康统计数据等。这些数据的管理重点在于采集、整理、保存、共享、利用、保密等。在已有的实践中，美国高校的图书馆有科学数据管理计划，英国医学研究理事会有健康科学数据管理计划模板。

在健康科学数据管理上，数据采集、数据传播、数据安全的每一个关键环节都需要制定相应的原则和规范。在数据采集时，科学的采集和评价体系能够减少主观因素造成的影响，提升数据质量。该体系应当包含数据要求、格式规范、采集流程、审核评价等多个方面[20]。除了创建者自行检查数据之外，专门的数据库管理者在接收数据后对其一致性、价值性和有效性进行二次评估，更能保证原始数据的准确性和科学性。在数据存储方面，加快建设健康科学数据仓储是医疗机构合理共享数据的基础。数据的开放共享是使其价值实现最大化的途径。健康科学数据管理的目的就是促进科研成果转向健康应用，数据再利用才能发挥其经济和社会价值。数据的开放和共享需要政府、科研机构、图书馆等社会力量共同推动，从而扩大健康科学数据的影响力。在健康数据的传播过程中，安全保护格外重要。因为对于健康科学数据来说，它包含了大量涉及人自身状况的医学数据，牵涉知识产权和隐私保护的问题。这些数据受到法律的保护，需要通过相应的安全技术手段来防其泄露。例如，数据匿名化、数字密钥、权限监管与控制等。

2. 健康管理公司的规模化与一体化经营

健康管理是国家医疗健康事业走向发达化的必由之路，其规模还在不断发展壮大中，拥有广阔的市场前景和巨大的市场潜力。健康管理产业同时具有涉及领域广、产业链长、商业接触点多的特征，因此健康管理公司在未来经营中需要整合医疗资源，打造标准业务流程，集聚多元客户，建设出综合经营平台。首先，发展健康管理产业离不开具备专业知识素养的高端医学人才和包括医学设备、服务场地在内的医疗物资。健康管理公司不仅要将目光聚焦于资源扩充，还要重视资源整合，构建连接公司与客户的健康管理信息系统，整合大量数据，为客户提供在线咨询、远程疾病管理等服务。要实现科学营销，提高健康管理的价值，需要根据人口结构等社会信息不断重设业务流程，保持流程精简化和合理化之间的平衡。集成互联网医疗信息，无纸化医嘱自动输出，医学成像访问诊疗等信息化标准流程能够将病患需求和医疗资源进行匹配，达到控制成本和提高效率的目标。在未来健康管理的发展道路上，受众群体会从高净值人群扩展到多元客户，规模效应会进一步显现。健康管理公司既可以从保险渠道获得保险客户资源，也可以从医疗机构渠道获得病患客户资源。对客户资源分类进行病前预防、病中控制、病后康复检测，利用投资、技术、运营三方资源，打造以提供高质量、全方位健康管理服务为优势的经营发展模式。

3. 大数据技术在健康管理中的应用

大数据技术对推动健康管理发展有着重要意义。大数据是指数据规模超出传统数据软件处理上限的数据信息集合，大数据技术是对海量数据进行收集与建模，分析出数据内在的逻辑关系，提取非标准化数据的价值[17]。大数据在健康管理中的应用体现在通过具备传感功能的穿戴设备测量与收集人或动物身上的健康数据，再经互联网传至云端。之后通过数据抽取、清洗和分析，以图表的可视化形式呈现出人们所需要的结果，便于分析并采取相应措施。例如，监测普通人群运动量和睡眠量的智能手环、监测孤寡老人活动状态的智能系统。前者的用户可以判断自己的运动和睡眠情况，后者可以实现自动化监测。如果独居老人某天某项活动数据收集发生异常，系统向外界发出警告。另一种应用模式是"区块链＋家庭医生"，它是将区块链技术应用在家庭医生模式中[21]。区块链是分布式数据结构，具有去中心化、防篡改和可追溯的优势，因此可以将签约居民的各种健康数据储存于区块中，以授权的方式交由家庭医生访问，形成以家庭医生为关键节点的健康管理服务，并将重心从治病转移到前端预防上。鉴于区块链技术基于比特币的特点，社区居民完成个人数据的录入可获得一定的代币奖励，代币可以用于后续医疗费用的抵扣。同理，家庭医生完成居民健康计划并引导居民持续录入健康活动数据，也可以得到相应的代币奖励，体现工资绩效。这种"区块链＋家庭医生"的模式能够实现电子病历数据收集和医疗资源分级利用，有利于增强医患的交流，从而缓解医患矛盾。

互联网健康管理发展有着国家政策支持和市场巨大需求空间的机遇，但也面临着互联网健康管理法律法规尚未健全、本地化医疗功能和异地化医疗模式联动不足的痛点。在未来，开展线上医院联合体、普及健康管理智能终端设备、开展延伸护理服务都需要进行更深入的探索和实践[22]。

1.5　本章小结

本章的主要目的是介绍健康管理的溯源、定义和发展状况，帮助读者对健康管理有个大致的了解。本章首先阐述了健康管理的起源和演变；其次介绍了健康管理的内涵、定义和内容；然后介绍了健康管理的理论基础；最后分析了健康管理的发展现状以及面临的机遇和挑战。

第 2 章　决策理论基础

2.1　决策的概念

2.1.1　决策的定义

决策是为解决当前或未来可能发生的问题而选择最佳方案的过程,它是人类的一项基本活动,渗透于人类生活的各个层面。决策活动在人类历史上占有重要地位,大到国家政策,小到人们的日常生活,都离不开决策。决策的科学性不仅关系到个体和家庭的幸福和谐,也影响着企业乃至国家的兴衰成败。

决策理论起源于 20 世纪 30 年代,兴起于 50 年代。人类决策问题是一个跨学科的研究领域,它不仅是心理学研究的重要课题之一,还涉及运筹学、管理科学、统计学、数学以及经济学等学科。古往今来,人们采用各种方法进行决策研究,决策概念的定义经历了一系列历史演变。

我国最早能在古籍《韩非子》中找到“决策”这一用语,意思是“做出决定”。在《现代汉语词典》中“决策”的解释是“决定的策略或办法”。

从“决策”一词的词义来看,可从两个方面来理解:一方面,从使用频率来看,决策大部分作为动词使用,将决策理解为识别、分析并解决问题,决策者通过思维活动进行分析、设计、选择和做出决定;另一方面,决策可作为名词使用,指人们进行一系列思维活动的结果,即对准备实施的行为所做出的决定。这两个方面的含义既有联系又有差别,差别在于前者强调的是进行识别、分析和解决问题这一过程本身,后者强调的是一系列行为的结果。实际上,人们在进行某项决策时,通常不会仅仅使用一种意思,而是根据不同的情境有所侧重或交替使用。

在现代管理学中,决策可以分为狭义和广义两种。狭义地说,决策是在几种已给出的行动方案中进行最优化选择;广义地说,决策是管理的全过程,指人们为实现既定目标,对具体问题进行分析,给出一系列的解决方案,从方案中选择一个可最优化实现目标的分析判断[23]。决策理论学派的代表人物美国管理学家赫伯特·西蒙认为“决策是管理活动的核心”,包括对行动目标或手段的探索、判断、评价直至最后选择的全过程。他将决策划分为四个主要阶段:找出制定决策的理由；找到可能的行动方案；对诸行动方案进行评价、衡量和抉择；对于付诸实施的方案进行评价、反馈和控制。

决策的本质是一个过程，这一过程中主要集中于以下三个主要内容：决策是一种为了达到一个既定的目标而进行的自觉的、有目的的活动；决策总是围绕既定目标拟订各种实施方案继而对方案付诸实施；决策总是为了选择最满意的方案，要在若干个方案中进行抉择。

本书对决策定义如下：决策是为了实现一定的目标，在充分分析内外部条件的情况下制定出一系列可行的方案，然后从中挑选出最满意的方案的全过程。

2.1.2 决策的特点

1. 目标性

目标是每个决策都必须包含的要素，是组织希望达到的最终结果。目标明确以后，组织就围绕着这个目标进行统筹安排，为了达到这个目标不断地进行反馈、改进。

2. 可行性

方案的实施要投入一定的物力、财力、人力等资源，丰富的资源与高效的执行力是按预期实施方案的基础，当我们不具备上述的物质等条件时，理论上十分完善的方案也只能是空中楼阁。

3. 选择性

决策最重要的一步是选择。不同的方案在可操作性、经济性、风险性等方面存在差异，所以需要在不同方面进行比较，挑选最满意的方案。

4. 满意性

决策的原则是"满意"，而不是"最优"，并没有特定的公式计算哪个决策最优。决策过程中无法控制的因素比较多，任何一个因素若发生变化都会对决策结果产生很大的影响，外界因素无法保持在最优状态。对于决策是否最优的判断存在极强的主观性，我们只能选择其中能达成既定目标的最满意决策。

5. 过程性

组织中的决策需要牵涉方方面面，如需要统筹资金、人员、时间等一系列相关的配套决策。这些决策都是难以独立进行的，它们联系紧密，环环相接，每一项决策本身就是一个过程。

6. 动态性

决策的动态性与过程性有关。组织的外部环境处在不断的变化中，为了使决策能够适应环境变化，决策者需要时刻关注外部环境。当环境发生变化时，需要衡量是否需要调整原本的计划，这是一个不断变化、不断调整的过程。

2.1.3　决策的分类

1. 长期决策与短期决策

（1）长期决策是指影响组织未来长期时间的决策。长期决策可能会影响组织的发展、投资方向，时间跨度长达未来几十年，又称长期战略决策，如投资方向的选择、人力资源的开发和组织规模的确定等。

（2）短期决策是为了配合长期战略目标的实现，对长期目标进行分解，将其分成一个个短期内可实现的小目标，一步步实现短期目标，最终实现长期目标，如企业日常营销、物资储备以及生产中资源配置等问题的决策。

2. 战略决策、战术决策与业务决策

（1）战略决策和长期决策相似，对组织来说地位比较重要，对组织的影响比较深远，通常包括组织目标方针的确定、组织机构的调整、企业产品的更新换代和技术改造等，这些决策牵扯到组织的方方面面，具有长期性和方向性。

（2）战术决策又称管理决策，是指在组织确定了战略决策后，为了更好地执行战略决策，对组织内拥有的资源进行统筹，属于战略决策执行过程中的具体决策。战术决策旨在实现组织中各环节的高度协调和资源的合理使用，如企业生产计划和销售计划的制订、设备的更新、新产品的定价以及资金的筹措等。

（3）业务决策又称执行性决策，是日常工作中为提高生产效率、工作效率而做出的决策，牵涉范围较窄，只对组织产生局部影响。业务决策范畴主要有：工作任务的日常分配和检查、工作日程（生产进度）的安排和监督、岗位责任制的制定和执行、库存的控制以及材料的采购等。

3. 集体决策与个人决策

从决策的主体看，可把决策分为集体决策与个人决策。

集体决策是多个人一起做出的决策，集中大家的智慧；个人决策则是单个人做出的决策。

相对于个人决策而言，集体决策有以下优点：更大范围地汇总信息；思考角度更加全面；拟定更多的备选方案；更好地沟通；能做出更好的决策等。但集体决策也有一些缺点，如存在花费较多的时间、产生"群体思维"以及责任不明等问题。

4. 初始决策与追踪决策

从决策的起点看，可把决策分为初始决策与追踪决策。

初始决策是零起点决策，它是在活动初始期尚未考虑有关环境的变化，未对决策进行调整的决策；随着初始决策的实施，组织环境发生变化，决策者就需要根据环境变化情况调整计划，使其适应环境的变化，这种情况下所进行的决策就是追踪决策。

5. 程序化决策与非程序化决策

从决策所涉及的问题看，可把决策分为程序化决策与非程序化决策。组织中的问题可分为两类：一类是日常问题；另一类是例外问题。日常问题是指那些重复出现的，组织内的人员按照惯例可以轻松解决的管理问题，如管理者日常遇到的设备故障、现金短缺、供货单位未按时履行合同等问题；例外问题是指那些偶然发生的、新颖的、性质和结构不明的、具有重大影响的问题，如组织结构变化、重大投资、开发新产品或开拓新市场、长期存在的产品质量隐患、重要的人事任免以及重大政策的制定等问题，企业一般缺乏解决此类问题的经验。处理日常问题所制定的决策是程序化决策，应对例外问题的决策是非程序化决策。

6. 确定型决策、风险型决策与不确定型决策

从环境因素的可控程度看，决策可被分为确定型决策、风险型决策与不确定型决策。

（1）确定型决策是指在稳定（可控）条件下进行的决策。在确定型决策中，决策者确切知道自然状态的发生，每个方案只有一个确定的结果，最终选择哪个方案取决于对各个方案结果的直接比较。

（2）风险型决策也称随机决策，在这类决策中，自然状态不止一种，决策者不知道哪种自然状态会发生，但知道有多少种自然状态以及每种自然状态发生的概率。

（3）不确定型决策是指在不稳定条件下进行的决策。在不确定型决策中，决策者可能不知道有多少种自然状态，即便知道，也无法得知每种自然状态发生的概率。

2.1.4 决策的过程

为了达到预期的效果，减少决策失误的出现，提高决策的质量，所有的决策

无论大小都需要经过一整套科学的程序才能产生。关于决策的过程，大致分为以下几步。

1. 明确决策问题

决策工作首先要做的就是明确决策要解决的具体问题是什么。对于存在的问题的现状及期望状态之间存在的差异做出科学的判断与分析。决策者要善于发现存在的问题，对问题现状与理想状态有较清晰的判断与认知，抓住问题的本质，不能停留在问题的表面以及主观臆测，对问题的重要性、影响范围以及程度做出正确的分析，才能使决策更具针对性。对问题的考量还需要充分考虑解决问题所需的资源成本以及不采取行动的后果，从而更准确地衡量决策的必要性。

2. 确定决策目标

该过程中，决策者需要明确在决策中需要达到的结果。决策需要对预期达到的目标有精确的约束条件，目标的制定是建立在解决问题现状与理想状态之间差异的基础上的，因此决策目标应当做到含义明确、可实现和易于评估。在此基础上，目标应当具有一定的挑战性，才能使决策问题更具意义。

对于多目标的复杂问题，需要协调处理目标与目标之间的关系。目标之间的关系一般有三种：相互促进、相互冲突和相互独立。尤其要注意对相互冲突的目标关系的处理。目标之间的冲突关系可进一步分成弱冲突关系和强冲突关系。处于弱冲突关系下的目标可通过限制其中一个目标的方法做到保留多目标。对于强冲突关系下的目标，解决办法通常为基于目标的重要性改变甚至放弃其中一个目标，使整体目标最优。

3. 探索与拟定备选方案

确定了决策目标之后，决策者就应当探索解决问题以及达到既定目标的途径。决策者应当尽可能多地拟订备选方案，以避免遗漏最优方案。在方案提出这一阶段，应当集思广益，发散思维，不仅要依靠决策者的个人知识及经验，更应该发挥创造力，充分利用相关领域的专家以及发动群众。拟订备选方案应当注意以下几点。

（1）制定方案时应结合决策对象的未来发展趋势，全面考虑实现目标的内外部条件与执行的可行性。

（2）备选方案之间应当具有竞争性。即不同方案之间的可替代性不强，无法通过简单的比较判断各方案的优劣。对于各方面都劣于其他方案的方案，应当从备选方案中剔除。

（3）备选方案应当与时俱进。具有先进性的方案更加符合客观事实与未来的发展趋势，能对决策效果有更长远的作用。

4. 确定最优方案

在确定最优方案之前应当对拟订的方案进行评估。应当尽可能选择科学方法对备选方案进行评估，如矩阵决策、模糊性决策、决策树等方法。以定性、定量、定时的方法，对各方案的有效性及可行性进行估计，通过比较选择出其中的最优方案。不过各种主客观因素在实际工作中难以达到最优状态，往往是在众多备选方案中选择满意的方案。达到足够满意的方案，某种程度上而言也是最优方案。

5. 方案实施

最佳方案经过上述四个流程已经选出，但要呈现方案的最佳效果，方案实施也尤为重要。在方案实施之前应当制订具体的实施计划，保证方案的有效实施。在方案实施的过程中，与方案执行者的沟通也尤为重要。方案执行者必须清楚了解整个方案及其预期实施效果，在按照计划实施的过程中也要对变化做出应变，及时调整，以使方案呈现出应有的真实效果。

6. 反馈与修正

在方案实施过程中对其进行跟踪反馈。对方案实施过程中显现的效果同预期效果进行对比，若发现差异，应当及时进行反馈并查明原因，采取恰当的措施控制和修正。在实施过程中发生环境变化等不可控变动时，也应当结合新的变化适时调整方案和决策目标。

决策的过程时时都存在变化，因此应当对决策方案及目标进行检验、反馈和修正，不断调整，才能使决策结果达到理想状态。

2.1.5 决策的原则

要做出正确的决策，应当遵循以下几项原则。

1. 可行性原则

决策的产生是为了解决问题，因此，决策中提出的每个方案必须具备可行性，无法执行的决策无法解决问题，就不具有现实意义。决策方案应当充分考虑各种主客观因素，具备实施条件或暂时不具备实施条件但通过努力可以实现。只有把握住可行性原则，决策才具有现实意义，才能真正解决问题。

2. 经济性原则

决策者应当通过对比各方案，在所有方案中选出能够获得最大经济效益的决策方案。并且，该方案实施的产出应当大于投入，否则该方案就不具有实施的现实意义。

3. 满意原则

在理想状态下，决策者可以运用专业知识及经验选择出最优方案并实施，使运行结果符合预期的理想效果。但实际情况是，客观环境中存在诸多不确定因素，对方案的实施效果造成影响，从而可能使决策效果不如预期。因此，决策者通常遵循满意原则，即选择令人满意的方案，达到相对满意的效果。

4. 系统原则

决策实际上是系统决策的一部分。决策的对象是处于客观环境这个大系统之内。对决策对象的决策实际上也是对整个系统的决策，要求决策者站在全局的角度做出决策。系统原则要求决策应当使整体最优，充分考虑综合性及整体性。

5. 定性与定量分析结合的原则

定性分析的方法在传统决策中应用较多。由于定性分析的方法忽略了决策对象的数量变化及数量关系，包含主观推断的成分，在决策中只采用定性分析的方法一般无法全面准确地衡量决策的效用。因此，决策通常需要遵循定性与定量分析结合的原则，不仅从性质上，还从数量和规律上给予决策约束，可以突破单一定性分析或单一定量分析的局限性，从而更加科学合理地制定决策。

6. 动态原则

决策者在选定决策方案并实施后，仍需要以动态的、发展的眼光去认识决策活动，对于决策过程中出现的问题要及时发现，并依据实际情况做出调整。必要的情况下还应当在方案实施的同时拟订备选方案，以便在发生重大变动时调整或调换方案。动态原则可以使决策更富灵活性和科学性。

2.1.6 决策的影响因素

能对决策产生影响的因素有很多，通常来说，主要有环境、决策者个性以及过去的决策三个方面[24]。

1. 环境

环境对决策的影响具有双重性质。决策的大前提就是决策主体所处的大环境状况。环境既包括内部环境也包括外部环境，应当统筹兼顾。决策的制定应当依据当前的环境并且考虑到未来环境的变化，同时，在执行决策时，决策者也应当密切关注环境变化可能对目前的决策实施带来哪些影响，以对决策过程出现的问题有所响应，及时做出相应的调整。

2. 决策者个性

决策者的个性会直接影响决策方案的选择以及事物未来的发展方向。不同的决策者拥有不同的个性，这也意味着，不同决策者的风险偏好及承受度不同。不同的决策具有不同程度的风险，因此不同的决策者对于决策的选择也不尽相同。愿意承受风险的决策者更愿意探索，更有可能做出风险大、收益高的决策；而风险承受力小的决策者更偏向于稳定的决策风格，做出风险小、收益低的决策。

3. 过去的决策

大多数决策都是以过去的决策为参考对象而做出的。因此过去的决策可能会造成一种决策上的惯性。如果现在的决策者就是过去决策的制定者，那么决策者基于对以往决策负责的心态，通常不会对现有的决策风格做出巨大改变，因此，现阶段的决策与过去的决策很大程度上会具有一致性。与此相反，若现在的决策者与过去的决策关系不大，那么决策者制定现阶段的决策往往不会简单借鉴过去的决策，而是更倾向于开拓全新的决策思路，引起新一轮变革。

2.2　决策理论的研究现状

2.2.1　决策的历史及发展现状

决策这个词在我国已有几千年的历史，它被普遍用于政治、经济、技术等各个方面。早在几千年前，我国古代人民就已经懂得运用决策来克敌制胜了。春秋战国时期，田忌与齐王赛马的过程中就巧妙地运用了决策技巧，当然，这样的例子在历史上数不胜数。

为了掌握更多的未来的不确定性，决策应当更加科学化、程序化、规范化，使其不再是少数人的专属行为，而是能够被一般人所应用的科学。因此，科学决策顺势而生。

随着科技的飞速发展，人们对科学决策理论的有效性和准确性要求也越来越高。自第二次世界大战以来，一个国家的政治、经济和军事的发展越来越离不开科学技术的发展。一个国家、地区、组织可能会因为科学技术发展决策的失误导致其错过发展机会，从而在激烈的竞争中丧失优势。例如，在 20 世纪 50 年代，苏联在导弹发展规划方面的决策失误导致其与美国出现了巨大的差距。与之相反，第二次世界大战之后，美国科学家成功预测到半导体技术的发展会十分关键，于是举力发展半导体技术，"阿波罗"登月计划使得美国在军事技术方面开始取得优势。

国际化是当代世界发展的一个永恒的主题，一个国家的发展离不开国际的经济与技术交流。第二次世界大战中的战败国日本从一个国土狭小、资源匮乏的国家变成一个经济、科技型国家离不开经济开放政策的实行。我国也是从改革开放以后实现一个又一个新目标。

决策理论的形成离不开科学理论的发展。有需求就有发展，科技、经济、军事对科学决策理论的需求促进其发展，反过来，科技、经济、军事的发展也依赖着决策理论的发展。包含运筹学、控制论、信息论及系统论的现代科学理论为决策理论的发展提供了实际可能性。随着经济的发展，企业生产规模逐步扩大，企业之间的竞争越来越激烈。为了适应周围环境的变化，企业管理者意识到企业的战略决策是比其内部管理水平更加关键的活动，企业战略关系其整体的长期经营方向，如果经营方向错了，后期所有努力就会功亏一篑。决策活动吸引了广大的科学家去探求其规律，其中，最有名的研究者便是提出了现代决策理论的美国科学家西蒙。

决策理论虽然已经出现了很久，但是成为一个专门的研究领域也就是近一两个世纪的事情。统计决策理论的发展建立了决策理论研究中普遍应用的模型化结构，使决策理论在学术界真正得到认可。20 世纪 50 年代具有代表性的科学家包括 Savage、Wald、Fishburn、Fisher，他们的贡献是在统计决策理论的基础上建立了决策理论体系；20 世纪 60 年代 Raiffa、Schlaifer 等通过新的信息改进决策，形成了贝叶斯统计决策理论和方法；在同一时期，哈佛大学的 Raiffa 及其他的研究员将这种理论应用于商业问题，由此形成了应用统计决策理论。

在决策理论发展的同时，决策研究也在越来越广泛的领域得到应用，《决策分析：应用决策理论》是 Howard 于 1966 年在第 4 届国际运筹学会议上发表的，此研究中首次提出"决策分析"这一名词，从此决策研究逐渐形成自身的一套理论体系，其在理论和方法上包含了规划、优化、行为科学、统计等领域；在应用方面，决策分析也在许多非概率支配的领域得到了极大的发展。决策分析引起人们普遍重视的原因之一在于科学家们在 20 世纪 70 年代将其成功应用于石油工业领域。随着决策分析越来越重要，以其为核心研究内容的核心刊物也越来越多，例如，*Organizational Behavior & Human Decision Processes*、*Decision Sciences*、*Information & Decision Technologies*、*Theory and Decision* 等；决策分析也在国际著名刊物如 *Science*、*Management Science*、*Econometrica* 等引起广泛讨论。

决策分析在我国早期的研究始于 20 世纪 70 年代末，如 1977 年魏权龄、应玫茜等学者发表的《多目标规划的稳定性》和《多目标最优化有效解的性质及其标量化》。到了 20 世纪 80 年代，许多相关论文如雨后春笋般涌现。这一时期与决策分析相关的论文有《多目标决策问题》、《多指标动态规划》、《经济管理中的决策分析方法》以及 80 年代中后期包括向量微分不等式、变分不等式的相关论文，这些都代表了我国决策分析领域的早期成果。从 1981 年开始召开了首届多目标决策学术研讨会直至 1998 年第七届结束，并且在最后一届会议讨论并筹备成立中国多目标决策学会。

1982 年王浣尘发表了关于多目标决策方法与应用的文章；邱菀华等发表了《$E\_\alpha/E\_2/1$ 系统的近似解法》，该研究得到了一个多目标排队系统的实用求解方法；1984 年汪寿阳、叶弟豪、徐功仁分别在多目标决策共轭对偶理论、多目标决策方法、多目标多层决策问题的解法研究上取得了显著的成绩。1984～1985 年陈珽发表了《决策分析讲座》；1989 年宣家骥发表了《决策科学化与多目标决策》；1994 年邱菀华和陈守煜等分别发表了《一个新的多目标群体决策法》、《地表-地下水资源系统多目标管理模型与模糊决策研究》。

相关的理论成果主要体现在 5 个方面，包括决策以及多目标决策的概念与方法、熵在决策分析中的应用、决策的有效化、敏感度分析以及多目标决策模糊集理论。应用方面，多目标决策应用于航天系统；向量极值问题的数学理论、方法与应用研究；将熵用于改进 Bayes 决策法，全方位定义信息的准确度与价值，建立群决策熵模型；在引青自动化系统工程项目中提出 FCM 与 DCGP 模型；利用多属性决策灵敏度分析研制航空项目管理和 ZY-1 卫星群决策支持系统；仿真与决策相结合的理论和应用研究工作。

国内首次全面介绍多目标决策的文章是顾基发发表的《多目标决策问题》。此文章介绍了多目标决策的基本概念、发展历史以及求解方法，对我国多目标决策的发展做出了莫大的贡献。

汪寿阳从 1984 年开始就对多目标最优化共轭对偶理论进行了定义，提出共轭映照、Λ-凸的概念，对多目标最优化共轭对偶理论和鞍点定理进行了证明，并对 Tanino 和 Avriel 的结果进行了推广。其与陈光亚在冲突分析、多层规划、群决策等方面进行合作，在国际知名期刊上发表了 50 余篇论文，在国内国外都具有较高的声誉。

邱菀华开辟了决策分析熵的新研究领域，其利用传递熵改进了 Bayes 决策的后验预分析方法，全方位评价信息。邱菀华及其博士生将熵用于管理系统组织结构评价和群决策集结模型，完成了国家自然科学基金项目"复熵及其在决策与信息中的应用"、博士点基金项目"复熵及其应用研究"等共 5 项有关应用的大型项目[25]。

决策分析有两个不同的研究方向，第一个研究方向是从理论上探讨人们在决策过程中的行为机遇，从这个研究方向中又衍生出两个问题：描述性决策分析是研究人们实际上是按照什么准则、什么方式进行决策，探讨的是决策心理学的问题；规范性决策是研究人们该按照什么准则、什么方式做出决策才是合理的。对实际决策问题的研究是第二个研究方向，这里的实际问题是指企业战略、新技术推广、冲突决策和新产品开发等。

20 世纪 80 年代至今，决策分析随着计算机通信技术的发展得到很大的发展，由此产生了计算机辅助决策支持系统这一新研究方向，无论决策优化问题还是复杂的群决策问题都能在其帮助下得到解决；在信息系统的基础上增加模型库和知识库，这使得整个系统拥有了人工智能的功能。

21 世纪以来，决策逐渐变得多元化，将其用于供应链及其网络信息化。徐泽水等于 2001~2003 年介绍了不确定多属性决策及其在风险投资、产品改造和供应链管理等诸多方面的应用[26]。冯博于 2009 年探讨了基于协同网络信息的决策问题，还开展了许多创新性工作，如对基于协同网络信息的研究进行提炼，提出了问题研究的理论框架，形成了协同网络信息决策问题的理论体系[27]。徐永杰等于 2011 年提出了基于 IFPOWA 算子的具有优先级的直觉模糊多准则决策方法[28]。刘卫锋等于 2016 年研究毕达哥拉斯模糊决策环境下的集成算子及其决策应用，给出拟加权几何集成算子和拟有序加权几何算子的概念，并分析它们的性质[29]。杜文胜等于 2021 年研究了将广义正交模糊集与混合平均算子相结合的决策过程及其应用[30]。

2.2.2 未来决策的发展趋势

从决策的发展及研究现状不难看出，决策未来的发展趋势将会呈现以下几个特点。

1. 科学化

在决策发展初始阶段的经验决策已经无法适应近现代的决策要求，未来的决策需要借助新的技术与科学的方法，才能使决策更加科学合理。科学方法的发展离不开数理分析。通过数学方法建立决策中变量与变量之间、变量与目标之间的模型，科学准确地表达出变量与目标之间的关系及决策需求，使决策精准度升级，量化后的决策效果更清晰明了，在一定程度上降低了决策的难度。数学方法与决策的紧密联系使运筹学应运而生。运筹学最早出现于第二次世界大战。由于美国急需将各项物资供应于各项军事活动，需要从多种有效方式中选择效果最优的一种方式，以达到物资的最高使用效率，从而助力美军的战争活动。英国也在当时召集一批科学家成立运筹学小组，研究确定最优的方案解决有限资源的最大效用，以用于当时英国的地面和空中防御体系。数学为科学决策带来的便利将决策与数学紧密联系起来，伴随着数理统计更深入的发展，未来决策也将朝着更加数学化、模型化的方向发展。

2. 个人决策向群体决策发展

个人决策指的是仅依靠单个个体的知识、经验与判断力，即对某项事物做出决策。过去人们对于决策的认知基于个人决策的基础，认为决策应当是决策者基于其自身的经验及知识，凭借其个人意志拍板定夺。随着时代的发展，决策问题也呈现出多样与复杂的特性，仅仅依靠过去的个人知识与经验往往难以决策或者做出的决策明显具有局限性。因此未来个人决策将向群体决策发展。群体决策指的是由若干个体组成的一个群体通过个体的表决与协商，最终以群体决议形式做出的决策。很明显，群体决策在信息收集与处理上比个人决策更具优势，对于复杂决策问题的信息收集、分析、整理、归纳、分析和判断，群体拥有比个人更广的知识面和更充裕的时间，群体之间的交流更有可能给决策带来新思路。因此，未来群体决策将占据主导地位。

3. 单目标决策向多目标决策发展

所谓单目标决策就是决策取决于单个目标的满意程度。在决策问题比较简单的阶段，决策通常只需要达到单个简单的要求。或者在决策方法与手段匮乏时期，决策往往只能满足单个目标的要求，或者在满足第一个目标的同时只能轻度地满足第二个或者第三个目标，很难兼顾多个目标。但随着决策问题的复杂化以及现代科学技术与方法的发展，越来越需要决策能够有效解决多目标问题，多目标决策应运而生。多目标决策简单来说就是决策要做到满足多个目标。随着社会的发展及人们对世界的认知逐渐加深，事物之间的钩稽关系被更多人注意到，决策者在做决策时将更加全面考虑、多方联系，随之带来的必将是多目标决策的进一步发展。

4. 单赢决策向双赢决策甚至多赢决策发展

"单赢"的意思是有赢的同时也有亏，获得少量的利益或者只是获得短期的利益。采取单赢决策的方法可能最终不仅没有给自身带来单赢，甚至可能造成"双亏"的局面，无论从短期还是从长期利益来看都是不明智的。因此双赢决策甚至多赢决策将逐渐取代单赢决策。"双赢"是"win-win"的中文翻译，营销学中认为双赢是成双的，强调的是双方利益的兼顾。双赢决策导向最终将带来整体的、长期的盈利。多赢决策的目标是决策的各项指标都能达到既定要求，各个参与方都将从决策中获利。牺牲掉其他指标来成全单个指标或者牺牲其他参与方的利益来成全单个目标利益都无法满足现有决策的要求，无法适应决策现状。随着决策环境变得更复杂，决策中利益相关方也越来越多，多方决策的效果必定是多方共赢，而不再是局限于过去的单赢以及少数参与者获利。

2.3 基于数据-知识混合驱动的决策思想及应用

2.3.1 数据驱动

1. 数据驱动的概念

数据驱动是指所有的决策都基于数据，不仅仅是通过直觉和个人经验决策的，而是被数据推动的过程。

数据驱动是一个首先采集大量的数据，然后对这些数据进行清洗、加工、计算、建立模型的过程。但是，在这一期间的数据是动态更新的，通过数据分析与算法进行预测。

2. 数据驱动的特征

1）实时互动

在数据驱动的过程中，物联网、传感器等技术的发展与应用，使得数据采集这一行为变得更加简易，可以快速地更新模型，实时互动是数据采集的重点要求，可以提高决策的质量与及时性。

2）埋点采集

在网络环境中将数据采集代码"嵌入"获取用户的行为数据，这就是"埋点"。"埋点"又被分为全埋点、半埋点和可视化埋点三种形式，可以分别实现不同的数据使用条件。

3）深度分析

非结构化数据无法用传统浅层分析法来解析，通过智能感知技术，可实现多模式、多维度数据的分析，使得决策输出更加精确。

4）循证决策

为了脱离主观经验的影响，所有的信息分析与决策都需要建立在客观的"证据"上，基于数据推导结论的决策可以有效地提升决策的科学性。

3. 数据驱动的起源与发展

数据驱动的应用最早可追溯到文艺复兴时期，自那之后经历了三个主要阶段，分别是文艺复兴时期初见端倪，研究者尝试定量收集数据并寻找逻辑；以数据为中心的初步探索时期，人为决策形成"伪"数据驱动；以人工智能与深度学习实现数据决策的高速发展，此时数据驱动进入智能化阶段。

科学家设计出新型数据管理方式的缘由是新大陆的发现，当时的科学家发现了很多与自身认知体系完全不一样的信息。例如，为了应对大量未知数据，科学家们开始应用笔记策略和新的分类系统。早期科学家以图文文本方式建立收藏库，为大量数据的积累提供了可能性，将收藏库里的数据与自然世界进行比较得出结论。

与当前数据驱动方式十分相似的是通过分析"数据"为多样的自然形式建立秩序。该时期的自然主义通过主观搜索数据展开研究，自然历史主义通常将既定前提设为"假设自然群体的存在"，因此之后产生的数据是非客观的原始数据。该阶段的自然历史科学是假设驱动的。当时的科学家不仅通过多种渠道收集假定的研究对象，还有与之相关的广泛的物质和抽象实体，至今这种数据采集方式一直沿用。

随着数字化的不断推进，人们逐渐认识到通过一定的抽样、量化，任何事物的属性和规律都能转换成数据并进行传递。随后，大数据的大范围应用使人们逐渐重视数据的应用，彻底地改变了人类的行为方式与认知世界的能力。人们对数据驱动的初步探索多采用以数据为中心的方式，第一阶段搜集大量数据，第二阶段对这些数据进行整理、提取特征，第三阶段生成报告并进行人为决策。

数智融合是目前发展的趋势，大数据与人工智能、机器学习等深度融合，数据驱动也进入了高速发展阶段。数据驱动链路中最重要的一环——数据自动决策是依靠智能系统和数字线程技术。数据主导是此阶段数据驱动系统的特点。

数据驱动目前已步入自动化驱动状态，紧密结合人工智能、分布式计算等技术，使系统具有感知、理解、推理等功能，实现大数据时代的高维异构数据处理，数据与智能融合驱动的新生态系统得以形成。下一阶段应顺应数据"去中心化"趋势，尽力实现数据的可理解性、决策的可解释性。

2.3.2　知识驱动

1. 知识驱动的概念

知识是知识驱动的基础和逻辑起点。对知识的不清晰理解会影响对知识驱动的解读，因此在认识知识驱动前要对知识有清晰而全面的认知。知识在不同历史时期的内涵变化很大，并且由于知识的外延相当广泛，不同情境中知识的具体定义也不同。《辞海》中"知识"的解释为：人们在实践活动中所获得的有关客观事物及规律的认识和理解。《现代汉语词典》中对"知识"的定义是：人们在社会实践中所获得的知识和经验的总和。由于知识的宽泛性，本书中对"知识"的定义是基于决策的知识驱动的范围，而不仅仅是各种无序元素的集合。只有明确决策对象，才能准确理解决策中知识的概念。

　　知识驱动所运用的知识主要是能够对决策产生影响的信息，这些信息可以是直接易获的信息，也可以是经过处理的有用的信息。在当前快速发展的时代大环境下，知识具有数量大、结构复杂、表现方式多样化的特点。从海量的信息中提取和分析所需的信息仅仅依靠手工收集或经验分析是远远不够的。因此，需要引入人工智能的方法来处理所需的信息[31]。

　　基于以上描述，本书中对知识驱动的定义为：在决策中引入人工智能的方法，模拟人类的思维，从而克服数据驱动的局限性，实现在决策中灵活有效运用知识的目的。基于知识驱动的决策思想将通过知识对客观世界的归纳由浅入深地实现对决策对象的精准决策。知识驱动依据所需的样本信息，通过智能知识分享、创造及应用对决策对象进行特征提取，并结合适用的方法优化，从而使决策更逼近目标，提高决策效率。

　　人工智能这一概念首次被提出是在 1956 年，它是一门通过模拟和拓展人类智慧，使机器实现类似人类的认知功能，具备人脑所具有的智慧，借助概念推理、语义计算等一系列步骤发现并表达出新知识，以实现人类活动的机械化和自动化的科学。人工智能的发展不仅依赖计算机、云计算以及机器学习等理论，还伴随着人机协同、深度学习等特质。人工智能方法主要有专家学习、机器学习以及图像识别等。

　　专家学习是指计算机通过学习在某个领域专业的知识和经验，使计算机系统达到该领域专家的水平，以在面对该领域相关的问题时，模仿专家的思维对问题进行分析，提出解决方案。机器学习是让机器去模仿人类的学习能力，从而使机器更趋智能化。现阶段的机器学习仍然只能做到按照程序的设定去学习，而无法像人类一样自主学习和拓展学习。机器学习中的人工神经网络是拥有类似人类大脑神经元结构的网络结构，通过模拟人类大脑处理信息的方式处理所需的信息。图像识别主要是通过模拟人类眼睛对图像的获取方式，使用图像识别方法获取以图像形式存在的信息以便进一步对信息加工处理。以上三种方法在知识决策中被广泛应用。

2. 知识驱动的特征

　　与数据驱动相比，知识驱动主要有以下三大特征。

1）对数学模型的要求不高

　　这也是知识驱动与数据驱动最大的不同之处。数据驱动对模型的精确性要求较高，通过确定的规律及算法，实现决策的精准性。当难以建立精准的数学模型时，知识驱动的优越性就体现出来了。知识驱动对模型没有很高的依赖性，在解决实际问题时，对无法采用数学方法准确建模的问题，可以采用知识驱动的方法，运用人工智能对已有的样本及数据进行快速智能的处理，为决策提供依据。

2）对知识的依赖程度高

在数据驱动中，模型的建立是最关键、最重要的一步。数学模型建立不够精准将直接影响结果的输出，最终作用于决策的质量，使决策出现较大的误差，与预期不符。而知识驱动下的知识应用对决策的作用同样如此。知识驱动对决策的指导作用很大程度上取决于知识驱动所获取的知识以及知识挖掘，获取的知识以及知识挖掘结果决定了决策的质量。知识作为决策的基础和方法贯穿于决策全程。

3）知识驱动的效果与知识的存储、表达以及更新密切相关

知识的存储和表达通过影响知识被解读和运用的深入程度，从而影响知识在决策中所发挥的作用。在决策中所用到的智能知识及方法的先进性直接决定了决策的先进性。运用落后的、未及时更新的知识在处理和分析现有的各项条件时将明显受到限制和约束，从而对现状解读失误或难以达到预期的效果，与决策的初衷相悖。

2.3.3 数据-知识混合驱动

1. 数据-知识混合驱动的决策思想

面对复杂多变的决策环境及条件时，往往单一的数据驱动或知识驱动方法难以给出决策方案。因此，大数据结合人工智能、分布式计算等技术应用，不仅让数据发挥基于浅层的表达功能，更赋予数据对深层信息的挖掘及推算功能。数据-知识混合驱动通过数据驱动与知识驱动联合作用，使数据最大限度地发挥其效用，为决策提供最全面准确的信息，从而有效提高决策的质量[32]。

数据-知识混合驱动决策的主要作用形式有三种。第一种是分别使用数据驱动和知识驱动分析处理同一决策问题，然后对两种不同方法下决策结果及效果进行比较与梳理，从而相互验证决策的准确度，并据以分析、寻找更好的决策方案。第二种数据-知识驱动决策的作用方式是先通过数据驱动对已有数据建立数学模型等方法做出分析，再使用知识驱动方法，以人工智能等技术手段对数据驱动下的信息结果做更深层次的分析处理，从而得到更为细致全面的分析结果，使决策的方向更明确，助力决策者做出更高质量的决策。第三种作用方式是将知识以机器学习等人工智能方法嵌入数据模型中，将数据驱动与知识驱动方法进行交融，再以该混合数据模型基于已有数据获得分析结果并在此基础上进一步预测决策方向，为现阶段的决策提供综合的决策依据。

2. 基于数据-知识混合驱动决策的应用

1）无人驾驶领域

目前汽车人工智能领域最火热的方向便是驾驶辅助系统，其通过机器视觉、

语音识别来感知驾驶环境、理解乘客需求。通过机器学习模型、深度学习模型可自动做出驾驶决策。按照机器介入程度进行分类，可将无人驾驶系统分为无自动驾驶、辅助驾驶、部分自动驾驶、有条件自动驾驶、完全自动驾驶这五大类。目前的技术处于融合控制多个辅助驾驶系统、监控路况、介入紧急情况从部分自动驾驶向有条件自动驾驶转变。

未来自动驾驶的发展趋势是可基于感知的信息做出应变的，一边可提供车内管家服务，一边可担任驾驶员的角色，同时还可提供其他方面的服务。

2）智慧农业领域

近年来，运营商在全国各地纷纷布局智慧农业战略合作，我国智慧农业的节奏明显加快。

2020 年 7 月，作为智慧科技运营商领先力量的中国联通与元丰科技公司携手，将郑州黄河边生态葡萄园的温室大棚作为试点，通过整合 5G、物联网技术来进行智慧农业的应用。

据元丰科技智慧工程师介绍，依托网络高速率、低时延、大连接 5G 三大特征，温室大棚可通过传感器装置实时监测光照度、温湿度、土壤 pH，对葡萄生长全过程进行质量追溯，保证葡萄品质。通过网络技术分析成长数据，高效有序地对葡萄采摘、生产加工进行管理。通过统一管理中心平台，从而实现远程实时管理。

在产量较大的农作物温室大棚中，通过设置传感装置，将大棚内的温度、空气湿度、二氧化碳浓度、土壤湿度等各项指标数据化，传感装置灵敏地监测各项指标，及时准确地将获得的数据传输到数据中转站，在数据中转站基于数据驱动决策，通过各种精确设置的模型将传感装置获取的数据表达为大棚内作物生长环境的信息，对以上信息用适当的人工智能方法进行知识解读，查找出超出安全阈值、需要进行改进的指标，基于数据模型提出改进的标准，并结合利用知识图谱设计控制系统实施改进方案，改变棚内洒水装置、排气扇、卷帘设备、遮光布等，将大棚内的湿度、温度等指标提高或降低至设定的水平，使其更加适宜农作物的生长，从而提高农作物产量及质量。

3）智慧医疗领域

数据-知识驱动在医疗中最常见的应用是在医学影像中。机器获取医学影像后，通过数据模型的转化以及图像感知技术，将医学影像中的图像信息按所设定的程序及模型进行处理转化，并基于机器学习、专家学习等知识驱动方法，对所提取的信息做进一步解读并输出分析结果。这一应用极大地减少了医生依据一手的影像进行解读所花费的时间，减轻医生的工作量，使有限的医疗资源得到更有效的利用，并且经过知识训练的机器诊断错误率相比人工诊断的错误率而言更低，数据-知识驱动下的医学影像诊断更加准确。

此外将医学知识图谱嵌入药物发现数学模型中，再基于深度学习对其进行训练，以挖掘出现有疾病的更多可能的药物作用及治疗方案，并能够为可能的方案阐释其药物作用机理，为疾病的治疗提供新思路。数据-知识混合驱动在医疗决策中的应用为现代医疗提供了巨大的便利，为医生对病患的治疗方案提供了更多可供参考的信息，减少不必要的工作量，充分分配医疗资源，提高医生的工作效率，为患者就诊提供方便。

数据-知识混合驱动也为健康管理提供了决策支持。利用数据-知识混合驱动对健康管理数据进行科学的处理、分析，能得到更高质量的信息。由此不难理解，基于数据-知识混合驱动解读出的信息，并运用一定的健康管理方法可以对个体的健康状况做出更加科学全面的评估，为个体制定符合其自身条件的最佳健康方案，从而为达到个体的健康平衡状态给出适宜的指导意见，更好地达到健康管理的目的。

2.4　本　章　小　结

本章首先阐释了决策的定义、特点、类型、过程、原则以及影响因素等相关概念问题，初步介绍决策的部分理论知识，让读者对决策有基本的了解。其次描述了决策发展至今的历史与现状，并基于此对决策未来的发展趋势做出预判，认为未来决策的发展方向将更加趋于科学化、群体决策、多目标决策以及多赢决策。然后主要引入了数据-知识混合驱动的决策的概念，并列举了其在现实生活中的几个应用场景，包括其在健康管理领域的应用。通读本章不难发现，决策科学正在逐步完善与智能化。决策的不断完善与智能化毫无疑问将使健康管理过程更加便捷，健康管理的结果更具智慧，从而造福人类社会。

第3章 数学基础理论与其他理论

3.1 决策中常用的数学基础理论

3.1.1 微积分若干知识的回顾

本节主要介绍一些在多属性目标决策方法中相关的微积分、矩阵、向量和概率论中的基本概念和基本定理[33, 34]。

1. 定义：设函数 $f(x)$ 在区间 $[a,b]$ 上有界

（1）在区间 $[a,b]$ 中任意插入 $n-1$ 个分点，$a = x_0 < x_1 < \cdots < x_{n-1} < x_n = b$，把区间 $[a,b]$ 分成 n 个小区间 $[x_0, x_1]$, $[x_1, x_2]$, $\cdots$, $[x_{n-1}, x_n]$，每个小区间的长度依次为

$$\Delta x_1 = x_1 - x_0, \Delta x_2 = x_2 - x_1, \cdots, \Delta x_n = x_n - x_{n-1} \tag{3-1}$$

（2）在每个小区间 $[x_{i-1}, x_i]$ 上任取一点 ξ_i，并做乘积 $f(\xi_i)\Delta x_i, i = 1, 2, \cdots, n$。

（3）取（2）所有乘积的和：$\sum_{i=1}^{n} f(\xi_i)\Delta x_i$。

（4）记 n 个小区间长度的最大值为 $\lambda = \max\{\Delta x_1, \Delta x_2, \cdots, \Delta x_n\}$，并取极限 $\lim_{\lambda \to 0} \sum_{i=1}^{n} f(\xi_i)\Delta x_i$。如果对区间 $[a,b]$ 进行任意分法，对在小区间 $[x_{i-1}, x_i]$ 上 ξ_i 进行任意取法，上述极限总是趋于同一数值 I，那么就称 $f(x)$ 在 $[a,b]$ 上可积，这个极限值 I 为 $f(x)$ 在 $[a,b]$ 上的定积分，记为 $\int_a^b f(x)\mathrm{d}x$；其中 $f(x)$ 为被积函数，$f(x)\mathrm{d}x$ 是被积表达式，x 是积分变量，a 是积分下限，b 是积分上限，$[a,b]$ 是积分区间。

定积分的几何意义：当 $f(x) \geqslant 0$ 时，定积分 $\int_a^b f(x)\mathrm{d}x$ 表示由 $y = f(x), y = 0, x = a, x = b$ 所围成图形的面积；当 $f(x) \leqslant 0$ 时，定积分 $\int_a^b f(x)\mathrm{d}x$ 的值是所围成图形面积的负值；当 $f(x)$ 在区间 $[a,b]$ 上的取值有正有负时，定积分 $\int_a^b f(x)\mathrm{d}x$ 的值是所围成图形面积的代数和。

2. 定积分的基本性质

（1）被积函数的常数因子可以提到积分号外面，即

$$\int_a^b k f(x)\,\mathrm{d}x = k\int_a^b f(x)\,\mathrm{d}x \quad (k\ \text{是常数}) \tag{3-2}$$

（2）如果将积分区间分为若干个小部分，则整个区间上的定积分等于被积函数在所有部分区间上的定积分之和；若分成两个区间，则可以设 $a < c < b$，从而

$$\int_a^b f(x)\mathrm{d}x = \int_a^c f(x)\mathrm{d}x + \int_c^b f(x)\mathrm{d}x \tag{3-3}$$

由于积分的可加性，也可以取消 a、b、c 大小的限制。

（3）积分中值定理：如果函数 $f(x)$ 在区间 $[a,b]$ 上连续，则在积分区间 $[a,b]$ 上至少存在一点 ξ，使

$$\int_a^b f(x)\mathrm{d}x = f(\xi)(b-a), \quad a \leqslant \xi \leqslant b \tag{3-4}$$

3. 牛顿-莱布尼茨公式

如果函数 $F(x)$ 是连续函数 $f(x)$ 在区间 $[a,b]$ 上的一个原函数，则

$$\int_a^b f(x)\mathrm{d}x = F(b) - F(a) \tag{3-5}$$

主要用于定积分的计算。

3.1.2 矩阵若干知识的回顾

1. 矩阵的定义

定义：由 $m \times n$ 个数 $a_{ij}(i=1,2,\cdots,m; j=1,2,\cdots,n)$ 排成一个 m 行、n 列的表：

$$\begin{bmatrix} a_{11} & a_{12} & \cdots & a_{1n} \\ a_{21} & a_{22} & \cdots & a_{2n} \\ \vdots & \vdots & & \vdots \\ a_{m1} & a_{m2} & \cdots & a_{mn} \end{bmatrix}$$

称为一个 $m \times n$ 的矩阵，这 $m \times n$ 个数称为矩阵 $\boldsymbol{A}$ 的元素，简称为元，数 a_{ij} 位于矩阵 $\boldsymbol{A}$ 的第 i 行第 j 列，称为矩阵 $\boldsymbol{A}$ 的 (i,j) 元，以数 a_{ij} 为 (i,j) 元的矩阵可记为 (a_{ij}) 或 $(a_{ij})_{m \times n}$，$m \times n$ 矩阵 $\boldsymbol{A}$ 也记为 $\boldsymbol{A}_{mn}$。具有相同行数与相同列数的矩阵，称为同型矩阵。

定义：若同型矩阵 $\boldsymbol{A} = (a_{ij})_{m \times n}$ 和 $\boldsymbol{B} = (b_{ij})_{m \times n}$ 在对应位置上的元素都相等，即 $a_{ij} = b_{ij}$ $(i=1,2,\cdots,m; j=1,2,\cdots,n)$，则称矩阵 $\boldsymbol{A}$ 与 $\boldsymbol{B}$ 相等，记为 $\boldsymbol{A} = \boldsymbol{B}$。

2. 几种特殊的矩阵

1）方阵

对于 $m \times n$ 矩阵 $\boldsymbol{A} = (a_{ij})_{m \times n}$，当 $m = n$ 时，即

$$\begin{bmatrix} a_{11} & a_{12} & \cdots & a_{1n} \\ a_{21} & a_{22} & \cdots & a_{2n} \\ \vdots & \vdots & & \vdots \\ a_{n1} & a_{n2} & \cdots & a_{nn} \end{bmatrix}$$

称为 n 阶方阵，记为 A_n。

2）对角矩阵

形如：

$$A = \begin{bmatrix} \lambda_1 & 0 & \cdots & 0 \\ 0 & \lambda_2 & \cdots & 0 \\ \vdots & \vdots & & \vdots \\ 0 & 0 & \cdots & \lambda_n \end{bmatrix}$$

的 n 阶方阵称为 n 阶对角矩阵，记为 $A = \mathrm{diag}(\lambda_1, \lambda_2, \cdots, \lambda_n)$。

特别地，当 $\lambda_1 = \lambda_2 = \cdots = \lambda_n = 1$ 时，即矩阵：

$$\begin{bmatrix} 1 & 0 & \cdots & 0 \\ 0 & 1 & \cdots & 0 \\ \vdots & \vdots & & \vdots \\ 0 & 0 & \cdots & 1 \end{bmatrix}$$

称为 n 阶单位矩阵，记为 E_n。

3）行（列）矩阵

只有一行的矩阵 $A_{1\times n} = (a_1, a_2, \cdots, a_n)$ 称为行矩阵，又称行向量，可记为 $A = (a_1, a_2, \cdots, a_n)$；只有一列的矩阵 $B_{n\times 1} = \begin{bmatrix} b_1 \\ b_2 \\ \vdots \\ b_n \end{bmatrix}$ 称为列矩阵，又称列向量，可记为 $B = (b_1, b_2, \cdots, b_n)^{\mathrm{T}}$。

3. 矩阵的运算

1）矩阵的加法

定义：设有两个同型矩阵 $A = (a_{ij})_{m\times n}$ 和 $B = (b_{ij})_{m\times n}$，则矩阵 A 与 B 的和记为 $A + B$，规定

$$A + B = (a_{ij} + b_{ij}) = \begin{bmatrix} a_{11} + b_{11} & a_{12} + b_{12} & \cdots & a_{1n} + b_{1n} \\ a_{21} + b_{21} & a_{22} + b_{22} & \cdots & a_{2n} + b_{2n} \\ \vdots & \vdots & & \vdots \\ a_{m1} + b_{m1} & a_{m2} + b_{m2} & \cdots & a_{mn} + b_{mn} \end{bmatrix}$$

只有矩阵是同型矩阵时，才能进行矩阵的加法运算。

矩阵的加法满足下列运算律（A、B、C 都是同型矩阵）：

$$① \ A + B = B + A \tag{3-6}$$

$$② \ (A + B) + C = A + (B + C) \tag{3-7}$$

2）矩阵的数乘

定义：设有矩阵 $A = (a_{ij})_{m \times n}$，$k$ 为任意实数，数 k 与矩阵 A 的乘积称为矩阵的数乘，记为 kA 或 Ak：

$$kA = Ak = \begin{bmatrix} ka_{11} & ka_{12} & \cdots & ka_{1n} \\ ka_{21} & ka_{22} & \cdots & ka_{2n} \\ \vdots & \vdots & & \vdots \\ ka_{m1} & ka_{m2} & \cdots & ka_{mn} \end{bmatrix}$$

即矩阵的数乘相当于用这个数乘以矩阵的所有元素。

矩阵数乘的运算规律（设 A、B 是 $m \times n$ 矩阵，k，l 为常数）：

$$① \ (k + l)A = kA + lA \tag{3-8}$$

$$② \ k(A + B) = kA + kB \tag{3-9}$$

$$③ \ kl(A) = k(lA) = l(kA) \tag{3-10}$$

3）矩阵的乘法

定义：设 $A = (a_{ij})$ 是 $m \times s$ 矩阵，$B = (b_{ij})$ 是 $s \times n$ 矩阵，则矩阵 A 与 B 的乘积是一个 $m \times n$ 矩阵 $C = (c_{ij})$，其中

$$c_{ij} = a_{i1}b_{1j} + a_{i2}b_{2j} + \cdots + a_{is}b_{sj} = \sum_{k=1}^{s} a_{ik}b_{kj}, \quad i = 1, 2, \cdots, m; j = 1, 2, \cdots, n \tag{3-11}$$

即用矩阵 A 的第 i 行与矩阵 B 的第 j 列对应元素相乘之后再求和去得到矩阵 C 的第 i 行第 j 列的元素 c_{ij}，记为 $C = AB$。

注：（1）只有当左矩阵 A 的列数等于右矩阵 B 的行数时，A、B 才能做乘法运算 AB。

（2）矩阵的乘法不满足交换律，即在一般情况下，$AB \neq BA$。

矩阵的乘法不满足消去律，即由 $AB = AC$，一般不能在等式两边消去 A，得到 $B = C$。

矩阵的乘法满足下列运算规律：

$$① \ (AB)C = A(BC) \tag{3-12}$$

$$② k(AB) = (kA)B = A(kB) \text{ (其中 } k \text{ 为常数)} \tag{3-13}$$

$$③ A(B+C) = AB + AC , \quad (B+C)A = BA + CA \tag{3-14}$$

4）矩阵的转置

定义：把矩阵 A 的行换成同序列数的列，可得到一个新矩阵，即是 A 的转置矩阵，记为 A^{T}。

若

$$A = \begin{bmatrix} a_{11} & a_{12} & \cdots & a_{1n} \\ a_{21} & a_{22} & \cdots & a_{2n} \\ \vdots & \vdots & & \vdots \\ a_{m1} & a_{m2} & \cdots & a_{mn} \end{bmatrix}$$

则

$$A^{\mathrm{T}} = \begin{bmatrix} a_{11} & a_{21} & \cdots & a_{m1} \\ a_{12} & a_{22} & \cdots & a_{m2} \\ \vdots & \vdots & & \vdots \\ a_{1n} & a_{2n} & \cdots & a_{mn} \end{bmatrix}$$

5）矩阵的秩

定义：在矩阵 $A = (a_{ij})_{n \times m}$ 中任选 k 行 k 列，则其交叉位置上的元素依据原有的位置构成一个 k 阶行列式，即称为矩阵 A 的 k 阶子式。

定义：如果矩阵 A 中有一个 r 阶非零子式，并且所有的 $r+1$ 阶子式的值全为零，则实数 r 称为矩阵 A 的秩，记为 $R(A) = r$。

矩阵的秩具有以下性质：

$$① 0 \leqslant R(A) = r \leqslant \min\{m,n\} \tag{3-15}$$

$$② R(A) = R(A^{\mathrm{T}}) = r \tag{3-16}$$

3.1.3　向量的基本概念

1. 定义

n 个实数组成的有序数组称为 n 维向量，一般用 $\boldsymbol{\alpha}$、$\boldsymbol{\beta}$、$\boldsymbol{\gamma}$ 等希腊字母表示，称

$$\boldsymbol{\alpha} = (\alpha_1, \alpha_2, \cdots, \alpha_n) \tag{3-17}$$

为 n 维行向量，称

$$\boldsymbol{\beta} = \begin{bmatrix} b_1 \\ b_2 \\ \vdots \\ b_n \end{bmatrix} = (b_1, b_2, \cdots, b_n)^{\mathrm{T}} \tag{3-18}$$

为 n 维列向量。称 α_i、b_i 分别为向量 $\boldsymbol{\alpha}$、$\boldsymbol{\beta}$ 的第 i 个分量。

对于矩阵中的每一行称为矩阵的行向量，每一列称为矩阵的列向量；所有分量都是零的向量便是零向量；当 n 维向量 $\boldsymbol{\alpha}$、$\boldsymbol{\beta}$ 的所有对应分量都相等时，称这两个向量相等，记为 $\boldsymbol{\alpha} = \boldsymbol{\beta}$。

2. 向量的线性运算

向量的和：设有 n 维向量 $\boldsymbol{\alpha} = (\alpha_1, \alpha_2, \cdots, \alpha_n)$，$\boldsymbol{\beta} = (b_1, b_2, \cdots, b_n)$，将 $\boldsymbol{\alpha}$ 与 $\boldsymbol{\beta}$ 对应分量相加所形成的 n 维向量，便是向量 $\boldsymbol{\alpha}$ 与 $\boldsymbol{\beta}$ 的和向量，记为

$$\boldsymbol{\alpha} + \boldsymbol{\beta} = (\alpha_1 + b_1, \alpha_2 + b_2, \cdots, \alpha_n + b_n) \qquad (3\text{-}19)$$

向量的数乘：用常数 k 乘以 n 维向量 $\boldsymbol{\alpha} = (\alpha_1, \alpha_2, \cdots, \alpha_n)$ 的每一分量，其所形成的 n 维向量，记为

$$k\boldsymbol{\alpha} = (k\alpha_1, k\alpha_2, \cdots, k\alpha_n) \qquad (3\text{-}20)$$

向量的运算性质：

（1）设 n 维向量 $\boldsymbol{\beta} = (b_1, b_2, \cdots, b_n)$，则向量的范数（长度）为 $k = \sqrt{(b_1^2 + b_2^2 + \cdots + b_n^2)}$。

（2）$\boldsymbol{\alpha} + \boldsymbol{\beta} = \boldsymbol{\beta} + \boldsymbol{\alpha}$；$\boldsymbol{\alpha} + (\boldsymbol{\beta} + \boldsymbol{\gamma}) = (\boldsymbol{\alpha} + \boldsymbol{\beta}) + \boldsymbol{\gamma}$。

（3）$k(\boldsymbol{\alpha} + \boldsymbol{\beta}) = k\boldsymbol{\alpha} + k\boldsymbol{\beta}$；$(k + l)\boldsymbol{\alpha} = k\boldsymbol{\alpha} + l\boldsymbol{\alpha}$。

（4）$(k \cdot l)\boldsymbol{\alpha} = kl(\boldsymbol{\alpha})$。

3. 向量组的极大无关组

设有一向量组为 $\alpha_1, \alpha_2, \cdots, \alpha_n$，如果它的一个部分组为 $\alpha_i, \alpha_s, \cdots, \alpha_j, i, s, \cdots, j \leqslant n$，且满足：

（1）$\alpha_i, \alpha_s, \cdots, \alpha_j$ 线性无关；

（2）向量组为 $\alpha_1, \alpha_2, \cdots, \alpha_n$ 中的任意一个向量都可以由 $\alpha_i, \alpha_s, \cdots, \alpha_j$ 线性表示，则称 $\alpha_i, \alpha_s, \cdots, \alpha_j$ 是向量组 $\alpha_1, \alpha_2, \cdots, \alpha_n$ 的一个极大无关组，极大无关组不唯一。

其中线性无关指对向量组 $\alpha_1, \alpha_2, \cdots, \alpha_n$，不存在一组不全为零的 $k_1, k_2, \cdots, k_s$ 使得 $k_1\alpha_1 + k_2\alpha_2 + \cdots + k_s\alpha_s = 0$ 成立，则向量组 $\alpha_1, \alpha_2, \cdots, \alpha_n$ 线性无关。

4. 线性方程组

齐次线性方程组如下：

$$\begin{cases} \alpha_{11}x_1 + \alpha_{12}x_2 + \cdots + \alpha_{1m}x_m = 0 \\ \alpha_{21}x_1 + \alpha_{22}x_2 + \cdots + \alpha_{2m}x_m = 0 \\ \qquad\qquad\qquad \vdots \\ \alpha_{n1}x_1 + \alpha_{n2}x_2 + \cdots + \alpha_{nm}x_m = 0 \end{cases}$$

可以写成矩阵的形式为 $\boldsymbol{AX} = \boldsymbol{0}$，其中

$$A = \begin{bmatrix} \alpha_{11} & \alpha_{12} & \cdots & \alpha_{1m} \\ \alpha_{21} & \alpha_{22} & \cdots & \alpha_{2m} \\ \vdots & \vdots & & \vdots \\ \alpha_{n1} & \alpha_{n2} & \cdots & \alpha_{nm} \end{bmatrix}, \quad X = (x_1, x_2, \cdots, x_n)^{\mathrm{T}}$$

齐次线性方程组 $AX = 0$ 的全部解向量的极大无关组,称为该方程组的基础解系。

3.1.4 特征值与特征向量

(1)定义:设 A 是 n 阶矩阵, λ 是一个实数,如果存在非零 n 维向量 α,使得 $A\alpha = \lambda\alpha$,则称 λ 是矩阵 A 的一个特征值,非零向量 α 是矩阵 A 的特征值所对应的特征向量。

矩阵 $\lambda E - A$ 是矩阵 A 的特征矩阵,其对应的行列式 $|\lambda E - A|$ 称为 A 的特征多项式, $|\lambda E - A| = 0$ 称为 A 的特征方程,特征方程的根就是矩阵 A 的特征值。

(2)特征值与特征向量的计算过程如下。

①计算特征方程 $|\lambda E - A| = 0$ 的全部根,其根就是矩阵 A 的特征值。

②对于每一个特征值 λ_0,求出对应的齐次线性方程组 $|\lambda_0 E - A| = 0$ 的一个基础解系: $\eta_1, \eta_2, \cdots, \eta_{n-r}$。其中 r 是矩阵 $\lambda_0 E - A$ 的秩,则矩阵 A 属于 λ_0 的全部特征向量为 $k_1\eta_1 + k_2\eta_2 + \cdots + k_{n-r}\eta_{n-r}$ ($k_1, k_2, \cdots, k_{n-r}$ 不全为零)。

(3)相关性质如下。

性质 1:如果非零向量 α 是矩阵 A 的特征值 λ_0 的特征向量,则对于任意的非零常数 k,其对应的 $k\alpha$ 也是矩阵 A 的特征值 λ_0 所对应的特征向量。

性质 2:如果 α_1、 α_2 是矩阵 A 的特征值 λ_0 的特征向量,则 $k_1\alpha_1 + k_2\alpha_2$ (k_1、 k_2 不全为零)也是矩阵 A 的特征值 λ_0 所对应的特征向量。

性质 3:矩阵 A 与其转置矩阵 A^{T} 具有相同的特征值。

3.2 决策中常用的其他理论与技术

3.2.1 k 均值聚类

聚类分析是通过分析研究对象的相似程度并据此将其进行分类的。一般情况下,系统聚类过程是逐层进行的,因此事先并不知道需要分成多少类。研究者需要依据具体的结果确定聚类的类别,此外还可以通过绘制树状聚类图进行分类,但此方法往往计算量大、效率不高,而 k 均值聚类的计算量较小且效率也较高。

k 均值聚类算法是划分聚类算法中的经典算法,其算法过程简单且容易实现,下面将介绍 k 均值聚类的基本思想、基本步骤等。

1. k 均值聚类的基本思想

k 均值聚类是一种动态聚类方法,首先是选取若干数据点,并将其作为初始中心,然后计算待分类点到初始中心的距离并将待分类点划分到距其最近中心所在的类别中,形成初始的聚类结果;接下来重新计算新形成的类别中心,重新计算待分类点到新的类别中心的距离并进行重分类;依据以上过程迭代若干次,直至类中心不再变化或变化很小时停止迭代,或迭代次数足够多时也可停止迭代。

2. k 均值聚类的基本步骤

第一步,根据实际问题不断尝试确定最佳的分类数目。

第二步,确定类别的初始聚类中心,可使用软件自动进行处理。

第三步,计算待分类点到初始聚类中心的距离,并将其划分到距其最近中心所在的类别中。

第四步,计算初始聚类结果中各类别的变量平均值,并将其作为新的类别中心,重新计算各待分类点到新聚类中心的距离并将其划分到距其最近中心所在的类别中。

第五步,重复第四步,直至迭代结束。

3. 类簇数目和初始聚类中心

k 均值聚类算法需要事先确定数据集的类簇数目和初始聚类中心,但是当面对陌生的数据集时很难确定合适的类簇数目,一般需要不断地进行尝试才能获取较优的结果,而确定聚类中心往往是先随机确定再不断地反复进行迭代以获取最终的聚类结果。

在聚类算法中,如何确定正确的类簇数目是至关重要的,合适的聚类数目可以提高聚类的准确性。聚类数目的确定:一种方法是可以利用不同的聚类有效性指标进行确定,例如,DB 指数(Davies-Bouldin 指数,又称分类适确性指标),但每种指标都是片面性度量聚类质量,因此确定最优的聚类数目也具有一定难度;另一种方法是可以确定大概的聚类范围,通过调查已确定范围内的所有聚类情况,根据聚类评估函数以确定最优的聚类数目。样本的数据分布是决定聚类结果的重要因素,可以通过一些技术观察样本分布的情况去确定最佳的聚类数目。常用的算法有模拟退火法和遗传算法等启发式算法。

初始聚类中心的确定可以使用蒙特卡罗的初始中心化方法和层次聚类的初始中心选取方法,然而这两种方法也具有一定的局限性,例如,蒙特卡罗的方法数据量和计算量较大，层次聚类的方法由于需要使用层次聚类进行粗聚类，这样会使初始聚类中心点的选取耗时高于聚类的耗时。因此不少研究者基于以上两种方法提出一些针对具体问题的解决方案，以避免以上的缺陷，如高密度数据集和数据相异性的初始中心方法等。

3.2.2　TOPSIS 决策方法

TOPSIS 决策方法由 Hwang 和 Yoon 提出，是"逼近于理想值的排序方法"的英文缩写，是一种适用于多项指标、多种方案比较的分析方法。TOPSIS 决策方法是多属性决策方法中的一种，具有以下优点：由于该方法对原始数据进行归一化处理可以消除量纲的影响，并且可以充分地利用原始数据的信息，因此可以提高评价的客观性、真实性和可靠性；该方法对原始数据没有特殊要求，因此具有广泛的适用性。该方法已经广泛地应用于项目投资、医疗卫生等方面，可以提高多目标决策分析的科学性。这里主要介绍 TOPSIS 决策方法的基本思想和一般过程。

TOPSIS 决策方法的基本思想是：首先针对规范化后的原始数据矩阵，与不同备择方案的样本数据进行比较，通过检测评价对象与最优解、最劣解的距离来进行排序，若评价对象最靠近最优解同时又最远离最劣解，则为最好；否则不为最优。其中，最优解的各指标值都达到各评价指标的最优值。最劣解的各指标值都达到各评价指标的最差值[35]。

1. 基础知识

正（负）理想解的概念：设 $X = (x_1, x_2, \cdots, x_n)$ 为多属性方案集，$A = (\alpha_1, \alpha_2, \cdots, \alpha_n)$ 为属性集，方案集 X 中的每个方案 $x_i (i = 1, 2, \cdots, n)$ 的 m 个属性值构成的决策矩阵为 $\boldsymbol{B} = (b_{ij})_{n \times m}$。正理想解（$Z^*$）是某一方案集中虚拟的最优方案，它的每一属性都是决策矩阵中该属性的最好值；负理想解（Z^0）是虚拟的最差方案，它的每一属性都是决策矩阵中该属性的最差值。

决策指标的权重确定：在传统的 TOPSIS 方法中没有给出指标权重的确定方法，但学者们通过研究提出了一系列权重的确定方法，如熵权赋权法、灰色关联赋权法、等差数列赋权法、主成分分析法等。本书将介绍灰色关联赋权法与等差数列赋权法。

灰色关联赋权法：主要依据指标对评价结果 $x_{ij} = \begin{cases} \dfrac{b_{ij}}{\max\limits_i b_{ij}}, & j \in \boldsymbol{J} \\ \dfrac{\min\limits_i b_{ij}}{b_{ij}}, & j \in \boldsymbol{J}' \end{cases}$ 的重要性进

行赋权，即评价指标对评价结果越重要，其赋权值越大。主要过程如下：

第一步，对指标进行统一处理，即分别将效益型指标与成本型指标进行规范化处理。定义 **J** 是效益型指标的下标组成的集合，**J′** 是成本型指标的下标组成的集合。

第二步，计算不同评价指标下各备择方案与理想解的灰色关联系数 r_{ij}。

第三步，对相同评价指标下不同备择方案与理想解的灰色关联系数加总，求得第 j 个评价指标的权重 ω_j：$\omega_j = \dfrac{1}{n}\sum\limits_{i=1}^{n} r_{ij}, i = 1,2,\cdots,n;\ j = 1,2,\cdots,m$，对 ω_j 进行归一化处理。

等差数列赋权法：主要是针对时间序列数据的赋权法，因为距离现在越近的评价指标影响力越大，因此赋予的权重越大，而距离现在越远的评价指标影响力越小，应赋予的权重越小。

$$\begin{cases} \omega_{t+1} = \omega_t + \Delta\omega \\ \sum\limits_{t=1}^{n} \omega_t = 1 \end{cases} \qquad (3\text{-}21)$$

其中，ω_t 为第 t 期的评价指标；$\Delta\omega$ 为等差数列公差。

在测定备择方案与理想解的偏离度时，可采用传统的欧几里得距离；而规范化的欧几里得距离是在传统的欧几里得距离的基础上消除评价指标数量对正负偏度影响的一种方法。

传统的欧几里得距离：

$$d_i^* = \sqrt{\sum_{j=1}^{m}(z_{ij} - z_j^*)^2}, \quad i = 1,2,\cdots,n \qquad (3\text{-}22)$$

$$d_i^0 = \sqrt{\sum_{j=1}^{m}(z_{ij} - z_j^0)^2}, \quad i = 1,2,\cdots,n \qquad (3\text{-}23)$$

其中，z_{ij} 为加权规范矩阵中的数。

规范化的欧几里得距离：

$$d_i^* = \sqrt{\frac{1}{m}\sum_{j=1}^{m}(z_{ij} - z_j^*)^2}, \quad i = 1,2,\cdots,n \qquad (3\text{-}24)$$

$$d_i^0 = \sqrt{\frac{1}{m}\sum_{j=1}^{m}(z_{ij} - z_j^0)^2}, \quad i = 1,2,\cdots,n \qquad (3\text{-}25)$$

2. TOPSIS 决策的具体步骤

基于以上的基础知识和传统的 TOPSIS 决策步骤，TOPSIS 决策的具体步骤总结如下：

第一步，明确多属性决策问题，且用矩阵将问题表示出来。设有 n 个备选方案，每一个方案有 m 个指标属性，则决策矩阵为

$$\boldsymbol{B} = \begin{bmatrix} b_{11} & b_{12} & \cdots & b_{1m} \\ b_{21} & b_{22} & \cdots & b_{2m} \\ \vdots & \vdots & & \vdots \\ b_{n1} & b_{n2} & \cdots & b_{nm} \end{bmatrix} \tag{3-26}$$

第二步，将决策矩阵进行规范化处理。

设决策矩阵为 $\boldsymbol{B} = (b_{ij})_{n \times m}$，规范化矩阵为 $\boldsymbol{R} = (r_{ij})_{n \times m}$，则

$$r_{ij} = \frac{b_{ij}}{\sqrt{\sum_{i=1}^{n} b_{ij}^2}}, \quad i = 1, 2, \cdots, n; j = 1, 2, \cdots, m \tag{3-27}$$

第三步，构造加权规范矩阵 $\boldsymbol{Z} = (z_{ij})_{n \times m}$。

根据决策者偏好并利用指标赋权法。确定各因素的权重向量为

$$\omega = (\omega_1, \omega_2, \cdots, \omega_m)^{\mathrm{T}} \tag{3-28}$$

$$z_{ij} = \omega_j \cdot r_{ij}, \quad i = 1, 2, \cdots, n; j = 1, 2, \cdots, m \tag{3-29}$$

第四步，确定正理想解 Z^* 和负理想解 Z^0，设正理想解 Z^* 的第 j 个属性值为 Z_j^*，负理想解 Z^0 的第 j 个属性值为 Z_j^0，则正理想解为

$$Z_j^* = \begin{cases} \min z_{ij}, & j \text{ 为成本型属性} \\ \max z_{ij}, & j \text{ 为效益型属性} \end{cases}, \quad j = 1, 2, \cdots, m \tag{3-30}$$

负理想解为

$$Z_j^0 = \begin{cases} \min z_{ij}, & j \text{ 为效益型属性} \\ \max z_{ij}, & j \text{ 为成本型属性} \end{cases}, \quad j = 1, 2, \cdots, m \tag{3-31}$$

第五步，计算每一个方案到正负理想解的欧几里得距离。

方案到正理想解的距离为

$$d_i^* = \sqrt{\sum_{j=1}^{m} (z_{ij} - z_j^*)^2}, \quad i = 1, 2, \cdots, n \tag{3-32}$$

方案到负理想解的距离为

$$d_i^0 = \sqrt{\sum_{j=1}^{m} (z_{ij} - z_j^0)^2}, \quad i = 1, 2, \cdots, n \tag{3-33}$$

第六步，计算每一个方案距离理想解的相对接近度，也就是计算每一方案的综合评价指标指数：

$$c_i^* = \frac{d_i^0}{d_i^0 + d_i^*}, \quad i = 1, 2, \cdots, n \tag{3-34}$$

备选方案距离正理想解的距离越小、距离负理想解的距离越大，则 c_i^* 越大，那么该方案也就越优。并依据 c_i^* 从大到小对方案的优劣进行排列。

3.2.3　层次分析法

层次分析法（Analytic Hierarchy Process，AHP）是美国运筹学家 Saaty 在 20 世纪 70 年代提出的一种定量与定性相结合的决策分析方法，这种方法可以依靠少量的定量数据以及一些定性数据清晰地反映问题的本质，有条理地展现决策者的决策过程。在处理非结构化问题、多目标问题以及其他决策问题时，既实用又方便。其是一种解决复杂多属性决策问题方法。在使用 AHP 时，决策者需要对标准的重要性进行判断，并利用标准对不同决策方案做出偏好程度的大小判断。层次分析法的输出结果是基于决策者对决策方案总体评价按照优劣次序排列的一个表。

层次分析法的基本思想与基本步骤：AHP 的基本思想是先将一个复杂的决策问题分解成若干个组成因素，并按照支配关系把这些因素分组，从而产生有序的递阶型层次结构；然后通过两两比较的方式确定各层次中诸因素的相对重要程度；最后将决策者的判断融入进来，便可以确定诸要素重要性的排序。其基本步骤为明确问题、建立层次结构模型、构造判断矩阵、层次单排序及一致性检验、层次总排序及一致性检验[34]，具体步骤如下。

1. 明确问题

首先要明确问题是什么，然后确定问题包括的范围、组成的因素、各组成因素之间的关系，以便充分地掌握决策信息。

2. 建立层次结构模型

这一步骤是要将决策问题所包含的因素进行分组，目的是厘清问题的条理和层次，以便构造出一个递阶型的层次结构，可分目标层、准则层和方案层。

（1）目标层：分析想要达到的结果或者预定目标（最高层）。

（2）准则层：为实现目标所应考虑的中间环节，包括准则、子准则等若干个层次（中间层）。

（3）方案层：为实现目标而应采取的各种方案、措施等（最底层）。

若上一层的某一元素与下一层的所有元素均有联系，则称这一元素与下一层次存在完全层次关系；若上一层的某一元素与下一层的部分元素有联系，则称这一元素与下一层次存在不完全层次关系。层次之间可以建立子层次，子层次从属于主层次中某一元素，它的元素与下一层的元素有联系，但不形成独立层次。

3. 构造判断矩阵

这一步骤是层次分析方法中的关键一步，主要是确定影响各因素的因子所占的比重，可通过对因子两两进行比较进而建立对比矩阵来确定。假设现在比较 n 个因子 $X=(x_1,x_2,\cdots,x_n)$ 对因素 Z 的影响程度，通过两两比较的方法确定，即每次只取两个因子 x_i,x_j，用 α_{ij} 表示 x_i,x_j 对 Z 的影响，全部比较结果用 $A=(\alpha_{ij})_{n\times n}$ 表示，称为 Z 与 X 之间的成对比较判断矩阵（简称判断矩阵）。

对于任意的判断矩阵 $A=(\alpha_{ij})_{n\times n}$ 满足以下条件：

$$\begin{cases} \alpha_{ii}=1 \\ \alpha_{ji}=\dfrac{1}{\alpha_{ij}} \end{cases} \qquad (3\text{-}35)$$

关于 α_{ij} 值的确定，参照表 3-1 可以用数字 $1\sim9$ 及其倒数 $1,\dfrac{1}{2},\dfrac{1}{3},\cdots,\dfrac{1}{9}$ 表示。

表 3-1　重要性标度（α_{ij}）含义表

重要性标度（α_{ij}）	含义
1	前者因素 i 与后者因素 j 同样重要
3	前者因素 i 比后者因素 j 稍重要
5	前者因素 i 比后者因素 j 明显重要
7	前者因素 i 比后者因素 j 非常重要
9	前者因素 i 比后者因素 j 极其重要
2，4，6，8	以上两个相邻等级的中间值
倒数	两因素交换比较次序后的重要性值

4. 层次单排序及一致性检验

层次单排序的目的是确定本层次中与上一层次某一元素相联系的元素的重要性权重，是本层次所有元素对上一层重要性排序的基础。层次单排序主要是依据判断矩阵的特征值与特征向量进行的。

定义：若矩阵 $A=(\alpha_{ij})_{n\times n}$ 满足 $\alpha_{ij}>0$，$\alpha_{ji}=\dfrac{1}{\alpha_{ij}}$ $(i,j=1,2,\cdots,n)$，则称为正互反矩阵。

定义：满足 $\alpha_{ij}\alpha_{jk}=\alpha_{ik}(i,j,k=1,2,\cdots,n)$ 的正互反矩阵称为一致性矩阵，且一致性矩阵（$A=(\alpha_{ij})_{n\times n}$）具有以下性质：

（1）A^{T} 也是一致性矩阵。

（2）若 A 的最大特征值 $\lambda_{\max} \neq n$，则其余 $n-1$ 个特征值均是零。

（3）若 A 的最大特征值 $\lambda_{\max}$ 对应的特征向量为

$$W = (w_1, w_2, \cdots, w_n)^{\mathrm{T}}$$

则

$$\alpha_{ij} = \frac{w_i}{w_j}, \quad i, j = 1, 2, \cdots, n \qquad (3\text{-}36)$$

一般情况下判断矩阵不具有完全一致性，即一般情况下 $\lambda_{\max} \neq n$，因此通过一致性检验，可以界定该判断矩阵是否具有完全一致性。

一致性检验的过程如下。

① 计算一致性指标 C.I.：

$$\mathrm{C.I.} = \frac{\lambda_{\max} - n}{n - 1} \qquad (3\text{-}37)$$

当 C.I. $=0$ 时，判断矩阵具有完全的一致性；当 C.I. 越大时，判断矩阵的一致性越差。

② 为了检验判断矩阵是否具有满意的一致性，需要计算一致性比例 C.R.：

$$\mathrm{C.R.} = \frac{\mathrm{C.I.}}{\mathrm{R.I.}} \qquad (3\text{-}38)$$

其中，R.I. 值选取参照表 3-2。

表 3-2 平均随机一致性指标值（R.I.）

阶数 n	R.I.
1	0
2	0
3	0.58
4	0.90
5	1.12
6	1.24
7	1.32
8	1.41
9	1.45
10	1.49

当 C.R. < 0.10 时，认为判断矩阵具有满意的一致性；当 C.R. $\geqslant 0.10$ 时，就需要调整判断矩阵，直到满意为止。

5. 层次总排序及一致性检验

利用同一层次中所有层次单排序的结果，就可以计算出本层次所有元素对上一层次而言的重要性权重比，那么这一过程就是层次总排序。层次总排序需要自上而下逐层进行，最高层的层次单排序就是层次总排序。

假设上一层的所有元素 $A_1, A_2, \cdots, A_m$ 都已完成总排列，得到的层次总排序权重为 $\alpha_1, \alpha_2, \cdots, \alpha_m$，与 α_j 相对应的本层次元素 $B_1, B_2, \cdots, B_n$ 的层次单排序结果是 $\begin{bmatrix} b_{1j} & b_{2j} & \cdots & b_{nj} \end{bmatrix}$（当 A_j 与 B_i 无关时，$b_{ij} = 0$），那么 B 层各因素的层次总排列权重 $b_1, b_2, \cdots, b_n$ 应按表 3-3 的方式计算。

表 3-3　层次总排列表

层次	A_1	A_2	$\cdots$	A_m	B 层次的总排列
	α_1	α_2	$\cdots$	α_m	
B_1	b_{11}	b_{12}	$\cdots$	b_{1m}	$\omega_1 = \sum\limits_{j=1}^{m} b_{1j}\alpha_j$
B_2	b_{21}	b_{22}	$\cdots$	b_{2m}	$\omega_2 = \sum\limits_{j=1}^{m} b_{2j}\alpha_j$
$\vdots$	$\vdots$	$\vdots$	$\cdots$	$\vdots$	$\vdots$
B_n	b_{n1}	b_{n2}	$\cdots$	b_{nm}	$\omega_n = \sum\limits_{j=1}^{m} b_{nj}\alpha_j$

虽然各层次已进行层次单排序检验，并且判断矩阵都具有一致性，但在综合考虑时，各层次的一致性积累起来仍然可能导致最终结果的非一致性。因此有必要对层次总排序进行一致性检验，按照自上而下的顺序逐层检验。假设 B 层中与 A_j 相关的因素经过了层次单排序检验，并得到计算一致性指标 C.I.(j)，对应的平均随机一致性指标为 R.I.(j)，则 B 层总排序一致性比率：

$$C.R. = \frac{\sum\limits_{j=1}^{m} C.I.(j)\alpha_j}{\sum\limits_{j=1}^{m} R.I.(j)\alpha_j} \tag{3-39}$$

与层次单排序检验的分析一致，即当 C.R. < 0.10 时，认为判断矩阵具有满意的一致性；当 C.R. ≥ 0.10 时，就需要调整判断矩阵，直到满意为止。

3.2.4　灰色决策方法

灰色系统理论[36, 37]是由邓聚龙教授提出的，他把一般系统论和控制论的观点延伸到经济、社会等领域，并结合数学方法提出灰色系统理论和方法。灰色系统即信息不完全或者不充分的系统。在灰色系统理论中含有灰色决策理论，这是由于其依据灰色思想，尤其是依据灰色模型 GM(1,1) 进行决策。灰色决策方法是一种解决不确定性决策问题的有效方法，可以解决"只知部分信息"和"小样本"的不确定问题。灰色系统理论经过几十年的快速发展，已经形成灰色关联决策方法、灰色聚类决策方法、灰色局势决策方法、灰靶决策方法等方法体系，这些方法体系成为灰色理论的重要组成部分。

1. 灰色关联决策方法

灰色关联决策方法可以在样本量或大或小以及样本没有规律性的条件下使用，并且该方法计算量小、使用方便，也不会出现量化结果与定性分析结果不一致的情形，灰色关联决策方法弥补了数理统计方法的遗憾。灰色关联决策方法的基本方法是依据序列曲线几何图形的相似程度来判断关系的紧密性：曲线接近的程度越大，相应序列的相关性就越强，反之则相关性越弱。灰色关联决策方法可以用来分析各因素对整体的影响方向和程度，本章主要介绍邓氏关联度与绝对关联度。

1）灰色关联度的定义

设 $X_i = (x_i(1), x_i(2), \cdots, x_i(n))$、$X_j = (x_j(1), x_j(2), \cdots, x_j(n))$ 为相关因素序列，给定实数 $\gamma(x_0(k), x_i(k))$，若实数 $\gamma(x_0(k), x_i(k)) = \dfrac{1}{n}\sum_{i=1}^{n}\gamma(x_0(k), x_i(k))$，并且满足如下性质。

规范性：$0 < \gamma(X_0, X_i) \leqslant 1$，$X_0 = X_i \Rightarrow \gamma(X_0, X_i) = 1$。

整体性：对于 $X_i, X_j \in X = \{X_s \mid s = 0, 1, 2, \cdots, n, n \geqslant 2\}$，有 $\gamma(X_i, X_j) \neq \gamma(X_j, X_i)$ $(i \neq j)$。

偶对称性：对于 $X_i, X_j \in X, \gamma(X_i, X_j) = \gamma(X_j, X_i) \Leftrightarrow X = \{X_i, X_j\}$。

接近性：$|x_0(k) - x_1(k)|$ 越小，$\gamma(x_0(k), x_i(k))$ 越大；则 $\gamma(X_i, X_0)$ 为 X_i 和 X_0 的灰色关联度，$\gamma(x_0(k), x_i(k))$ 是 X_i 和 X_0 在 k 点的关联系数。以上四个条件称为灰色关联四定理。

在灰色关联的定理中，$\gamma(X_0, X_i) \in (0, 1]$ 表明系统中的任意两个行为序列都不是严格无关联的；整体性则体现了环境对灰色关联比较的影响，环境不同，灰色关联度也随之变化，因此对称原理不一定满足；偶对称性体现 X_i 对 X_j 的关联度等于 X_j 对 X_i 的关联度；接近性是刻画关联度的量化指标。

2）灰色关联度计算的过程

第一步，建立参考数列和比较数列，建立因变量参考数列（母序列）、自变量比较数列（子序列），并对数列进行无量纲化处理。

第二步，求出各行为序列的初值像或均值像。

第三步，求行为序列之间的差序列。

消除量纲后的两个序列 $\boldsymbol{X}_{0t}$、$\boldsymbol{X}_{it}$ 在 k 时刻的值为

$$X_{0t} = \{x_0(1), x_0(2), \cdots, x_0(k)\} \tag{3-40}$$

$$X_{it} = \{x_i(1), x_i(2), \cdots, x_i(k)\} \tag{3-41}$$

$$\Delta_i(k) = |x_0'(k) - x_i'(k)|, \quad \Delta_i = (\Delta_i(1), \Delta_i(2), \cdots, \Delta_i(m)), \quad i = 1, 2, \cdots, m \tag{3-42}$$

各个时刻的最大值为 $\Delta_{\max}$，最小值是 $\Delta_{\min}$。

第四步，计算第二步中差序列的最大值和最小值：

$$M = \max_i \max_k \Delta_i(k), \quad m = \min_i \min_k \Delta_i(k), \quad i = 1, 2, \cdots, m \tag{3-43}$$

第五步，计算关联系数，若只有两个 $\gamma_{0i}(k) = \dfrac{m + \xi M}{\Delta_i(k) + \xi M}$，$m$、$M$ 来自第四步，

ξ 是分辨系数，且 $\xi \in (0,1)$，$i = 1, 2, \cdots, m$，$k = 1, 2, \cdots, n$，　当 $\xi \leqslant 0.5463$ 时，一般情况下 ξ 取 0.5。

第六步，计算关联度：

$$\gamma_{0i} = \frac{1}{n} \sum_{k=1}^{n} \gamma_{0i}(k), \quad i = 1, 2, \cdots, m; k = 1, 2, \cdots, n \tag{3-44}$$

γ_{0i} 值越大表明关联程度越大，γ_{0i} 值越小表明关联程度越小。

在对数据进行无量纲化处理时，可采用很多方法，不同的方法可能会产生一定的结果差异，因此在进行无量纲化处理时，所选用的方法应能够较好地表现被分析对象之间的差异，并且在分析同一问题时，应采用相同的方法。

3）灰色绝对关联度

定义 1：设系统行为序列 $\boldsymbol{X}_i = (x_i(1), x_i(2), \cdots, x_i(n))$，令折线 $(x_i(1) - x_i(1), x_i(2) - x_i(1), \cdots, x_i(n) - x_i(1))$ 为 $\boldsymbol{X}_i - x_i(1)$，则 $s_i = \displaystyle\int_1^n (\boldsymbol{X}_i - x_i(1)) \mathrm{d}t$。

当 $\boldsymbol{X}_i$ 为增长序列时，$s_i \geqslant 0$；当 $\boldsymbol{X}_i$ 为衰减序列时，$s_i < 0$；当 $\boldsymbol{X}_i$ 为振荡序列时，s_i 符号不定。

定义 2：设序列 $\boldsymbol{X}_i$ 与 $\boldsymbol{X}_j$ 长度相等，s_i、s_j 如上述定义所示，则称

$$\varepsilon_{ij} = \frac{1 + |s_i| + |s_j|}{1 + |s_i| + |s_j| + |s_i - s_j|}$$

为 $\boldsymbol{X}_i$ 与 $\boldsymbol{X}_j$ 的灰色绝对关联度，简称为绝对关联度。

2. 灰色局势决策方法

灰色局势决策理论是灰色系统理论的重要组成成分，可用于多目标、多时间、多对策的条件下，最大的优点是可以处理信息不完备的决策问题，这是一种重要而实用并且可以获得满意决策的方法。

1) 基础知识

事件集：设 $A = \{\alpha_1, \alpha_2, \cdots, \alpha_n\}$ 为事件集，其中 $\alpha_i (i = 1, 2, \cdots, n)$ 是第 i 个事件。

对策集：设 $B = \{b_1, b_2, \cdots, b_m\}$ 为对策集，其中 $b_j (j = 1, 2, \cdots, m)$ 是第 j 种对策。

局势集：事件 α_i 和对策 b_j 的组合 $s_{ij} = (\alpha_i, b_j)$ 称为局势，表示第 j 个对策 b_j 对第 i 个事件 α_i 的局势。设 A 是事件集，B 是对策集，则 $S = \{s_{ij} = (\alpha_i, b_j) \mid \alpha_i \in A, b_j \in B\}$ 是局势集，且 $u_{ij}^k (i = 1, 2, \cdots, n; j = 1, 2, \cdots, m)$ 为局势 $s_{ij} \in S$ 在 k 目标下的效果样本值。

若局势 s_{ij} 的效果测度为 r_{ij}，则 $\dfrac{r_{ij}}{s_{ij}}$ 为决策元，表示第 j 个对策 b_j 对第 i 个事件 α_i 的局势效果。

决策矩阵：设某一决策问题有 n 个事件 $A = \{\alpha_1, \alpha_2, \cdots, \alpha_n\}$ 和 m 个对策 $B = \{b_1, b_2, \cdots, b_m\}$，如果每一个事件都可以用这 m 个对策去应对，那么每一个事件就会有 m 个局势，即 $(\alpha_i, b_1), (\alpha_i, b_2), \cdots, (\alpha_i, b_m)$，把所有局势相应的决策元排成一列，可以构成一个决策行向量：

$$\delta_i = \left[\frac{r_{i1}}{s_{i1}} \quad \frac{r_{i2}}{s_{i2}} \quad \cdots \quad \frac{r_{im}}{s_{im}} \right], \quad i = 1, 2, \cdots, n \tag{3-45}$$

式中，r_{ij} 为局势 $s_{ij} = (\alpha_i, b_j)$ 的效果测度；同理，对于每一个对策可以用这 n 个事件去匹配，把相应的决策元排成一列，便构成决策列向量；将每一个决策行向量与列向量组合起来便可以构成一个 $n \times m$ 的决策矩阵。

$$M = \begin{bmatrix} \dfrac{r_{11}}{s_{11}} & \dfrac{r_{12}}{s_{12}} & \cdots & \dfrac{r_{1m}}{s_{1m}} \\[2mm] \dfrac{r_{21}}{s_{21}} & \dfrac{r_{22}}{s_{22}} & \cdots & \dfrac{r_{2m}}{s_{2m}} \\[1mm] \vdots & \vdots & & \vdots \\[1mm] \dfrac{r_{n1}}{s_{n1}} & \dfrac{r_{n2}}{s_{n2}} & \cdots & \dfrac{r_{nm}}{s_{nm}} \end{bmatrix}$$

效果测度是局势所产生的实际效果，是在不同目标之间进行比较的度量。

（1）对于时间序列来说，就是两个序列在同一时刻的关联系数。

（2）对于单点效果测度而言：

$$r_{ij}^{(k)} = \frac{u_{ij}^k}{\max\limits_i \max\limits_j \{u_{ij}^k\}} \tag{3-46}$$

为上限效果测度，反映效果样本值与最大效果样本值的偏离程度；

$$r_{ij}^{(k)} = \frac{\min\limits_i \min\limits_j \{u_{ij}^k\}}{u_{ij}^k} \tag{3-47}$$

为下限效果测度，反映效果样本值与最小效果样本值的偏离程度；

$$r_{ij}^{(k)} = \frac{u_{ij}^k}{u_{i_0 j_0}^{(k)} + |u_{ij}^{(k)} - u_{i_0 j_0}^{(k)}|} \tag{3-48}$$

为适中效果测度，反映效果样本值与指定的效果适中样本值的偏离程度，其中 $u_{i_0 j_0}^{(k)}$ 是 k 目标下的指定效果适中值。

2）相关定义

定义：若上限、下限和适中三种效果测度 $r_{ij}^{(k)}(i=1,2,\cdots,n, j=1,2,\cdots,m)$ 满足：

（1） $r_{ij}^{(k)}$ 无量纲；

（2） $r_{ij}^{(k)} \in [0,1]$；

（3）效果越理想，$r_{ij}^{(k)}$ 越大，则

$$\boldsymbol{R}^{(k)} = (r_{ij}^{(k)}) = \begin{bmatrix} r_{11}^{(k)} & r_{12}^{(k)} & \cdots & r_{1m}^{(k)} \\ r_{21}^{(k)} & r_{22}^{(k)} & \cdots & r_{2m}^{(k)} \\ \vdots & \vdots & & \vdots \\ r_{n1}^{(k)} & r_{n2}^{(k)} & \cdots & r_{nm}^{(k)} \end{bmatrix} \tag{3-49}$$

是局势集 $\boldsymbol{S}$ 在 k 目标下的一致效果测度矩阵。

定义：设 $s_{ij} \in \boldsymbol{S}$，$\eta_k (k=1,2,\cdots,s)$ 为目标 k 的决策权，$\sum\limits_{k=1}^{s} \eta_k = 1$，则称 $\sum\limits_{k=1}^{s} \eta_k gr_{ij}^{(k)}$ 为 s_{ij} 的综合效果测度，记为 $r_{ij} = \sum\limits_{k=1}^{s} \eta_k gr_{ij}^{(k)}$。那么有

$$\boldsymbol{R} = (r_{ij}) = \begin{bmatrix} r_{11} & r_{12} & \cdots & r_{1m} \\ r_{21} & r_{22} & \cdots & r_{2m} \\ \vdots & \vdots & & \vdots \\ r_{n1} & r_{n2} & \cdots & r_{nm} \end{bmatrix} \tag{3-50}$$

为综合效果测度矩阵。

定义：

（1）若 $\max\limits_{1 \leq j \leq m} \{r_{ij}\} = r_{ij_0}$，则称 b_{j_0} 为事件 α_i 的最优对策；

（2）若 $\max\limits_{1 \leq j \leq m} \{r_{ij}\} = r_{i_0 j}$，则称 α_{i_0} 为与对策 b_j 相对应的最优事件；

（3）若 $\max\limits_{1 \leq j \leq m} \{r_{ij}\} = r_{i_0 j_0}$，则称 $s_{i_0 j_0}$ 为最优局势。

3）灰色局势决策的步骤

（1）根据事件集 $\boldsymbol{A} = \{\alpha_1, \alpha_2, \cdots, \alpha_n\}$ 和对策集 $\boldsymbol{B} = \{b_1, b_2, \cdots, b_m\}$ 构造局势集 $\boldsymbol{S} = \{s_{ij} = (a_i, b_j) | a_i \in \boldsymbol{A}, b_j \in \boldsymbol{B}\}$；以 s_{ij} 元素构成的矩阵便是局势决策矩阵。

（2）确定决策目标 $k = 1, 2, \cdots, s$。

（3）对每一目标 $k = 1, 2, \cdots, s$，确定相应的效果样本矩阵：

$$U^{(k)} = (u_{ij}^{(k)}) = \begin{bmatrix} u_{11}^{(k)} & u_{12}^{(k)} & \cdots & u_{1m}^{(k)} \\ u_{21}^{(k)} & u_{22}^{(k)} & \cdots & u_{2m}^{(k)} \\ \vdots & \vdots & & \vdots \\ u_{n1}^{(k)} & u_{n2}^{(k)} & \cdots & u_{nm}^{(k)} \end{bmatrix} \tag{3-51}$$

（4）求每一目标 k 下的一致效果测度矩阵：

$$R^{(k)} = (r_{ij}^{(k)}) = \begin{bmatrix} r_{11}^{(k)} & r_{12}^{(k)} & \cdots & r_{1m}^{(k)} \\ r_{21}^{(k)} & r_{22}^{(k)} & \cdots & r_{2m}^{(k)} \\ \vdots & \vdots & & \vdots \\ r_{n1}^{(k)} & r_{n2}^{(k)} & \cdots & r_{nm}^{(k)} \end{bmatrix} \tag{3-52}$$

（5）确定各目标的决策权重 $\eta_1, \eta_2, \cdots, \eta_s$。

（6）根据权重比和相应的公式得到综合效果测度 $r_{ij} = \sum_{k=1}^{s} \eta_k g r_{ij}^{(k)}$，有

$$R = (r_{ij}) = \begin{bmatrix} r_{11} & r_{12} & \cdots & r_{1m} \\ r_{21} & r_{22} & \cdots & r_{2m} \\ \vdots & \vdots & & \vdots \\ r_{n1} & r_{n2} & \cdots & r_{nm} \end{bmatrix} \tag{3-53}$$

（7）确定最优局势 $s_{i_0 j_0}$。

决策原则：根据事件选择最好的对策为行决策，即对于综合测评矩阵，在行决策向量中，选择效果测度最大的决策元；根据对策去匹配的最好事件是列决策，即对于综合测评矩阵，在列决策向量中，选择效果测度最大的决策元。

3.2.5　德尔菲法

德尔菲法又称专家调查法，其采用发函证的形式，反复征求专家的意见，经过多次的意见反馈后，专家们的意见会趋于一致，并将其结果作为最后的结论。德尔菲法在社会医学领域的应用越来越多，可以听取有关专家对某些问题的看法，也可以用于有关评价指标的确定和相应指标权重的确定。德尔菲法由专门的工作小组进行主持，让专家以匿名的形式提出各自意见，反复进行直至各位专家的意见最终趋于一致。这种方法可以做到畅所欲言、集思广益，并且可以避免面对面造成的心理影响，保证每位专家意见的客观性。因此德尔菲法具有匿名性、反复性和一致性的特点。

德尔菲法的基本步骤[38]如下。

（1）工作小组根据问题，制定专家咨询表。第一次制定的专家咨询表只需要列出问题本身，不需要加以限制条件，以使专家畅所欲言，充分表达有关意见。

在设计咨询表时可以将有关问题的信息列出,让专家对问题有充分的了解和认识,并据此提出意见。

（2）选择相关领域的专家。德尔菲法是一种主观评价方法,专家们的意见直接影响最后的决策,因此选择合适的专家至关重要,专家的选择要在考虑各个利益集团的基础上尽量包括各个方面的专家。随着评价人员数量的增加,评价的质量将会提升,但同时评价的速度会降低、组织的工作难度将增大,因此要确定适宜的人数,一般不超过 20 人。

（3）专家咨询。工作小组将上一轮的专家意见结果进行汇总并对意见进行分析处理:去除共同否定的问题以及增加专家们的意见。将整理的结果作为下一轮的函证分发给专家,让他们再次提出意见或对原有的意见进行修改,并对意见进行解释,然后工作小组再进行处理。对这一过程进行多次反复（一般三四次）,待专家们的意见趋于一致时便可以停止。

3.2.6　机器学习

机器学习是人工智能领域的一个重要研究方法,也是人工智能的核心技术,其通过模拟人类的学习行为,从大量的数据中寻找规律并以此来对未知的数据进行预测。机器学习是研究如何使计算机模拟或实现人的行为,以获取知识和技能并不断地改变自身性能的一门交叉学科。机器学习涉及统计学、软件工程、逼近论、概率论等多门学科,并且已经广泛地运用于医学诊断、数据挖掘、自然语言处理和证券市场的分析等领域。

1. 机器学习的定义

机器学习的核心是学习,但关于学习还没有一个精确的定义。机器学习作为人工智能领域中的重要支柱,其研究工作主要围绕学习机理、学习方法和面向任务这三个基本方面,这三个研究的目标不同,但彼此又相互联系、相互促进。机器学习就是要使用计算机模拟人类的学习行为,通过自主学习获得知识和技能,从而不断改善模型的性能,实现模型的自我完善。

总之,机器学习就是计算机在相关算法的支撑下,赋予机器一定的自主学习能力,使其可以自动地学习输入的大量数据的结构和内在规律,从而能够对未知的新样本进行识别,甚至作出相关的预测。

2. 机器学习的分类

机器学习根据处理的数据是否存在人为标注可以分为监督学习和无监督学习。

1）监督学习

监督学习是用具有标签的数据进行模型学习，最后训练出具有预测能力的模型。监督学习将输出具有标签特征的数据作为最终的学习目标，这种学习的效果较好，但是为获取此类数据也需要付出较大的代价。监督学习的数据集包括初始的训练数据集和人为标注的目标，其希望通过依据标注的特征从初始的训练集数据中学习到数据的划分标准，将此标准应用到测试集数据中并输出具有标注特征的结果。监督学习的算法有卷积神经网络、支持向量机和逻辑回归等。

2）无监督学习

无监督学习是用无标签的数据进行训练学习，依据数据中自身的特征把数据进行分类。无监督学习就是"物以类聚"的真实表达。无监督学习事先并不需要进行训练，只是希望通过学习获取数据之间的统计规律以分析数据的结构特征，其目的便是依据学习过程中数据的相似性进行分类。无监督学习与监督学习相比，最大优势便是无监督学习不需要大量的标注数据，其通过模型的自我认知和自我归纳以实现学习过程。其中聚类是无监督学习中最重要的一类算法，除此之外还有深度置信网络等其他算法。

3）机器学习的一般过程

随着计算机技术的发展，大数据时代下数据的量级已经上升到更高的层次，并且数据可获得的速度和途径都有质的改变。大数据时代下机器学习的核心目标便是在数量庞大、结构复杂的数据中心挖掘其内在规律并获取研究所需要的信息。机器学习的一般步骤如下。

（1）收集数据。数据的收集是机器学习的第一步，其目的是收集训练模型所需要的数据。在信息技术高速发展的今天，数据的收集途径也更加便捷。

（2）处理数据。获取的原始数据一般情况下不能直接使用，首先需要进行数据过滤以剔除缺失、错误和不完整的数据，然后对数据进行统计和合并，再将数据转换为适宜机器学习的形式并提取特征。

（3）建立机器学习模型并进行训练。将处理后的数据选择恰当的机器学习方法进行训练。通常会选择多种模型进行训练以筛选出效果最好的方法。

（4）测试模型。用测试数据对模型进行性能测试，以判断该模型对未知数据的处理能力。

（5）优化模型。对模型的训练和测试过程进行不断的循环，尝试不同参数的组合，以寻求最佳的参数组合，使模型达到最优状态。

（6）使用模型。对优化后的模型进行使用，以发挥其作用解决实际问题。

3.2.7　演化博弈

一般博弈论建立的基础是"完全理性",但是实际中的决策往往不具有完全理性,更多的是一种"有限理性",这意味着博弈的最初很难寻求到最优策略,必须通过不断的学习和模仿来进行策略调整。"有限理性"是指博弈参与者具有一定的统计分析能力和对不同策略下收益的事后判断能力,但是博弈参与者不具有事前的预测和判断能力。演化博弈[39]基于"有限理性"将生物进化理论和博弈论进行结合,把博弈论的理论分析与动态演化过程结合起来,分析博弈者的资源配置行为并在所处的博弈过程中选择策略。该理论有利于对各种经济现象进行解释和决策,促进了博弈论的发展。与传统的博弈论相比,演化博弈具有如下特点:第一,以"有限理性"理论为基础,结合了生物进化的思想;第二,以理解动态过程为目的,强调结果实现的动态过程和机制。因为博弈参与者的学习需要一定的时间,所以时间在演化博弈中具有重要作用;第三,影响的变化因素既有一定的随机性,也有在演化过程中选择机制所体现的规律性。

1. 演化博弈的分类

按照所研究的群体数目,可以将演化博弈分为单群体模型和多群体模型。单群体模型来源于生态领域的研究,生态学家在研究生态现象时常常把同一生态环境中的所有种群看成一个大的群体,而每一个生物种群都由其特定的基因决定,因此每一个种群都可以看成一个纯策略。这样处理以后,每一个群体都是由不同纯策略的种群组成,群体中随机两个种群进行的博弈都是对称博弈,这一类模型就是对称模型。多群体模型是在单群体生态进化模型中介入角色限制行为,从而把对称模型转化为非对称模型。非对称博弈模型不是单群体博弈模型的简单改进,而是涉及一系列(如均衡稳定)问题的变化。

按照群体在演化过程中所受到的影响因素是确定性的还是随机性的,将演化博弈模型分为确定性动态模型和随机动态模型。确定性动态模型较为简单并且可以很好地描述系统的演化趋势;随机动态模型由于需要考虑随机因素的影响从而较为复杂,但是其能够准确地描述系统的真实行为。

2. 演化稳定均衡

演化稳定策略是演化博弈的一个基本理论,如果群体中的所有成员都选择这种策略,那么在自然选择的影响下,这一群体将不受突变策略的侵犯。演化稳定策略一旦被接受,其将抵御任何变异的侵犯,演化稳定策略具有很大的稳定性。演化稳定策略是一个静态的概念,不研究均衡是如何达到的,而是在一些情况下可以直接从博弈的收益矩阵中推断；演化稳定策略一定是均衡策略，但一个纳什均衡并不一定是演化均衡策略。

一般的演化过程包括两种行为演化机制：选择机制和突变机制。选择机制是指本期中能够获得较高收益的策略，在下一期中将被更多的参与者选择；突变机制是指参与者将以随机的方式选择策略。对于突变机制而言，它既可以获得较高收益也可以获得较低收益，但事实上突变一般很少发生。

定义：设 s 是两人对称博弈的一个策略，若存在，对于策略 s'，当 $s' \neq s$ 时，对任意的 $\varepsilon \in (0, \varepsilon^0)$，满足：

$$g[s, (1-\varepsilon)s + \varepsilon s'] > g[s', (1-\varepsilon)s + \varepsilon s'] \qquad (3-54)$$

则称 s 是一个"演化稳定均衡"，简记为 ESS。其中，$g[s, (1-\varepsilon)s + \varepsilon s']$ 是大群体策略进入后的收益，$g[s', (1-\varepsilon)s + \varepsilon s']$ 是变异群体策略进入后的收益，常数 ε^0 表示突变群体入侵大群体的临界值。一个演化稳定策略代表一个大群体抵御突变入侵的一种稳定状态，上述不等式表示一个大群体受到突变群体入侵时，大群体的收益要大于突变群体，则突变群体将逐渐消失。演化稳定均衡描述了系统局部动态的性质。

3. 随机稳定均衡

演化稳定均衡基于突变因素之间是独立且不连续的假设基础之上，在一个因素的影响消失以后，再考虑另一个因素的影响。这一理论认为在单一因素的影响下，任何偏离均衡状态的行为随着时间的演化都会重新回到原来的均衡状态。但事实上经济和社会系统会同时受到不同因素的影响，有相关学者认为：一是诸多突发事件在受到连续的随机冲击后系统的稳定性就会改变；二是在考虑随机冲击时，演化稳定均衡就不能作为判断系统稳定性的依据；三是系统的极限稳定行为受到初始条件的影响并且随机稳定状态依赖于随机过程的结构。于是相关学者把随机因素融入进化模型中，提出了随机稳定性的概念，把均衡选择问题转化为不同均衡的吸引域宽度的比较问题，吸引域最宽的均衡就是随机稳定状态。

随机稳定均衡的求解过程可以总结为：第一是求出适应状态下博弈中的严格纳什均衡；第二是计算与吸引域宽度有关的不同纳什均衡之间的最小阻抗，可以通过计算博弈的支付矩阵获得；第三是依据第二步的最小阻抗构建"方向树"，寻找最小阻碍树。一般情况下，随机进化稳定状态是唯一的，只有当阻抗相同时才不唯一。

随机稳定均衡将博弈均衡的研究从短期均衡推向了长期稳定性研究，均衡概念也从纳什均衡转到进化稳定均衡，再到随机稳定均衡，博弈论也从理想转到现实，其应用前景也更加广阔。

3.3　决　策　偏　差

决策中由于所采用的原始数据、数据处理方法与建模方法等都存在一定的误差，所得出的决策结果也存在不同程度的偏差，因此就需要分析是什么原因导致了偏差，以及该采取怎样的措施去减小偏差，本节将在前面内容的基础上介绍有关决策偏差的问题。

3.3.1　决策偏差的原因

在目标决策过程中，一般需要先对目标进行分解细化以形成指标体系，再利用提供的有关决策信息和决策环境进行方法的选择，最后依据模型得出相应的决策结论。因此本小节将从指标体系、指标数据处理、权重的确定以及模型等角度阐述决策误差的产生[40]。

1. 指标误差

在目标体系的确定过程中各级目标以及指标的确定受到客观事物的复杂性和决策者的主观判断等因素的影响，往往存在一定的偏差。主要表现在以下几个方面。

（1）目标之间的关系复杂，目标之间可能存在相互独立或者相互关联的情况，如果目标之间相互关联，那么在选择决策模型时以指标之间相互独立为前提时就会产生一定的偏差。

（2）决策者在对决策问题进行客观判断时往往受到决策者的能力和认知的影响，但这些关系只是粗略的，而不是精确的，因此会影响决策的精确性。

（3）在运用因素分析和统计分析确定指标之间的关系时，需要一套有效的方法以推算决策误差的大小，因此在误差控制时可能会对目标之间的关系进行调整，但这种调整只能适当地减小，而不能消除。

2. 指标处理误差

在决策中用到的指标包括定性指标、定量指标以及一些模糊性指标。如果进行决策分析就需要对指标进行一定的处理，那么在采用处理方法时也会产生一些误差。

（1）定性指标转化为定量指标时的误差。定性指标具有模糊性并且受到个人价值观和决策环境变化的影响，不同评价者对同一问题以及同一评价者在不同决策环境下会给出不同的评价。尽管有德尔菲法等方法的使用，但也只是尽量减少偏差，不能完全消除决策过程中的偏差产生。

（2）消除指标量纲的方法有线性变化等方法，这些方法在使用时要求指标具有一定的属性，但是，指标的属性不一定能在严格意义上满足条件，这就导致误差的产生。

3. 决策权重分配的误差

在多属性目标决策中各指标的重要性程度是不一样的，各指标权重的确定受到以下几个方面的影响。

（1）受决策者个人的价值观念和认知能力的影响，因此采用权重赋值法反映各指标的真实权重比较困难，导致误差的产生。

（2）受指标传递信息量影响。在制定决策方案时，指标传递的信息量越多，所应给予它的权重就应越大。若决策者为各指标分配权重时不考虑指标的信息含量，会导致权重差进而产生误差。

4. 模型误差

在建模时，我们会设定模型需要满足一定的假设条件。在运用模型时，当实际的决策问题不能完全满足约束条件时，就会产生一些误差，模型的算法中本身存在一定的误差。例如，在模糊综合评价中，模糊关系的合成算法存在一定的误差。

通过上述分析可知，决策过程中的具体指标、权重和模型等误差的存在会使决策结果存在一定的偏差。因此，要实现决策偏差的降低，就需要对误差有一定的认识和分析，下面将介绍有关误差的基本概念。

3.3.2 误差的基本概念

1. 误差分类

1）绝对误差

设 x 为真实值，x^* 为 x 的近似值，则 $e = x - x^*$ 为近似值 x^* 的绝对误差。一般情况下真实值无法获得，只能用更加精密的仪器测得测量值并将其作为近似值，绝对误差可正可负。

2）相对误差

设 x 为真实值，x^* 为 x 的近似值，则 $e_r = \dfrac{e}{x} = \dfrac{x - x^*}{x}$ 为近似值 x^* 的相对误差。

2. 算术运算的误差界

1）绝对误差界

若 $|e| = |x - x^*| \leqslant \varepsilon$，则绝对误差绝对值的上界 ε 为近似值 x^* 的绝对误差界，简称误差界或精度。在实际工作中，可以依据相关领域的知识和测量工具确定某一实数，使其大于等于估计绝对误差值，并把这一实数作为绝对误差界 ε。

2）绝对误差界的运算

假设 x 的近似值是 x^*，y 的近似值是 y^*，对应的误差界分别为 $\varepsilon(x^*)$ 和 $\varepsilon(y^*)$，则

$$\varepsilon(x^* + y^*) \leqslant \varepsilon(x^*) + \varepsilon(y^*) \tag{3-55}$$

$$\varepsilon(x^* y^*) \leqslant |y^*| \varepsilon(x^*) + |x^*| \varepsilon(y^*) \tag{3-56}$$

$$\varepsilon\left(\frac{x^*}{y^*}\right) \leqslant \frac{|y^*| \varepsilon(x^*) + |x^*| \varepsilon(y^*)}{|y^*|^2} \tag{3-57}$$

3）相对误差界

若 $|e_r| = \left|\dfrac{x - x^*}{x}\right| \leqslant \varepsilon_r$，则相对误差绝对值的上界 ε_r 为近似值 x^* 的相对误差界。

4）相对误差界的运算

假设 x 的近似值是 x^*，y 的近似值是 y^*，对应的误差界分别为 $\varepsilon(x^*)$ 和 $\varepsilon(y^*)$，则

$$\varepsilon_r(x^* + y^*) \leqslant \varepsilon_r(x^*) + \varepsilon_r(y^*) \tag{3-58}$$

$$\varepsilon_r(x^* y^*) \leqslant |y^*| \varepsilon_r(x^*) + |x^*| \varepsilon_r(y^*) \tag{3-59}$$

$$\varepsilon_r\left(\frac{x^*}{y^*}\right) \leqslant \frac{|y^*| \varepsilon_r(x^*) + |x^*| \varepsilon_r(y^*)}{|y^*|^2} \tag{3-60}$$

3. 函数求值的误差界

当自变量存在误差时，相应的函数值也会产生误差，此时的误差界可以通过泰勒（Taylor）展开式进行计算。

设 $f(x)$ 是一元函数，x 的近似值是 x^*，对应的绝对误差、绝对误差界、相对误差以及相对误差界分别为 $e(x^*)$、$\varepsilon(x^*)$、$e_r(x^*)$、$\varepsilon_r(x^*)$，$f(x^*)$ 为 $f(x)$ 的近似值，则其绝对误差为

$$\begin{aligned} e(f(x^*)) = f(x) - f(x^*) &= f'(x^*)(x - x^*) + \frac{1}{2} f''(\xi)(x - x^*)^2 \\ &= f'(x^*) e(x^*) + \frac{1}{2} f''(\xi)(e(x^*))^2 \end{aligned} \tag{3-61}$$

式中，ξ 介于 x 与 x^* 之间。

对式（3-61）取绝对值得

$$e(f(x^*)) \leqslant \left| f'(x^*)e(x^*) \right| + \frac{1}{2} \left| f''(\xi) \right| (e(x^*))^2 \qquad (3\text{-}62)$$

则函数的绝对误差界为

$$\varepsilon(f(x^*)) \leqslant \left| f'(x^*)\varepsilon(x^*) \right| + \frac{1}{2} \left| f''(\xi) \right| (\varepsilon(x^*))^2 \qquad (3\text{-}63)$$

若 $f''(\xi)$ 的值较小，则可以忽略 $e(x^*)$ 的高阶项，得到函数的绝对误差、绝对误差界分别为

$$e(f(x^*)) \approx \left| f'(x^*) \right| e(x^*) \qquad (3\text{-}64)$$

$$\varepsilon(f(x^*)) \approx \left| f'(x^*) \right| \varepsilon(x^*) \qquad (3\text{-}65)$$

同样原理可得函数的相对误差和相对误差界分别为

$$e_r(f(x^*)) \approx \frac{f'(x^*)}{f(x^*)} e_r(x^*) \qquad (3\text{-}66)$$

$$\varepsilon_r(f(x^*)) \approx \frac{|f'(x^*)|}{|f(x^*)|} \varepsilon_r(x^*) \qquad (3\text{-}67)$$

3.3.3　误差分析方法

误差的存在会影响决策的精确度，因此需要研究如何在决策过程中减少决策误差，以降低误差对决策精确度的影响，下面将介绍一些基本方法。

1. 区间多属性决策的误差分析方法

区间多属性决策的误差分析方法的基本思路是：首先将区间多属性决策问题分解成确定性多属性决策问题和误差分布的多属性决策问题；然后根据确定性多属性决策问题的分析方法，求出可行方案的综合评价向量（区间多属性决策问题的可行方案评价值的中点组成的向量）；最后仍依据确定性多属性决策问题的方法，利用随机误差传递公式得出方案综合评价值的误差向量。

设直接观测值为 $x_1, x_2, \cdots, x_n$，间接观测值为 y，并满足 $y = f(x_1, x_2, \cdots, x_n)$，且函数连续可微；又设 $x_1, x_2, \cdots, x_n$ 的随机误差项为 $\delta_{x_1}, \delta_{x_2}, \cdots, \delta_{x_n}$，$y$ 的随机误差为 δ_y，标准差为 σ_y，则误差传递公式为

$$\sigma_y^2 = \sum \left| \frac{\partial f}{\partial x_i} \right|^2 \delta_{x_i}^2 + 2 \sum_{1 \leqslant i \leqslant j \leqslant n} \left| \frac{\partial f}{\partial x_i} \frac{\partial f}{\partial x_j} \rho_{ij} \delta_{x_i} \delta_{x_j} \right| \qquad (3\text{-}68)$$

式中，ρ_{ij} 为相关系数。

2. 向前误差分析法与向后误差分析法[41]

假设所讨论的算法由若干公式表达，若某个结果向量 $\boldsymbol{X}$ 由已知量 $\alpha_1, \alpha_2, \cdots, \alpha_n$

的一个表达式定义，可写成 $\boldsymbol{X} = g(\alpha_1, \alpha_2, \cdots, \alpha_n)$，其中 $\boldsymbol{X}$ 由 $\alpha_1, \alpha_2, \cdots, \alpha_n$ 经过基本算术运算得出。

　　向前误差分析法是对每一步运算找出舍入误差界，跟随计算过程逐步向前分析，直至估计出最后结果的舍入误差 $|\boldsymbol{X} - \boldsymbol{\alpha}|$ 的界；向后误差分析法则是把舍入误差与导出 $\boldsymbol{\alpha}$ 的已知量 $\alpha_1, \alpha_2, \cdots, \alpha_n$ 的某种摄动等价起来，即对某个 α_i 引进某个摄动量 ε_i，从而精确地成立等式：

$$\boldsymbol{\alpha} = g(\alpha_1 + \varepsilon_1, \alpha_2 + \varepsilon_2, \cdots, \alpha_n + \varepsilon_n) \tag{3-69}$$

并推导出这些 ε_i 的界，然后利用摄动理论估计最后的舍入误差界。向后误差分析法是一种先验估计法，在矩阵计算研究中有比较系统的研究，取得了较大的进展。相比之下，向前误差分析法只能适用于十分简单的情形。

3. 概率分析法[41]

　　利用概率和统计方法，将数据和运算中的误差视为符合某种分布的随机变量，然后确定计算结果的误差分布，并用它代替绝对误差界，这种方法可以使误差估计更接近实际。

3.4　本 章 小 结

　　健康服务、移动健康应用和应急医疗物资的运维决策调度机制等是健康管理的一项重要内容，这些运维决策需要科学的决策方法和必要的数学基础作为支撑。因此本章简要地介绍了进行决策研究时常用的数学理论与其他理论基础和决策方法，这些内容为后面健康运维决策奠定了基础。

第4章 全类型数据预处理与共享

4.1 引　言

异常数据一般指的是理论上不可能出现的值。在机器学习中，异常检测和处理是一个比较小的分支，或者说，是机器学习的一个副产物，在一般的预测问题中，模型通常是整体样本数据结构的一种表达方式，这种表达方式通常可以抓住整体样本的一般性质，而那些在一般性质上表现得完全与整体样本不一致的数据，我们就将其称为异常数据。因为预测问题通常关注的是整体样本的性质，而异常点与整体样本两者的生成机制完全不一致，如果算法对异常点敏感，那么生成的模型并不能对整体样本有一个较好的表达，从而预测也会不准确，所以异常数据的处理是非常必要的。

医疗系统的数据主要是通过医院电子病历（EMR）来获取，数据收集过程主要包括数据的测量、数据的记录以及数据的传输，倘若其中的任一环节出现问题都可能会导致最终所采集到的 EMR 数据出现异常。例如，缺失、重复和数据值异常升高或者降低。除此之外，日常生活中存在的多种随机因素也会导致最终数据的异常。

根据不同的情况，一般将异常数据分为以下两大类。

（1）数据缺失。

数据缺失通常是指数据在测量结果中显示为零或空值。空值和零值数据通常是因为在此期间医院无法监控健康指标值或者患者外出等因素导致的大量数据丢失。如果这些空值或零值不是真实的指标值，则会影响健康指标预测的准确性。因此，在数据挖掘或建模之前需要填充或删除丢失的数据。

（2）数据畸变。

数据畸变是指在正常进行连续健康指标监测的情况下，发生突发性的随机事件而造成短时间内指标值的突然增大或者减小的现象。数据畸变通常是由治疗阶段不同用药的影响或者客观的随机性因素等造成的。

现实中数据大多数都是不完整、不一致的，存在大量异常数据待处理，可能直接影响挖掘与建模处理的结果，所以无法对其直接进行数据挖掘和建模处理。数据预处理技术可以提高数据建模处理的质量和数据挖掘效率，节约大量的空间和时间，并且得到的建模和挖掘的处理结果能更好地起到决策和预测作用。数据预处理的方法一般包括：数据清洗、数据集成、数据共享等。这些数据预处理技术根据数据挖掘与建模项目的需要和原始数据的特点，在数据挖掘与建模之前有选择地进行单独使用或综合使用，显著提高了数据挖掘模式的质量，缩短实际挖掘与建模所需要的时间。

4.2　全类型数据清洗

数据清洗主要通过解决样本不完整、噪声和不一致的问题以优化样本，提高后期挖掘过程的精度和性能。数据清洗是数据预处理中最花费时间、最乏味的一步，但也是最重要的一步。该步骤可以有效地减少学习过程中可能出现相互矛盾的情况。数据清洗主要处理缺失数据、噪声数据，识别、删除孤立点。数据清洗的基本方法包括以下几种。

（1）缺失数据处理。

目前缺失数据处理最常用的方法是使用最可能的值填充缺失值，例如，可以用回归、贝叶斯形式化或判定树归纳等方法确定缺失值来进行填充[42]。这类方法依靠现有的数据信息来推测缺失值，通过与其他属性值之间的联系判定缺失数据值。还有其他一些方法来处理缺失值：用一个全局常量替换缺失值，使用属性的平均值填充缺失值，所有元组按某些属性分类后用同一类元组属性的平均值填充缺失值等方法。如果缺失值很多，这些方法可能误导挖掘结果；相反，如果缺失值很少，则可以忽略缺失数据。

（2）噪声数据处理。

噪声是指测量变量中的随机错误或偏差，即错误的值或偏离期望的孤立点值。目前最常用的应用是数据平滑技术，具体包括如下。

①分箱技术。将存储的值分布到一些箱中，用箱中的数据值来局部平滑存储数据的值。具体可以采用按箱平均值平滑、按箱中值平滑和按箱边界值平滑三种技术。

②回归方法。找到恰当的回归函数来平滑数据。线性回归要找出适合两个变量的"最佳"直线，使得一个变量能预测另一个变量。由于多线性回归涉及多个变量，因此数据要适合一个多维面。

③计算机检查和人工检查结合方法。通过计算机比较被判定数据与已知的正常值，将差异程度大于某个阈值的模式输出到一个表中，然后人工审核表中的模式，识别出孤立点。

④聚类技术。将类似的值组织成群或"聚类"，落在聚类集合之外的值被视为孤立点，同时需要将确认为垃圾数据的孤立点从数据库中删除。

4.2.1 缺失数据的处理

数据挖掘与建模面向的是实际应用数据，由于实际生产或记录过程中，总会有一些意想不到的特殊情况发生，如仪器故障、人工疏忽等，导致一些记录的缺失。基于此，有必要对缺失数据进行预处理。

如果要挖掘的目标存在海量的相关数据，且删去缺失样本的记录后不会影响统计结果和数据内部的结构，可以选择把有缺失数据的记录删除。如果数据记录规模很小，采用填补缺失的方法进行弥补。

填补缺失数据的工作可以由领域专家根据经验手动进行填补，但是对于缺失数据严重的样本，手动填补工作量巨大，因此可以选用下面几个方法进行自动填补。

（1）对于所有样本同一个属性的缺失数据，可以用同一个常量进行填补。

（2）用所有样本的均值或同类样本的均值进行填补。

（3）选择使所有样本的标准偏差或同类样本的标准偏差不变的数据进行填补。

上述的三种方法都没有考虑属性间的关系，只在一个属性范围内做填充。然而实际上各个属性间通常会存在一定的联系。例如，一个人的工资收入与他的教育程度、职业技能等有关。对于某个存在缺失记录的属性，可以通过把缺失数据作为未知样本，用线性或非线性回归的方法对已知数据进行分析，总结该属性与其他属性的内在联系，进而以预测未知的方式对缺失数据进行填补。

4.2.2 噪声数据的处理

数据采集系统出现故障、数据输入时人为的输入错误、数据转换时所用的数据格式不一致等都会导致假数据的出现。假数据的存在会使数据挖掘结果缺乏鲁棒性，泛化能力低，甚至出现错误的知识，误导实际操作，所以噪声的发现与处理是数据清洗的重要步骤，对该问题的解决也远比解决缺失数据问题更复杂。一般可通过两种途径解决：数据平滑化和噪声删除。

数据平滑化并非删除噪声，而是削弱噪声的影响。其原理为"属性值相近的记录，其目标值也不应该有太大的差异"。韩家炜在其专著《数据挖掘——概念与技术》里介绍了一种数据平滑化方法——分箱法，即考虑某数据与相邻数据间的平稳过渡关系，通过对箱中数据的处理从而达到平滑的效果。分箱法利用等宽和等深两种方法对排好序的数据进行处理。等宽分箱法使得分到每个箱中的数据的个数相同；等深分箱法是根据箱的个数得出固定的宽度，而分到每个箱中的数据个数不一定相等。

例如，对于已经排序的数据：11，13，15，16，16，18，24，25，29，可用等宽分箱法分为 3 个箱子（宽度为 3，即每个箱子放 3 个数据）：

第一个箱子：11，13，15；第二个箱子：16，16，18；第三个箱子：24，25，29。

也可用等深分箱法进行分箱（箱子个数设为 3 个，深度为（29−11＋1）/3≈6）：

第一个箱子：11，13，15，16，16；

第二个箱子：18；第三个箱子：24，25，29。

在等宽或等深划分后，可用箱中的中位数、平均值或者边界值替换箱中的每个值，实现数据的平滑化，同时实现了属性的离散化。

例如，用中位数替代箱中的值，上述等宽分箱法得到如下平滑结果：

第一个箱子：13，13，13；第二个箱子：16，16，16；第三个箱子：25，25，25。

例如，用平均值替代箱中的值，上述等宽分箱法得到如下平滑结果：

第一个箱子：13，13，13；第二个箱子：16，16，16；第三个箱子：26，26，26。

例如，用箱子的边界值替代箱中的值，箱子左右两边的值不变，中间的值与哪个边界值接近就用那个值代替，如此上述等宽分箱法得到如下平滑结果：

第一个箱子：11，11，15；第二个箱子：16，16，18；第三个箱子：24，24，29。

分箱法原理简单，操作方便，但需要人为规定划分区间的个数。如前面例子所见，等深分箱法对异常点比较敏感，倾向于不均匀地把实例分布到各个箱中，有些箱中包括许多实例，而另外一些箱中又一个实例都没有，会破坏数据的内在结构，影响所获取知识的决策性。而等宽分箱法虽然避免了上述问题的产生，却可能为了满足箱中的个数要求而将具有相同属性值的数据分入不同的箱中。对于等深分箱法对异常点敏感的问题，可用的方法是平滑化前首先设定某个阈值将异常数据移除。针对等宽分箱法的问题，可先进行分箱，然后对各个相邻分箱的边界值进行调整，使得相同的属性值可以被分入同一个箱中。

除了平滑化，对噪声的处理还有一种更常用的方法就是发现噪声然后进行删除或进行特例化处理。发现噪声的方法包括以下几种。

1. 人为观察

凭着专家或有经验人员的观察可以初步发现一些明显错误的记录。

2. 聚类

将数据进行无监督聚类，离散在外面的不能聚类的记录则是离群点，其可被认为是噪声（聚类的知识会由专门章节介绍）。

3. 回归

通过回归对属性集与目标进行拟合,实际值与拟合值偏差大的可认为是噪声。

4. 类型隶属度

针对类型训练的样本,如果已知的每一个训练样本的类型是正确的,它理应出现在同类样本聚集的空间,如果出现在异类空间,则属于噪声。该方法引入了模糊理论的隶属度概念,给每个样本分配各类型的隶属度 μ,并根据 μ 判断样本是否属于噪声。

上述几种方法是针对类别目标而言的,对连续型变量不合适,下述两种方法可用于与连续值变量相关的噪声预测。

5. 基于目标值的最近邻算法

k 最近邻(k-Nearest Neighbor,KNN)算法是 Fix 和 Hodges 于 1951 年提出的最经典的模式识别算法,面向目标分类的数据,基于少数服从多数和物以类聚的原则来判定未知样本的类别属性。实现步骤为:寻找未知样本相邻最近的 k 个样本,如果样本的 k 个近邻样本都是一种类型,那么该未知样本就被定义为与它们同类;如果 k 个近邻样本的类别不一致,该未知样本就被归入具有最多样本数的类别中。而基于目标值的最近邻法面向的目标变量是与连续值变量相关的数据。基于曲面平滑化的原理,认为各个属性值接近的情况下,目标值不应该有很大的突变。有突变的可视为噪声。

6. 相对特征-目标匹配度(f_{ik})

原则上对于合理的真实的样本,各种属性特征和目标值应配合得很好。所以可定义样本 i 与 k 个近邻的匹配度 f_{ik},衡量属性与目标值的匹配程度。

4.3 全类型数据集成

全类型数据集成是把不同来源、格式、特点性质的数据在逻辑上或物理上有机地集中,从而为决策提供全面的数据,提高其科学性。主要通过应用间的数据交换达到集成,从而解决数据的分布性和异构性的问题。在健康数据决策过程中,如果数据信息无法集成,就会造成系统中存在大量冗余数据、垃圾数据,无法保证数据的一致性,阻碍科学决策。全类型数据集成的前提是必须公开数据结构,即必须公开表结构、表间关系、编码的含义等。

在健康数据决策过程中,数据往往来自多个异构的、运行在不同的软硬件平台上的信息系统，这些系统的数据源彼此独立、相互封闭，使得数据难以在系统之间交流、共享和融合，从而形成了"信息孤岛"。随着健康数据决策要求的不断提高，全类型健康数据信息交互的需求日益强烈，急需对已有的信息进行整合，联通"信息孤岛"。

在数据集成领域，已经有了很多成熟的框架可以利用。通常采用联邦式、基于中间件模型和数据仓库等方法来构造集成的系统，这些技术在不同的着重点和应用上解决数据共享问题，为企业提供决策支持。在这里将对这几种数据集成模型做一个基本的分析。

4.3.1　联邦数据库系统

联邦数据库系统（FDBS）由半自治数据库系统构成，相互之间分享数据，联邦各数据源之间相互提供访问接口，同时联邦数据库系统可以是集中数据库系统、分布式数据库系统或其他联邦式系统。其基本思想是：在构建集成系统时将各数据源的数据视图集成为全局模式，使用户能够按照全局模式透明地访问各数据源的数据。全局模式描述了数据源共享数据的结构、语义及操作等。用户直接在全局模式的基础上提交请求，由数据集成系统处理这些请求，转换成各个数据源在本地数据视图基础上能够执行的请求。模式集成方法的特点是直接为用户提供透明的数据访问方法。

模式集成要解决两个基本问题：构建全局模式与数据源数据视图间的映射关系，处理用户在全局模式基础上的查询请求。模式集成过程需要将原来异构的数据模式进行适当的转换，消除数据源间的异构性，映射成全局模式。全局模式与数据源数据视图间映射的构建方法有两种：全局视图法和局部视图法。全局视图法中的全局模式是在数据源数据视图基础上建立的。它由一系列元素组成，每个元素对应一个数据源，表示相应数据源的数据结构和操作。局部视图法先构建全局模式，数据源的数据视图则是在局部模式基础上定义，由全局模式按一定的规则推理得到。用户在全局模式基础上查询请求需要被映射成各个能够执行的查询请求的数据源。

在联邦数据库中，数据源之间共享自己的一部分数据模式，形成一个联邦数据库系统，如图 4-1 所示。联邦数据库系统按集成度可分为两类：采用紧密耦合联邦数据库系统和采用松散耦合联邦数据库系统。紧密耦合联邦数据库系统使用统一的全局模式，将各数据源的数据模式映射到全局数据模式上，解决了数据源间的异构性。这种方法集成度较高，用户参与少；缺点是构建一个全局数据模式的算法复杂，扩展性差。松散耦合联邦数据库系统比较特殊，没有全局模式，采用联邦模式。该方法提供统一的查询语言，将很多异构性问题交给用户自己去解决。松散耦合方法对数据的集成度不高，但其数据源的自治性强、动态性能好，集成系统不需要维护一个全局模式。

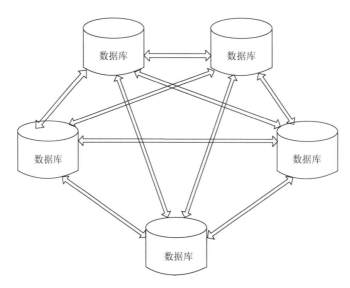

图 4-1　联邦数据库系统

4.3.2　中间件模式

中间件模式通过统一的全局数据模型来访问异构的数据库、遗留系统、Web资源等。中间件位于异构数据源系统（数据层）和应用程序（应用层）之间，向下协调各数据源系统，向上为访问集成数据的应用提供统一数据模式和数据访问的通用接口。各数据源的应用仍然完成它们的任务，中间件系统则主要集中为异构数据源提供一个高层次检索服务。它同样使用全局数据模式，在中间层提供一个统一的数据逻辑视图来隐藏底层的数据细节，使得用户可以把集成数据源看为统一的整体。这种模型下的关键问题是如何构造这个逻辑视图并使得不同数据源之间能映射到这个中间层。与联邦数据库系统不同，中间件模式不仅能够集成结构化的数据源信息，还可以集成半结构化或非结构化数据源中的信息，如Web信息。

典型的中间件模式如图 4-2 所示，主要包括中间件和封装器，其中每个数据源对应一个封装器，中间件通过封装器和各个数据源交互。用户在全局数据模式的基础上向中间件发出查询请求。中间件处理用户请求，将其转换成各个数据源能够处理的子查询请求，并对此过程进行优化，以提高查询处理的并发性，减少响应时间。封装器对特定数据源进行了封装，将其数据模型转换为系统所采用的通用模型，并提供一致的访问机制。中间件将各个子查询请求发送给封装器，由封装器来和其封装的数据源交互，执行子查询请求，并将结果返回给中间件。

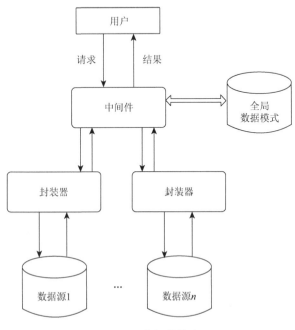

图 4-2　中间件模式

4.3.3　数据仓库模式

数据仓库技术在另外一个层面上表达数据之间的共享。全数据集成的核心任务是要将互相关联的分布式异构数据源集成到一起，使用户能够以透明的方式访问这些数据源。集成是指维护数据源整体上的一致性、提高信息共享的利用效率；透明的方式是指用户无须关心如何实现对异构数据源数据的访问，只关心以何种方式访问何种数据。数据集成系统为用户提供统一的数据源访问接口，执行用户对数据源的访问请求。

数据仓库方法是一种典型的数据复制方法，该方法将各个数据源的数据复制到同一处，即数据仓库。用户像访问普通数据库一样直接访问数据仓库，如图 4-3 所示。数据仓库是在数据库已经大量存在的情况下，为了进一步挖掘数据资源和决策需要而产生的。目前，大部分数据仓库还是用关系数据库管理系统来管理的，前端查询与分析的数据有较大的冗余，所以需建设存储容量较大的数据仓库方案。数据仓库是一个环境，而不是一件产品，提供用户用于决策支持的当前和历史数据，这些数据在传统的操作型数据库中很难或不能得到。

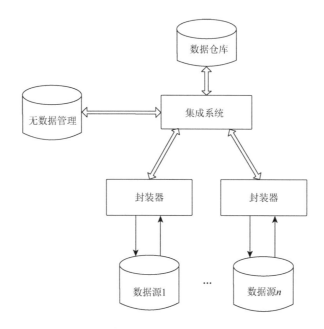

图 4-3　基于数据仓库的数据集成模型

数据仓库技术是为了有效地把操作型数据集成到统一的环境中以提供决策型数据访问的各种技术和模块的总称。数据仓库技术能让用户更快、更方便地查询到所需信息，提高决策科学性。

4.3.4　分布式多类型数据集成查询系统

与健康数据来源相关的信息系统在使用过程中生成和存储了大量数据，其中既有关系数据库、RDF 文档等结构化数据，也有纯文本、Word 文档等非结构化数据，还有 XML 文档、Web 网页等半结构化数据，形成了一个大型的、复杂的数据集合。为了有效解决基于关键词的多类型数据集成查询问题，专家提出了分布式多类型数据集成查询系统（Distributed Multitype Data Integration Query System，DMDIQS），如图 4-4 和图 4-5 所示[43]。该系统对基于关键词的数据查询流程进行合理抽象，构造基于关键词的数据查询框架，并将现有方法依据其适用领域进行合理组合，显著提高了数据集成查询的有效性和适用性。该系统配置简单，通过分布式、多副本技术实现数据查询服务的高性能和高利用性。

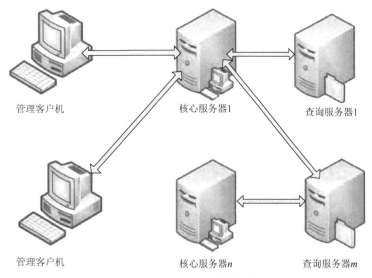

图 4-4　DMDIQS 硬件架构

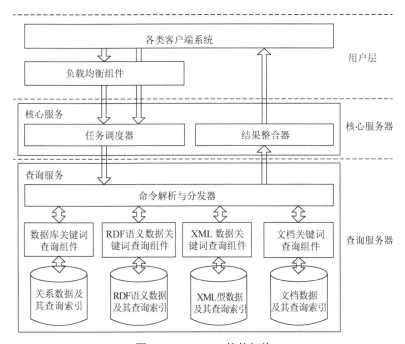

图 4-5　DMDIQS 软件架构

　　基于关键词查询的数据集成系统充分利用基于关键词查询技术，该系统具有适应能力强、简单易用的特点，实现了基于概念的按需集成，并且具有一定的通用性，显著提高了健康数据决策的效率和准确性。

4.4　全类型数据共享

4.4.1　全类型数据

当前，我国正处于健康大数据应用的风口，探索多种数据分析的方式，将新一代信息技术引入健康大数据挖掘与应用中，能够有效提高数据透明度并辅助管理者及时发现问题，为卫生系统宏观管理、政策制定和领导决策提供支撑[44]。

目前，医疗信息化从局域向广域、从信息孤岛向信息一体化快速发展，与医疗信息标准化进程形成强烈的反差。远程医疗的概念早在 20 世纪 50 年代末就被提出，但是现实应用却滞后于理论的发展和应用需求，其中阻碍远程医疗发展的关键问题是健康大数据整合模式难以实现健康服务资源供需的有效匹配。对健康服务需求差异性的识别不足，且不同服务主体之间的信息服务独立封闭，直接导致了我国当前有效健康服务资源总量不足。不同业务数据字段重叠现象突出，面对多源异构特征显著的健康大数据，迫切需要对现有的数据整合模式进行优化。

鉴于医疗信息标准化需要长期渐进式发展的客观现实，为了能满足快速发展的智慧医疗应用，就必须构建与信息的不确定特性相适应的管理与查询机制，建立从原始数据到可用信息的处理机制，并在发展中逐渐标准化。为此，我们提出了全类型数据的概念。

所谓全类型数据是指包含不同类型的数据格式，即标准医疗数据格式和非标准医疗数据格式。标准医疗数据格式包括：电子病历中数据信息格式，医院诊疗系统中所包含的数据信息格式，健康信息平台、医疗数据库等中所存储的数据信息格式。这些数据通常是格式规范、标准统一、完整有效的。非标准的医疗数据格式包括：个体使用的医疗健康 App 中的数据信息格式、可穿戴设备实时跟踪检测到的数据信息格式、患者日常服用和购买药物数据信息格式、临床指标数据信息格式等不易统一标准进行存储和记忆的数据类型。非标准医疗数据具有海量性、异构性、不确定性、高度专业性、多源性的特征。

对于全类型数据，数据收集和数据处理的难度较大。但运用数据挖掘和知识发现方法，找出隐匿于全类型数据中的有用知识，对于卫生行政部门提升决策质量、优化监督管理能力具有重要的意义。对跨领域、跨部门汇集的全民健康数据而言，多源海量的原始信息往往存在质量参差不齐、时效性要求过高且不总能满足应用需求等问题。建立从原始数据到可用信息的数据共享机制，成为亟待解决的问题。

4.4.2　数据共享

1. 数据共享概念

数据共享就是让在不同地方使用不同计算机、不同软件的用户都能够读取他人数据并进行各种操作、运算和分析。随着"互联网＋"时代来临，5G 通信技术日益成熟，不同部门、不同地区间的信息交流逐步增加，为实现数据共享提供了保障。实现数据共享，可以使更多的人充分地使用已有数据资源，减少资料收集、数据采集等重复劳动和相应费用。

数据共享的程度反映了一个地区、一个国家的信息发展水平，数据共享程度越高，信息发展水平越高。目前数据共享的主要途径为云存储，云存储是云计算中应用最为广泛的服务之一。要实现数据共享，首先要保证数据交换标准统一且规范，同时数据共享面临的难题主要是访问控制和数据隐私性保护。

2. 数据共享特征

1）海量性（Volume）

大数据时代背景下，计算机的处理速度今非昔比，我们处于动态变化的环境系统中，时时刻刻都在产生数据。起始计量单位只有达到 PB 的数据才可以被称为大数据。而数据共享是汇集了不同地域、不同部门之间的数据，其数据量的庞大不言而喻。

2）快速性（Velocity）

数据是具有时效性的，超过了特定时间段，数据的作用就会丧失。例如，搜索引擎要求几分钟前的新闻能够被用户查询到，个性化推荐算法尽可能要求实时完成推荐。这是大数据区别于传统数据挖掘的显著特征。数据共享模式中，信息产生的数据流速度很快，具有很强的时效性，也被称为"快数据"。这样才能达到实时上传、实时跟踪、实时监测、实时查询的效果。

3）多元性（Variety）

多元性是指数据种类和来源多样化，包括结构化、半结构化和非结构化数据。随着互联网和物联网的发展，又扩展到网页、社交媒体、感知数据，涵盖数字音频、图片、视频以及模拟信号等，真正诠释了数据的多样性，也对数据的处理能力提出了更高的要求。用户可以上传、分享自己的原创信息，丰富了大数据对数据的采集和获取的方式，也使得大数据呈多元化、个性化趋势。

4）价值性（Value）

数据共享使得数据互联互通共享，促进了跨地区、跨部门之间的信息共享、业务协同。数据共享是提升数据利用效率、挖掘数据价值的一种最为有效的手段。部分用户处理能力具有局限性，处理的数据具有单一性，而通过数据共享可以扩大数据的规模，提升数据挖掘的效用。在边缘网络中，数据共享的意义更为凸显。由于设备计算、存储资源等的限制，难以对所产生的数据进行有效的处理。通过数据共享，可以显著提高资源的利用效率，提升数据的利用价值。

5）真实性（Veracity）

大数据中的内容是与真实世界息息相关的，并且数据可信赖度高。研究大数据就是从庞大的网络数据中提取出能够解释和预测现实事件的过程。数据共享使得数据更加公开化、透明化，同时多个平台的交互融合，可以建立起统一的数据交换标准、数据规范格式、数据监督机制，更好地保证数据的真实性、科学性、有效性。

3. 数据共享发展现状

我国健康医疗数据共享活动主要依托"平台"进行，即通过构建国家级、省级、市县级健康医疗数据平台来推动健康医疗数据的互联互通共享[45]。随着分层式健康医疗数据共享平台的搭建，我国健康医疗大数据共享模式基本确立。当前，部分流动的健康医疗数据通过面向业务、面向服务等形式，在健康医疗服务、政府监管、科研与产业发展方面有了不同程度的应用。

我国目前健康医疗基础数据共享有限，较英美等领先国家仍存在较大差距。随着医疗系统信息化改造与互联互通建设的不断完善，以医院为主的医疗机构内部数据共享以及跨机构数据共享程度已有显著提高，同时各类面向医务工作者和患者服务的健康医疗类应用程序数量迅速增长。但由于相关数据集建设与更新的不足及开放共享程度低，高价值临床数据的共享仍处于滞后状态。在科研数据共享方面，国家人口与健康科学数据共享服务平台、国家基因库样本信息共享平台等推进了我国健康医疗的科研学术发展，但仍存在数据资源质量低、部分数据库和数据集无法成功访问、数据有效性不能令人满意等问题，并且相关的标准统一建设和管理办法规划的实施相对滞后。在产业协作方面，由于健康医疗数据在商业关系中多表现出资产属性，多数企业仅支持内部共享数据，私营企业间的健康医疗数据共享活动鲜有开展。

4. 数据共享关键技术

1）区块链（Blockchain）

区块链涉及数学、密码学、互联网和计算机编程等多种科学技术问题。从应用视角来看，区块链是一个分布式的共享账本和数据库，具有去中心化、不可篡改、全程留痕、可以追溯、集体维护、公开透明等特点。这些特点保证了区块链的"诚实"与"透明"，为区块链创造信任奠定了基础。而区块链丰富的应用场景，基本上都基于区块链能够解决信息不对称问题，实现多个主体之间的协作信任与一致行动的特征。

区块链的新型应用模式包括分布式数据存储、点对点传输、共识机制、加密算法等。区块链是比特币的一个重要概念，它本质上是一个去中心化的数据库，同时作为比特币的底层技术，是一串使用密码学方法相关联产生的数据块，每一个数据块中包含了一批次比特币网络交易的信息，用于验证其信息的有效性（防伪）和生成下一个区块。区块链的类型主要有：公有区块链、联合（行业）区块链、私有区块链。如图 4-6 所示，区块链基础架构模型由数据层、网络层、共识层、激励层、合约层和应用层组成。

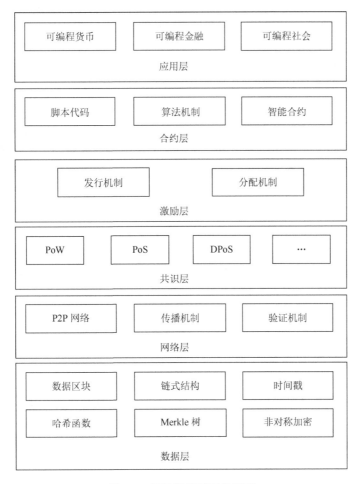

图 4-6　区块链基础架构模型

其中，数据层封装了底层数据区块、相关的数据加密、时间戳等基础数据和基本算法；网络层则包括分布式组网机制、数据传播机制和数据验证机制等；共识层主要封装网络节点的各类共识算法；激励层将经济因素集成到区块链技术体系中来，主要包括经济激励的发行机制和分配机制等；合约层主要封装各类脚本、算法和智能合约，是区块链可编程特性的基础；应用层则封装了区块链的各种应用场景和案例。该模型中，基于时间戳的链式区块结构、分布式节点的共识机制、基于共识算力的经济激励和灵活可编程的智能合约是区块链技术最具代表性的创新点。

2）云计算（Cloud Computing）

云计算是分布式计算的一种，指的是通过网络"云"将巨大的数据计算处理程序分解成无数个小程序，然后，通过多部服务器组成的系统处理和分析这些小程序得到结果并返回给用户。在云计算早期，简单地说，就是简单的分布式计算，解决任务分发，并进行计算结果的合并。因而，云计算又称为网格计算。通过这项技术，可以在很短的时间（几秒钟）内完成对数以万计的数据的处理，从而达到强大的网络服务。

"云"实质上就是一个网络，狭义上讲，云计算就是一种提供资源的网络，使用者可以随时获取"云"上的资源，按需求量使用，并且可以将其看成无限扩展的网络，只要按使用量付费就可以。从广义上说，云计算是与信息技术、软件、互联网相关的一种服务，这种计算资源共享池称为"云"，云计算把许多计算资源集合起来，通过软件实现自动化管理，只需要很少的人参与，就能让资源被快速提供。

云计算是一种全新的网络应用概念，即以互联网为中心，在网站上提供快速且安全的云计算服务与数据存储，让每一个使用互联网的人都可以使用网络上的庞大计算资源与数据中心。云计算具有虚拟化技术、动态可扩展、按需部署、灵活性高、可靠性高、性价比高的优势与特点。它的服务类型分为三类：基础设施即服务（IaaS）、平台即服务（PaaS）和软件即服务（SaaS）。

4.4.3　全类型数据共享机制

全类型数据共享机制中，以医疗领域为例，主要针对医生和患者两类交易对象（其中医生可来自不同的医院，患者可为慢性病患者等不同类型患者）。以患者对个人医疗信息掌握所有权与支配权，患者授权医生进行访问与共享信息的方式来进行改善。具体的医疗数据访问共享流程步骤如下。

第一步，患者授权。患者在应用层系统授权给医生，授权信息逐层调用服务，服务器管理层将数据访问授权打包成交易上传到区块链进行存储，记录授权操作行为。授权交易单由授权信息、患者签名等构成，矿工通过签名对授权交易验证，合格的交易完成，医生获得患者授权。同时，患者制定加密密钥以及数据调取方式，通过非对称加密的方式发送给医生。

第二步，医生取得授权后具有访问医疗信息的权限，医生在权限允许范围之内提交对患者医疗数据信息、诊断病历等医疗数据的访问共享请求。此时，患者对共享访问交易单进行签名，交易单主要包括数据摘要、医生等接收方地址、患者公钥信息 PK、患者私钥签名 S 等。交易单经挖矿验证成功后，上传到区块链。发布交易成功返回交易哈希值，交易哈希值与医疗数据摘要形成对照表，易于系统查询区块链上的信息。

第三步，响应数据调取。首先，协同平台确认授权信息，响应信息调取请求，获取访问共享交易信息单。根据交易的哈希值可以快速检索到交易，然后从交易当中获取上传的信息。从协同存储机构中取回的医疗数据信息将在平台上保存为数字摘要，且正确性验证由算法产生的数字签名对所取回的医疗数据，然后使用重加密密钥加密，保存于平台等待下载或者打包发送给医生或机构，使用非对称加密算法分发的对称加密密钥解密即可得到目标明文。最后还需把医生以及机构调取数据的操作记录生成交易，上传到区块链中保存。

第四步，若数据调取医疗数据信息失效，则是由患者无授权信息或响应访问共享信息无效导致。其中，针对无响应访问共享信息，需将调取索引删除，取消被授权者的授权操作，从而防止无效或非法的操作造成协同平台的负担，降低其安全性。

4.5　本章小结

本章介绍了全类型数据的清洗、集成与共享，详细介绍了异常数据的概念及分类，数据清洗的基本方法主要分为缺失数据处理与噪声数据处理两类，并就这两大类方法做了详细的阐述。接着介绍了几种数据集成模型，对联邦数据库系统、中间件模式、数据仓库模式及 DMDIQS 四个样例进行分析。最后介绍了全类型数据及数据共享的概念，对数据共享的海量性、快速性、多元性、价值性、真实性这几个特征进行了介绍，并分析数据共享发展现状和数据共享关键技术，紧接着以医疗领域为例介绍具体的医疗数据访问共享流程步骤。

第5章 数据-知识混合驱动的健康管理建模

5.1 引 言

健康管理是指对个体和群体的健康危险因素进行全面管理的过程，包含对健康人群、亚健康人群、疾病人群的健康危险因素进行全面监测、分析评估和预测，并对其干预，提供健康咨询与指导的全过程[46]。随着互联网信息技术的产生与发展，人类已经进入了信息快速增长的时代，物联网、云计算、大数据等新兴信息技术也渗透到了医疗健康领域，但是目前的健康管理模式难以实现健康服务资源供需的有效匹配，因此人们迫切需要新的优化工具和算法，建立新的模型来打破目前健康管理的局限性，推动健康管理科学化、现代化、精准化发展。本章主要介绍基于数据驱动的健康管理建模、基于知识驱动的健康管理建模以及基于数据-知识混合驱动的智能化健康管理建模。

5.1.1 问题的提出

面对信息量以及信息维度的不断增长，健康医疗数据量尚未形成大数据规模，因此未进行广泛应用；另外，不同的医院个体之间未形成统一的健康数据标准，医院个体之间信息交流困难，信息孤岛现象严重[47]。目前的健康管理模型难以有效地配置医疗资源，难以充分利用健康医疗数据。模糊理论和神经网络技术是近些年人工智能研究较为活跃的两个领域，模糊神经网络是模糊理论同神经网络相结合的产物，汇集了神经网络与模糊理论的优点。二型模糊与一型模糊相比增强了系统描述和处理不确定性的能力，具有更大的优势。利用二型模糊神经系统进行健康管理建模，能够有效地提高健康管理决策准确性，优化健康管理过程[48]。

5.1.2 研究的内容与意义

决策研究的目的是准确把握事物发展的变化规律，提高人们对规律认识的准确程度，并基于有利时机对目标做出科学选择。然而，科学技术的发展，信息复杂度以及外界环境的复杂性不断增加，使得我们在进行决策研究时不得不考虑决策模型参数、决策过程、决策结果反馈等优化相关问题。

二型模糊系统的应用突破了传统模糊系统的局限性，具有更高的可解释性以及处理不确定性的能力[49]。二型模糊神经网络充分利用了二型模糊理论来克服数据中存在的各类强不确定性，利用神经网络来加强系统的学习能力，更加适用于现实中具有各类不确定性系统的建模，能够有效地解决大多数健康管理问题，提高健康数据决策的精确性、科学性。

5.2　数据驱动的健康管理建模

5.2.1　数据驱动

1. 数据驱动的概念

《语言学名词》第一版中对数据驱动的定义为：一种问题求解方法。从初始的数据或观测值出发，运用启发式规则，寻找和建立内部特征之间的关系，从而发现一些定理或定律，通常也指基于大规模统计数据的自然语言处理方法。关系型数据库的鼻祖吉姆·格雷提出的第四范式为数据密集型科学发现，即科学大数据，计算机所做的事不仅仅是模拟仿真，还能根据一系列数据进行分析总结，由数据得到结论。

数据驱动，由"数据"和"驱动"两个词语复合而成。顾名思义，数据是驱动的原料和动力，是驱动的前提和基础。随着大数据时代的到来，云计算、人工智能的日渐成熟也为数据驱动的发展提供了得天独厚的条件，由于万物皆可数据化，所以我们能获取到的数据通常是海量的、多维度的、异构的，数据背后蕴含的有价值的信息才是我们想要的，因而数据处理、数据分析、数据挖掘技术层出不穷，其试图将数据转化为信息、知识。机器学习、人工智能、数据挖掘、数据可视化是数据驱动的技术支撑，数据驱动最终是要通过数据转化后的知识去解决问题，帮助人们进行更为合理科学的判断、预测、决策[50]。

图 5-1 所示为数据驱动转化过程，即由所获取的数据，进行数据预处理，如数据清洗、数据筛选、数据集成等一系列消除不确定性的数据处理手段生成信息，再运用数据挖掘手段，挖掘出信息背后所蕴藏的知识价值，而知识经过反复的学习与训练得到验证，便可成为人们决策问题的依据，决策结果又可产生新的数据，形成对知识运用的反馈，不断地被记忆在数据库中，如此循环往复，周而复始，迭代调整，完成决策。

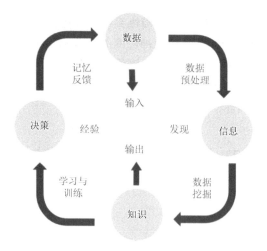

图 5-1　数据驱动转化过程

2. 数据驱动的特征

1）由"样本推断总体"转变为"样本即总体"

传统的研究方法难以获取完整的数据，为了保证研究的科学性和严谨性，通常是从总体中选取一部分具有代表性的对象进行抽样研究，从而推断总体。但抽样方法存在缺陷，且部分无法完全代表整体，对于考察子类问题并不适用。大数据时代的到来，很好地解决了数据获取问题，并且数据收集与数据存储技术不断更迭，数据处理速度飞速提升，能很好地保证数据的完整性和海量性，从而避免了抽样数据的内在缺陷。

2）由"验证假设"转变为"发现结论"

传统的研究通常是研究者根据所学知识经验，归纳出对问题的假设。而基于数据驱动的科学研究事先并无假设，且不再需要数据的分布假设，如传统研究要求数据服从正态分布或变量之间具有某种相关性。基于数据驱动的研究以数据为基础，从数据分析中发现规律，发现研究因素之间是否存在相关性或某种联系，形成结论，更好地保障了研究的可靠性。科学研究的流程从以往的"假设—验证"转变为"发现—总结"，总结所得到的知识可直接应用于问题的判断、预测、决策中。

3）由"模型匹配数据"转变为"数据构建模型"

传统的研究方法往往是先建立模型，然后通过数据验证模型的正确性。而基于数据驱动的研究方法，将数据按照一定比例划分为训练集与测试集，训练集数据用来构造与训练模型，测试集数据用来检验模型的有效性。数据驱动的核心是发挥数据功能，其本质是数据指示执行事件或流程的操作。数据驱动，以输入和输出的数据流形式为基础，以数据模型为隐性中介，连接着数据的输入和新知识的产出。

5.2.2 建模知识储备

1. 人工智能

数据驱动的研究方法离不开人工智能（Artificial Intelligence）的技术支撑，人工智能是关于知识获取、知识发现和知识应用的一门科学，也是计算机科学的一个分支，企图了解智能的实质，并生产出一种新的与人类智能做出相似反应的智能机器，该研究领域包括机器人、语言识别、图像识别、自然语言处理和专家系统等。

如图 5-2 所示，机器学习是人工智能领域中的核心部分，机器学习可分为监督学习、非监督学习、强化学习。深度学习是机器学习算法中的关键，也是当今最为热门的研究方向。在众多的机器学习方法中，数据是支撑学习的基石，拥有数据就占据了人工智能的制高点。数据驱动方法已经在诸多领域获得了应用和发展。

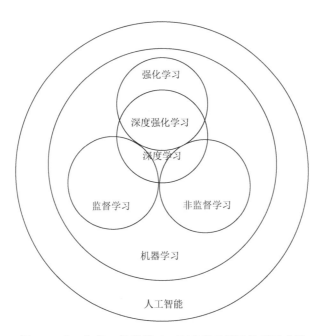

图 5-2 人工智能、机器学习、深度学习算法关系示意图

2. 宽度学习

宽度学习是一种与深度学习并驾齐驱的机器学习方法。与深度学习相比，其训练时间更短，结构更简单。虽然深度结构网络性能非常强大，但训练过程耗时较长，计算成本较高。主要原因是深度网络结构复杂并且涉及大量参数，这种复杂性使得理论上分析深层结构变得困难。另外，为了保证实际应用中的精度，深度学习结构需要持续地增加网络层数或者调整参数个数。因此，一系列以提高训练速度为目的的学习方法逐渐引起了人们的关注。其中，宽度学习就提供了一种很好的学习结构模型，并且可以以增量方式进行重构以支持网络扩展需求，无须重新训练所有网络。

1）随机向量函数连接神经网络

随机向量函数连接神经网络（RVFLNN）是宽度学习的基础，如图 5-3 所示，随机向量函数连接神经网络由三层组成，最下面的一层为输入层，中间的为增强层，上面的是输出层。其中增强层具有非线性因素，增强节点是输入数据 X 经过 $\xi(XW_h + \beta_h)$ 来计算得到的，W_h、β_h 是随机生成的，而且保持不变，从图 5-3 中可以看到输入节点和增强节点都与输出节点两两连接。

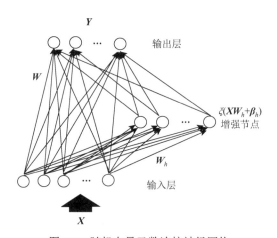

图 5-3　随机向量函数连接神经网络

接下来，把增强节点放到和输入层一起的位置，如图 5-4 所示。

用数学表达式表示网络即为 $Y = AW$，其中 $A = [X \mid \xi(XW_h + \beta_h)]$，通过网络结构，很显然 A 已知，输出结果 Y 已知。权重 W 是我们所想求得的，$W = A^{-1}Y$，A^{-1} 是 A 的伪逆矩阵。在这种扁平化的网络结构中，伪逆是解决权重的一个非常方便快捷的方法，伪逆的求法主要是通过奇异值分解，这里不做详细介绍。以上是宽度学习系统的起源与基础。

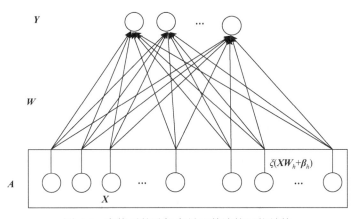

图 5-4　变换后的随机向量函数连接网络结构

2）宽度学习系统

如图 5-5 所示，宽度学习系统（BLS）的基本结构是建立在随机向量函数连接网络的基础之上的。为了使输入数据的特征更加紧凑，增强节点的建立采用了随机特征映射。将输入数据 X 经过 ϕ_i 变换，第 i 个映射的特征可以表示为：$Z_i = \phi_i(XW_{ei} + \beta_{ei}), i = 1, \cdots, n$。将前 n 个特征映射组合在一起，建立第 j 个增强节点组，表示为：$H_j = \xi_j(Z^n W_{hj} + \beta_{hj}), j = 1, \cdots, m$，其中 $Z^n = [Z_1, Z_2, \cdots, Z_n]$。输出数据 Y 可表示为

$$Y = [Z_1, \cdots, Z_n \mid \xi_1(Z^n W_{h1} + \beta_{h1}), \cdots, \xi_m(Z^n W_{hm} + \beta_{hm})]W_n^m$$
$$= [Z_1, \cdots, Z_n \mid H_1, \cdots, H_m]W_n^m$$
$$= [Z^n \mid H^m]W_n^m$$
$$= A_n^m W_n^m$$

因而权重的计算公式为 $W_n^m = [Z^n \mid H^m]^{-1}Y = (A_n^m)^{-1}Y$。

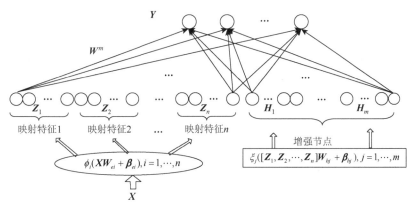

图 5-5　宽度学习系统基本结构

宽度学习网络结构简单、网络层数少，是替代深度学习进行数据训练的另一种选择。宽度学习基于 RVFLNN 进行设计，与原始 RVFLNN 不同的是，输入数据是通过随机生成的特征映射来传输的，然后输入到结构中进行训练。大量数据集的实验证明，宽度学习是有效且高效的。

5.2.3　数据驱动的健康管理模型建立

数据驱动决策可理解为根据历史数据做出决策，运用在健康管理中，就可以根据医疗大数据（如电子病历数据、电子健康记录数据、诊疗过程数据、用药记录数据），利用深度学习、宽度学习、神经网络等人工智能算法对这些海量、多样、专业化的医疗数据进行不断的学习和训练，帮助临床医生做出更加精准和可靠的治疗方案，为临床决策提供科学的参考依据。

图 5-6 所示为基于数据驱动的健康管理理论模型，主要分为以下四个部分：数据采集、数据处理、在线诊疗系统、健康诊断。

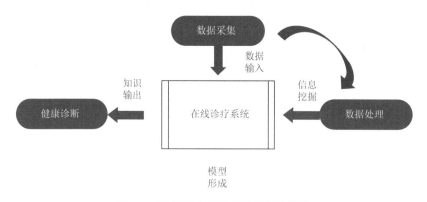

图 5-6　数据驱动的健康管理理论模型

1. 数据采集

当前我国基于"互联网＋"的卫生健康信息化建设正处于蓬勃发展阶段，体系完善且覆盖全民的健康大数据资源池也日趋成型。现有的医疗健康信息对预测疾病流行趋势、监测疾病病程状态等理论研究问题具有较好的决策支持效果。数据采集与获取在大数据时代背景下并不难实现，最重要的是保证数据的完整性、有效性、可靠性。在收集医疗健康数据时，除电子病历数据外，要更加注重其病程跟踪数据，注意数据的动态性、实时更新性、时间序列性和完整性。

2. 数据处理

健康大数据来自不同的领域和部门，呈现出海量性、异构性、高度专业性和不确定性等特点，对数据的处理、信息的聚合提出了挑战。数据处理的一般步骤通常包括：数据筛选、数据清洗、数据集成、数据分析、数据挖掘。有效的数据处理方法不仅要求对信息的领域共性进行提炼，而且要求对信息的异构特征进行协同。由于大多数数据分析与处理方法都是以确定性数据为基础进行设计的，如何构建与信息的不确定特性相适应的数据处理与分析体系是难点与关键所在。

3. 在线诊疗系统

在线诊疗系统可以看作基于数据驱动的研究方法，通过大量数据最终训练出来的知识输出模型，经过不断学习、训练、反馈，最终形成的一个算法模型。在线诊疗系统是集异常预警、健康评估、健康诊断、健康预测、健康维护于一体的系统。

异常预警是指通过分析在线监测数据，及时、准确地发现异常并预警，通常是基于对病例历史数据的学习，获取不同临床指标特征参数可能的阈值（或数值范围）。通过监测数据与阈值的比较，同时考虑数据的整体变化和季节性周期变化来判断患者是否处于健康状态。健康评估是指通过在线或离线的方式，利用测得的数据、人工记录的数据、历史数据、现象或经验等信息，运用综合评估分析方法对人体当前的健康状态（优、良、中、差和异常）进行评估。通过了解个体当前的健康状态，结合其历史状态，衡量和分析身体所处的生理状态。健康诊断是指通过在线诊疗系统中实时跟踪的健康数据，判断人体是否发生异常变化，并对异常部位、类型、程度等进行分析判断，为恢复健康提供相应的解决方案和运维策略。健康预测是基于当前身体健康状况，通过对人体状态监测数据的分析，结合其生理特性、病历数据，预测其未来的健康状况。健康维护是指通过医疗大数据，生成个性化、专业化的治疗方案和干预计划，进行针对性的预防和健康维护。

4. 健康诊断

健康诊断是数据驱动研究中的知识输出环节，慢性病患者的井喷式增长是我国公共卫生领域比较突出的一个问题，不仅给人民也给国家带来了巨大的经济负担。因而建立慢性病风险预警和诊疗模型，通过并发症关联分析和诊疗项目关联分析等方法可以为慢性病患者提供精准的个性化治疗方案和干预计划，通过改变患者的不良生活习惯，降低疾病潜在风险，从而提高慢性病管理的效率和质量。此外，也可通过可穿戴设备即时采集患者身体体征指标数据，实现生理特征的实时监控，通过大数据平台进行及时的预判和干预。

5.3 知识驱动的健康管理建模

5.3.1 知识驱动的健康管理

知识驱动的健康管理是借助现有的书籍知识、经验知识以及在实际案例、系统实施过程中产生的多种描述形式的知识构建成的知识库，形成知识驱动力，依据用户需求和操作系统需求，使用相关知识所构成的策略，对实时系统中的决策或参数加以调整，从而有效地改善健康管理过程中的决策和咨询效率的过程。

5.3.2 建模知识储备

1. 知识获取

在知识获取阶段，采用基于智能算法自动获取的方法和基于人机交互手动获取的方法来获取知识。前一种方法主要是通过 Apriori、模糊集、数据库等技术发现数据中的知识，采用数据挖掘和机器学习算法，对数据进行清洗和处理，从而保证提取到有效的数据；后一种方法是根据专家系统、专业书籍、标准手册、历史案例、决策反馈等途径获取信息后，由专业人员进行分析处理得到可供参考的知识[51]。

2. 知识库构建

知识库是健康管理决策的大脑，通过整合健康相关的知识库和基于知识实践过程中的策略，集成各类知识集合，涵盖算法、模型、规则等类型的知识，便能够形成一个完善的知识库，它可以赋予健康管理系统实时识别、精准预测、快速决策和动态优化的能力[52]。

面对获取的大量知识，需要进行整理存储，以提高所获取知识的价值。首先需要在知识库平台中建立知识库的层次结构，然后为每一个库对象添加用于标识和信息检索的分类属性，按照一定的分类标准将获取的知识保存在知识库中。其中，针对不同类别的知识，需采用不同的表达方式，例如，采用面向对象的表示方法对案例类、模型类知识进行存储和表达，规则类知识则用产生式表示法，同时利用 XML 语言实现对知识表达的语法和数据结构的标准化定义。

此外，基于健康相关知识图谱的知识库构建以实现知识在健康管理的实施决策、咨询为目的，采取的知识图谱用统一的表达模式，将多样性、碎片化的知识存入知识库中，以满足管理决策对知识需求的多样性[53]。基于健康相关知识图谱的知识库除包含现有各层信息系统中的结构化数据外，还包括深度知识获取的新知识，实现了知识存储的扁平化。知识库为各层次决策模型提供了可持续更新、可靠和关联的决策知识，解决了现有信息系统中知识断层和不完备等问题。

3. 知识决策使用

知识决策使用是指从知识库中提取相关知识进行处理后，应用到管理系统的决策环节。例如，将知识嵌入 BP 神经网络中，需要对提取出的知识库中的知识进行分类，嵌入神经网络的算法、模型和规则中，在嵌入环节，我们可将其直接作为神经节点进行嵌入，对于描述型知识，也可将其以参数约束的形式嵌入神经网络。对于实施操作系统所需的策略，我们采用知识匹配的方式，对相应知识策略进行归纳和处理，从而量化成数据输入操作系统中，达到对操作系统的策略支持和系统参数调整的目的。

4. 知识驱动建模

基于知识驱动的健康管理模型主要分为四个板块，分别是知识获取板块、健康管理知识集板块、基于知识的策略板块和健康管理的实验操作系统板块，如图 5-7 所示。

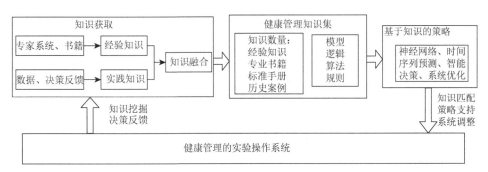

图 5-7　基于知识驱动的健康管理模型

5.3.3　知识驱动的健康管理模型

基于上述理论知识，我们提出一种将知识嵌入二型模糊神经网络中的健康管理模型，步骤如下。

第一步，归类总结常见知识，包括经验知识、关于部分已知关系的语言描述、被辨识系统特性及要求以及被辨识系统局部行为知识；其中被辨识系统特性及要求包括连续性、对称性、单调性、凹凸性和光滑性，被辨识系统局部行为知识包括插值点、极值点、边界、不动点和静态增益。归类总结后，将常见知识分类为可规则化知识和难以规则化知识，两者分别进入第二步和第三步。

第二步，可规则化知识转化为结构约束，即以神经节点的方式直接嵌入二型模糊神经网络；以二型模糊规则刻画可规则化知识的输入输出关系，将知识诱导的规则直接嵌入二型模糊神经网络。

第三步，难以规则化知识通过满足二型模糊神经网络参数的嵌入条件，形成参数约束公式，以参数约束的形式嵌入相关知识。即通过对二型模糊神经网络的参数形成约束来实现知识的嵌入，分析二型模糊神经网络的输入输出关系表达式，并在此表达式的基础上进行理论分析，从而得到知识诱导的参数约束[54]。所采用的二型模糊神经网络包括输入层、二型模糊化层、规则层、降型和输出层，具体如下。

输入层为 n 个输入变量的取值 $x_1, x_2, \cdots, x_n$。

二型模糊化层将 n 个输入值进行二型模糊化处理，其中输入值 x_i 的二型模糊集合为二型模糊集合 $\tilde{A}_K^{i1}, \tilde{A}_K^{i2}, \cdots, \tilde{A}_K^{iM}$ 和 $\tilde{A}_D^{i1}, \tilde{A}_D^{i2}, \cdots, \tilde{A}_D^{iN}$ ($i = 1, 2, \cdots, n$)，二型模糊集合 $\tilde{A}_K^{i1}, \tilde{A}_K^{i2}, \cdots, \tilde{A}_K^{iM}$ 由第二步中的可规则化知识诱导，二型模糊集合 $\tilde{A}_D^{i1}, \tilde{A}_D^{i2}, \cdots, \tilde{A}_D^{iN}$ 由后续结构自组织方法得到。

规则层包括 M 条由知识诱导的二型模糊规则 R_K^s 和 N 条由结构自组织方法得到的规则 R_D^t，分别赋值为：

R_K^s：如果 x_1 为 $\tilde{A}_K^{1s}$，x_2 为 $\tilde{A}_K^{2s}, \cdots, x_n$ 为 $\tilde{A}_K^{ns}$，那么输出值 y 为 $[\underline{W}_K^s, \overline{W}_K^s]$；

R_D^t：如果 x_1 为 $\tilde{A}_D^{1t}$，x_2 为 $\tilde{A}_D^{2t}, \cdots, x_n$ 为 $\tilde{A}_D^{nt}$，那么输出值 y 为 $[\underline{W}_D^t, \overline{W}_D^t]$。

其中，$[\underline{W}_K^s, \overline{W}_K^s]$ 与 $[\underline{W}_D^t, \overline{W}_D^t]$ 为区间权重，$s = 1, \cdots, M; t = 1, \cdots, N, M$、$N$ 分别为由知识诱导的和由结构自组织方法得到的二型模糊规则数，二型模糊规则 R_K^s、R_D^t 的激活强度分别记为 $[\underline{f}_K^s(\boldsymbol{X}), \overline{f}_K^s(\boldsymbol{X})]$、$[\underline{f}_D^t(\boldsymbol{X}), \overline{f}_D^t(\boldsymbol{X})]$，其中 $\boldsymbol{X} = (x_1, x_2, \cdots, x_n)$。

降型和输出层采用 Karnik-Mendel 算法得出输出值 $y(\boldsymbol{X}) = \xi(\boldsymbol{X}, \boldsymbol{\theta})^{\mathrm{T}} \boldsymbol{W}$，其中，"T"表示转置，$\xi(\boldsymbol{X}, \boldsymbol{\theta})$ 为激活强度标准化后得到的强度向量，$\boldsymbol{\theta}$ 为二型模糊集合的中心及宽度参数向量，$[\underline{W}_K^1, \overline{W}_K^1, \cdots, \underline{W}_K^M, \overline{W}_K^M, \underline{W}_D^1, \overline{W}_D^1, \cdots, \underline{W}_D^N, \overline{W}_D^N]^{\mathrm{T}}$ 为区间权重构成的向量。

5.4　数据-知识混合驱动的智能化健康管理建模

5.4.1　数据-知识混合驱动模型

数据-知识混合驱动模型，是由数据驱动的深度学习架构和知识驱动的逐层优化过程组成的，依靠数据驱动和知识驱动同时推进和彼此交互来实现。数据-知识混合驱动模型，首先涉及的是知识的范围和表达，其次是数据驱动和知识驱动在各层的分与合以及它们的可解释性，最后是反馈的实施。

数据驱动的深度学习，类似于传统的深度学习系统，有输入层、隐含层、输出层。不同层之间通过加权函数连接，不同层的节点有不同的运算。知识驱动的逐层优化，是在数据驱动的深度学习的伴随和支持下进行的。不同层使用不同的知识变量，知识变量的取值可从数据驱动学习过程中获得。对于非随机变动环境下不可准确预测的情况，知识变量的取值也可以从已经被证明行之有效的公式和运算中获得[55]。

在数据-知识混合驱动模型中，各层的输入是用户传输的需求数据。前一层的输出数据送到下一层加权处理后，作为节点输入数据，逐层进行计算，直至输出。各层的知识变量是根据各层学习功能和优化需要来明确的，同时各层互不相同；但知识变量的取值可通过对输入数据的有规则学习来确定。由此可见，数据-知识混合驱动模型各层功能清晰，学习过程明确。数据学习的走向受到知识变量的约束，知识变量的取值由输入数据演变而定。

5.4.2　建模知识储备

1. 模糊神经网络

模糊神经网络就是将模糊理论同神经网络相结合而得到的产物，它汇集了神经网络与模糊理论的优点，是集学习、联想、识别、信息处理于一体的学习模型。

模糊神经网络一般结构如图 5-8 所示。第一层为输入层，缓存输入信号。第二层为模糊化层，对输入信号进行模糊化。第三层为模糊规则层。第四层为去模糊

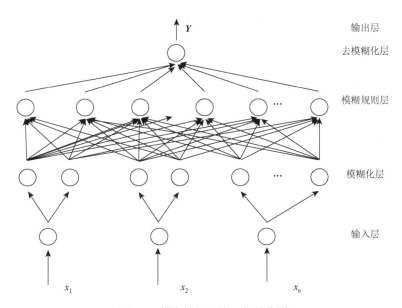

图 5-8　模糊神经网络一般结构图

化层，主要针对满足一定条件的量进行分类并将模糊量去模糊化。第五层为输出层，输出运算结果。

根据不同要求建立的模糊神经网络模型也不同，有的要求模型精度高，而有的要求模型尽量简单。模糊神经网络结构的多样性导致其学习算法也具有多样性。模糊神经网络的学习主要包括结构学习和参数学习。典型的模糊神经网络有 BP 模糊神经网络、自适应神经模糊推理系统、B 样条模糊神经网络、RBF 模糊神经网络、模糊小脑模型神经网络、随机模糊神经网络、小波模糊神经网络等。

模糊神经网络结合了神经网络系统和模糊系统的长处，同时具有较好的自学习能力以及对已学习的知识具有良好的可解释性。这使得它在处理非线性、模糊性等问题上有很大的优越性，在智能信息处理、预测、决策、优化等方面存在巨大的潜力。

2. 二型模糊逻辑系统

1）二型模糊集的基本概念

定义：如果 $\tilde{A}$ 是定义域在 X 上的二型模糊集 $(x \in X)$，则

$$\mu_{\tilde{A}}(x) = f_x(\mu_1) / \mu_1 + f_x(\mu_2) / \mu_2 + \cdots + f_x(\mu_m) / \mu_m, \mu_i \in J \subseteq [0,1]$$

$$（5-1）$$

可以看出每个 $\tilde{A}$ 中的元素的隶属度值本身 $(\mu_i \in J \subseteq [0,1])$ 也是一个一型模糊域，$\mu_{\tilde{A}}(x)$ 中的所有元素称为 $\tilde{A}$ 上的 X 的主隶属度值，$\mu_{\tilde{A}}(x)$ 的主隶属度值的隶属度值称为次隶属度值。二型模糊集 $\tilde{A}$ 中元素的主隶属度值的次隶属度值为 1 时所组成的集合称为首隶属度函数。如果一个二型模糊集的次隶属度函数是一型高斯型隶属度函数，则称此二型模糊集为一个高斯二型集合。

2）二型模糊逻辑系统组成与表达

（1）模糊器。

模糊器的作用就是将输入的 crisp 数值映射为若干模糊集，二型系统的模糊器一般将 0 型的输入映射为二型模糊集，也可能映射为一般的一型模糊集，此时的二型模糊集可能出现在后面的前件或后件中。为了简化计算，通常使用单点模糊的方法进行模糊化。

（2）规则与推理。

模糊系统的规则通常有两种形式，分别是 Mamdani 型和 TS 型，它们的具体表达如下：

IF x_1 is F_1^i and x_2 is F_2^i $\cdots$ x_p is F_p^i，THEN y^i is G^i（Mamdani 型）

IF x_1 is $\boldsymbol{F}_1^i$ and x_2 is $\boldsymbol{F}_2^i$ $\cdots$ x_p is $\boldsymbol{F}_p^i$, THEN $y^i = f^i(x_1, x_2, \cdots, x_p)$（TS 型）

两者具有相同的 IF-THEN 规则结构，不同的是模糊规则的后件。Mamdani 型后件是一个模糊集，而 TS 型则是一个具体函数。

二型模糊逻辑系统是由如上的一型模糊逻辑系统的基础上扩展而来的。首先扩展表现在规则的形式上：

IF x_1 is $\boldsymbol{F}_1^i$ and x_2 is $\boldsymbol{F}_2^i$ $\cdots$ x_p is $\boldsymbol{F}_p^i$, THEN y^i is $\tilde{\boldsymbol{G}}^i$（Mamdani 型）

IF x_1 is $\boldsymbol{F}_1^i$ and x_2 is $\boldsymbol{F}_2^i$ $\cdots$ x_p is $\boldsymbol{F}_p^i$, THEN $y^i = \tilde{f}^i(x_1, x_2, \cdots, x_p)$（TS 型）

可以看出，变化主要在规则的前后件上，它们都扩展为二型模糊集。实际上根据二型模糊系统的定义，只要前件或后件中至少有一个是二型模糊集就满足成为二型模糊系统的条件。

考虑一个二型模糊系统，有 p 个输入，$x_1 \in \boldsymbol{X}_1, \cdots, x_p \in \boldsymbol{X}_p$，有一个输出 $y \in \boldsymbol{Y}$，并且这个系统有 M 条规则，设第 l 条规则为 $\boldsymbol{R}^l$：

IF x_1 is $\boldsymbol{F}_1^i$ and x_2 is $\boldsymbol{F}_2^i$ $\cdots$ x_p is $\boldsymbol{F}_p^i$, THEN y^i is $\tilde{\boldsymbol{G}}^i$

可从规则得出一个二型模糊关系：

$$\mu \tilde{\boldsymbol{F}}_1^i \times \tilde{\boldsymbol{F}}_2^i \times \cdots \times \tilde{\boldsymbol{F}}_p^i \to \tilde{\boldsymbol{G}}^i(x, y), \quad x = \left\{ x_1, x_2, \cdots, x_p \right\} \in \boldsymbol{X}_1 \times \boldsymbol{X}_2 \times \cdots \times \boldsymbol{X}_p$$

这里 $\tilde{\boldsymbol{F}}_1^i \times \tilde{\boldsymbol{F}}_2^i \times \cdots \times \tilde{\boldsymbol{F}}_p^i$ 是一个二型模糊笛卡儿积。

如果输入 $x' = \left\{ x_1', \cdots, x_p' \right\}$ 经模糊化得到一个二型模糊集 $\tilde{\boldsymbol{X}}$，推理的过程就是根据输入模糊集和规则表示的模糊关系进行合成运算。因此，可得

$$\mu \tilde{x}' \tilde{\boldsymbol{F}}_1^i \times \tilde{\boldsymbol{F}}_2^i \times \cdots \times \tilde{\boldsymbol{F}}_p^i \to \tilde{\boldsymbol{G}}^i(y) = \bigcup_{x' = \{x_1', \cdots, x_p'\}} \tilde{x}'[\mu \tilde{x}'(x) \bigcap \mu \tilde{\boldsymbol{F}}_1^i \times \tilde{\boldsymbol{F}}_2^i \times \cdots \times \tilde{\boldsymbol{F}}_p^i] \to \tilde{\boldsymbol{G}}^i(x, y)$$

$$(5\text{-}2)$$

如果对输入进行的是单点模糊，则式（5-2）还可以化简为

$$\mu x' \cdot \boldsymbol{F}_1^i \times \boldsymbol{F}_2^i \times \cdots \times \boldsymbol{F}_p^i \to \boldsymbol{G}^i(y) = \mu \boldsymbol{F}_1^i \times \boldsymbol{F}_2^i \times \boldsymbol{F}_p^i(x') \bigcap \mu \boldsymbol{G}^i(y) \qquad (5\text{-}3)$$

不妨令 $\tilde{x}' \tilde{\boldsymbol{F}}_1^1 \times \tilde{\boldsymbol{F}}_2^1 \times \cdots \times \tilde{\boldsymbol{F}}_p^1 \to \tilde{\boldsymbol{G}}^1(y)$ 为 $\tilde{B}^1(y)$，那么运用在 min 或 product t-norm 下的 meet 运算，本规则的输出可以这样得出：

$$\begin{aligned}
\mu \tilde{B}^1(y) &= \mu \tilde{\boldsymbol{F}}_1^i \times \tilde{\boldsymbol{F}}_2^i \times \cdots \times \tilde{\boldsymbol{F}}_p^i(x') \bigcap \mu \tilde{\boldsymbol{G}}^i(y) \\
&= \mu \tilde{\boldsymbol{F}}_1^i(x_1) \bigcap \cdots \bigcap \mu \tilde{\boldsymbol{F}}_p^i(x_p) \bigcap \mu \tilde{\boldsymbol{G}}^i(y) \\
&= \mu \tilde{\boldsymbol{G}}^i(y) \bigcap_{i=1}^p \mu \tilde{\boldsymbol{F}}_i^i(x_i)
\end{aligned} \qquad (5\text{-}4)$$

最终输出的结果为

$$\mu \tilde{B}(y) = \bigcap_{i=1}^p \mu \tilde{B}^i(y) \qquad (5\text{-}5)$$

（3）降型。

降型是二型模糊系统方法的特点和难点。和一型系统不同，二级系统从推理引擎输出的结果是二型模糊集，要把它转换成一般意义上的确定输出，在精确化之前必须先降型。降型实际上是一型系统中精确化运算的扩展，但比精确化运算的复杂性和计算量都要大得多。降型的基本思想就是用最具代表性的 n 型模糊集表示 $n+1$ 型模糊集。当 $n=0$ 时，就是精确器的工作，结果输出就是确定的数值[56]。

5.4.3　数据-知识混合驱动的健康管理智能决策模型的建立

数据与知识混合驱动的健康管理智能决策建模步骤如下。

1. 将知识进行归类总结

常见知识包括经验知识、部分已知关系的语言描述、被辨识系统特性与要求及其局部行为知识。这些知识可分类为可规则化知识和难以规则化知识。

2. 利用数据在知识约束下进行结构自组织和参数自学习

1）结构自组织步骤

第一步，初始化。利用知识诱导的二型模糊规则进行初始化。

第二步，二型模糊规则生成。设定数据与二型模糊规则间的匹配标准及阈值，其中的匹配标准为距离度量；当输入数据时，计算其与已知二型模糊规则的匹配程度，若部分度量值在阈值内，将数据归类到最匹配二型模糊规则，并修改二型模糊规则的参数，在此过程中知识诱导二型模糊规则中的二型模糊集合及区间权重的中心保持不变；若度量值均不符合阈值条件，则返回第二步，产生新的二型模糊规则。

第三步，二型模糊规则合并。定义二型模糊规则间的距离度量及合并阈值 ε，当二型模糊规则间的距离小于 ε 时，进行二型模糊规则合并，在此过程中注意知识所形成的约束。

第四步，二型模糊规则拆分。设定二型模糊规则拆分阈值 δ，当某二型模糊规则中的二型模糊集合宽度大于阈值 δ 时，将相应模糊集合的中心左右移动 δ，宽度变为原来的 50%，实现二型模糊集合拆分，进而实现二型模糊规则的拆分。

第五步，二型模糊规则修剪。在二型模糊规则生成过程中，若某二型模糊规则激活强度小于修剪阈值 r，则对二型模糊规则进行删除，实现修剪，但知识诱导的二型模糊规则不修剪。

2）参数自学习步骤

假定实际系统输入输出数据集为 $\{X_l, y_l\}, l=1,\cdots,L$，其中 L 为数据个数，X_1 为第 1 个输入数据向量，y_1 为第 1 个数据的输出量；在输入 $\boldsymbol{X}_1$ 时，二型模糊神经网络的输出为 $y(\boldsymbol{X}_1) = \xi(\boldsymbol{X}_1, \boldsymbol{\theta}_0)^{\mathrm{T}} \boldsymbol{W}$，其中 $\boldsymbol{\theta}_0$ 为由结构自组织方法确定的二型模糊集合的中心及宽度参数向量，区间权重向量 $\boldsymbol{W} = [\underline{w}_K^1, \overline{w}_K^1, \cdots, \underline{w}_K^M, \overline{w}_K^M, \underline{w}_D^1, \overline{w}_D^1, \cdots, \underline{w}_D^N, \overline{w}_D^N]^{\mathrm{T}}$ 为待优化参数。

数据集的误差平方和为

$$E(\boldsymbol{W}) = \frac{1}{2}\sum_{l=1}^{L}(\xi(\boldsymbol{X}_1, \boldsymbol{\theta}_0)^{\mathrm{T}}\boldsymbol{W} - y_l)^2 = \frac{1}{2}(\boldsymbol{Y} - \boldsymbol{\phi}\boldsymbol{W})^{\mathrm{T}}(\boldsymbol{Y} - \boldsymbol{\phi}\boldsymbol{W}) \qquad (5\text{-}6)$$

式中，$\boldsymbol{\phi} = [\xi(\boldsymbol{X}_1, \boldsymbol{\theta}_0), \xi(\boldsymbol{X}_2, \boldsymbol{\theta}_0), \cdots, \xi(\boldsymbol{X}_L, \boldsymbol{\theta}_0)]^{\mathrm{T}}$；$\boldsymbol{Y} = [y_1, y_2, \cdots, y_L]^{\mathrm{T}}$。因此，参数自学习问题转化为下述约束优化问题：

$$\min_{W} \frac{1}{2}(\boldsymbol{Y} - \boldsymbol{\phi}\boldsymbol{W})^{\mathrm{T}}(\boldsymbol{Y} - \boldsymbol{\phi}\boldsymbol{W}), \quad \text{s.t. } \boldsymbol{W} \in \Omega \qquad (5\text{-}7)$$

该问题为带约束的二次规划问题，采用 active-set 算法予以解决。进行性能验证时，若二型模糊神经网络的输出与实际系统输出一致，则得到知识与数据混合驱动的二型模糊神经网络；若二型模糊神经网络的输出与实际系统输出不一致，则返回参数自学习步骤对结构自组织方法及参数自学习方法进行调整。

根据上述步骤，得出数据-知识混合驱动的智能化健康管理模型，如图 5-9 所示。

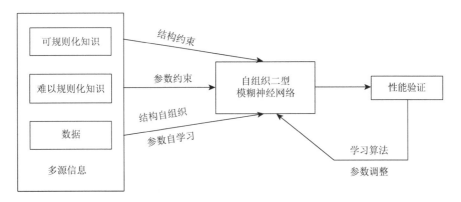

图 5-9 基于数据-知识混合驱动的智能化健康管理模型

5.5 本 章 小 结

人工智能的日益成熟为健康管理决策提供了坚实的技术支撑，宽度学习系统的提出，提高了健康管理模型的训练速度与效率，为决策建模提供了全新的选择。

随着模糊神经网络的不断发展，其在具备良好的自学习能力以及对已学习的知识进行充分利用的同时，也能在知识的约束下，通过已有的数据对模型进行训练，从而获得支持健康管理决策的信息。本章主要介绍了基于数据驱动的健康管理模型、基于知识驱动的健康管理模型以及基于数据-知识混合驱动的智能化健康管理模型，它们都能提升当前健康管理决策的精确性、科学性，对促进健康管理智能化的发展产生一定意义。

第6章 基于数据-知识混合驱动的健康风险评估和分析

6.1 引　　言

健康风险评估（HRA）是一种方法或工具，用于描述和估计某一个体未来发生某种特定疾病或由于某种特定疾病导致死亡的可能性。健康风险评估一般分为健康危险因素评估（Health Risk Appraisal Assessment）、疾病风险评估（Disease Risk Assessment）和健康功能评估（Health Outcome Assessment）。这种评估工具的目的在于估计特定事件发生的可能性，而不在于做出明确的诊断。其理论依据是：看起来健康且没有病状的人也可能具有未来发病甚至导致死亡的潜在风险。所以，健康风险评估是对健康状况的判断，对未来患病和（或）死亡危险进行测算，并将评估结果以量化的形式表示出来。通过评估，能够找出可能导致风险的因素，控制风险因素可以预防致病或死亡或者降低其发生的可能性，达到预防或延迟发病的效果。

6.1.1　问题的提出

20世纪90年代以前，发达国家健康风险评估研究主要针对单纯疾病死亡率。随着人们对健康概念认识的更加深入，目前健康风险评估研究更大程度上针对患者的患病率和整体健康。与第一、二代健康风险评估相比，现在美国健康管理市场流行的健康风险评估，更具个体性、可比性、可行性、教育性。近年来，我国也越来越多出现与环境、生活习惯和饮食密切相关的恶性肿瘤、心脏病、脑血管病等疾病[2]。国家期望通过全民健康管理，提高人民的健康水平，遏制医疗经费的过快增长。

当前，我国健康管理存在以下问题。

（1）相关研究起步较晚，健康管理的理念与发达国家差距很大。

（2）我国健康管理机构多数仅提供体检服务，一般不进行健康风险评估，仅提供若干搭配固定的"体检套餐"，缺乏针对性，造成医疗经费的浪费。

（3）目前国内学者开发出的健康风险评估系统还不够成熟。为了实现依托健康管理提高人民的健康水平和遏制医疗经费过快增长的目标，依据对健康概念的新认识，研发一套适用于国人的健康自评和健康风险评估系统，并与目前国内健康管理机构开展的体检活动相结合，已成为一个亟待解决的问题[57]。

以上这些棘手但又要面对的问题涉及健康数据与健康知识融合。基于领域知识构建的模型称为知识驱动模型（Knowledge-driven Model，KDM），而完全基于数据（没有使用任何领域知识）构建的模型称为数据驱动模型（Data-driven Model，DDM）。数据驱动模型是在对系统物理知识了解有限的基础上，仅以系统状态变量作为模型输入、输出，分析系统数据的特点，建立系统状态变量之间的对应关系。例如，人工神经网络、支持向量机、模糊方法、广义线性模型和广义加性模型等，这些方法具有许多令人满意的特点，如对假设的限制较少、具有逼近非线性函数的能力、很强的预测能力以及适应多变量系统输入的灵活性。数据驱动模型是单纯地建立输入数据与输出数据之间的映射关系，区别于知识驱动模型建立的是描述两者间物理规律的确定性方程。同数据驱动模型相比，知识驱动模型需要详细的系统物理知识去刻画系统的物理过程[58]。

6.1.2 研究的主要内容

本章主要研究内容如下。

1. 基于"医-护-患"三层诊断信息网络的健康风险评估与分析

采用三层信息传输网络来支持隐性糖尿病患者和潜在糖尿病患者（UD&PD）做出符合其个人价值观的明智选择[59]。第一层由卫生专业人员组成，第二层由糖尿病教育者组成，第三层由 UD & PD 组成。利用有限维变分不等式公式，在网络上建立了一个可供医疗决策者使用的均衡模型，最后给出了平衡模型的定性性质和数值算例。

2. 基于社会关系网络的健康风险评估与分析

从国家中医药临床研究基地糖尿病重点疾病研究中获得 2969 例有效病例，评价社会关系在 2 型糖尿病风险管理中的作用。首先建立了社会关系因素的指标体系，然后提出了一种综合主观评价（ANP）和客观评价（熵权法）的方法，对 17 个最重要、最常用的社会关系因素进行重要性排序。这充分发挥了社会关系在改善 2 型糖尿病风险管理中的积极作用，为患者和医务工作者提供了理论支持。

3. 基于社会支持网络的健康风险评估与分析

首先建立社会支持指标评价体系，并结合 ANP 和 CRITIC（Criteria Importance Through Intercriteria Correlation）方法，从主观和客观两个角度评价社会支持对 T2DM 自我管理的影响。模型计算出的权重将作为判断不同社会支持指标重要性的依据。

4. 基于自我管理模式的健康风险评估与分析

从社会资本角度进行 2 型糖尿病患者的自我管理研究，设计问卷，并提出假设，构建 2 型糖尿病患者的自我管理模型[36]。再采用探索性因子分析确定出 6 个社会资本的公因子——社会支持、社交网络、社会归属、社会参与、社会信任和情绪压力调节[60]，并通过描述性统计分析、T 检验分析了解社会资本和自我管理的一些基本规律，最后对结构方程模型进行路径分析。

6.2　建模知识储备

6.2.1　均衡模型

Nagurney 等构建了一个面向电子废弃物逆向供应链管理的供应链网络均衡模型，描述了供应商和零售商之间的竞争，研究了消费者的购买行为[61]。Mihalak 等引入并研究了网络创建博弈的非对称交换均衡的概念，并使用了节点加权[62]。范健以交通网络分配遵循用户均衡和系统最优两个重要原则为理论基础，将 UE 模型和 SO 模型进行比较，结合实例得出不同拥挤程度下 UE 模型与 SO 模型的差异，结合比较结果得出结论，并为路径选择以及行车诱导系统的模式选择提供理论依据[63]。王伟等应用累积前景理论（CPT）研究了可降解交通网络中出行者的路径选择行为，提出了一种基于累积前景理论的旅客路线选择决策过程中考虑随机感知误差的用户均衡（CPT-UE）模型[64]。

本章介绍纯交换经济的一般均衡模型。定义 $Z_{11} = Q_{11} - \omega_{11}$ 为消费者（第一个消费者）对第一种商品的超额需求，即消费者需求商品的数量超过对该商品的拥有量。若 $Z_{11} > 0$，则表示消费者需求商品的数量超过了该商品的拥有量，需要从市场上购买这种商品；若 $Z_{11} < 0$，则消费者出售这种商品。同样可定义 $Z_{12} = Q_{12} - \omega_{12}$ 为消费者对第二种商品的超额需求。

对第一个消费者来说，超额需求函数为

$$\begin{cases} Z_{11} = Z_{11}(P_1, P_2, I_1) \\ Z_{12} = Z_{12}(P_1, P_2, I_1) \end{cases} \tag{6-1}$$

通过考察市场的均衡状态，得到第一种商品和第二种商品的超额需求函数：

$$\begin{cases} Z_1 = Z_{11} + Z_{21} = Z_1(P_1, P_2, I_1, I_2) \\ Z_2 = Z_{12} + Z_{22} = Z_2(P_1, P_2, I_1, I_2) \end{cases} \tag{6-2}$$

如果市场上出现交易，并且第一个消费者是净购买者，那么第二个消费者就一定是净销售者。因此，当某种商品的市场超额需求等于 0 时，该商品的市场出清，即市场处于均衡状态。

$$Z_1 = 0, \quad Z_2 = 0 \tag{6-3}$$

当式（6-3）中的某一个等式成立时，意味着那种商品的市场处于局部均衡。如果存在价格 P_1 和 P_2，使式（6-3）中的两个等式同时成立，那么此时纯交换经济处于一般均衡。称满足 $Z_1 = 0, Z_2 = 0$ 的价格和消费者消费商品的数量组合为一个瓦尔拉斯均衡。第一个消费者效用最大化行为满足的约束条件为

$$P_1 Q_{11} + P_2 Q_{12} = P_1 \omega_{11} + P_2 \omega_{12} \tag{6-4}$$

同样，第二个消费者效用最大化行为满足的约束条件为

$$P_1 Q_{21} + P_2 Q_{22} = P_1 \omega_{21} + P_2 \omega_{22} \tag{6-5}$$

两式相加得

$$P_1(Q_{11} - \omega_{11}) + P_1(Q_{21} - \omega_{21}) + P_2(Q_{12} - \omega_{12}) + P_2(Q_{22} - \omega_{22}) = 0 \tag{6-6}$$

变换得

$$P_1 Z_1 + P_2 Z_2 = 0 \tag{6-7}$$

由于瓦尔拉斯定理成立，因此式（6-3）的瓦尔拉斯均衡条件等价。这就是说，如果瓦尔拉斯定理成立，在两种商品经济中，一种商品市场处于均衡时，这时的价格也使得另一种商品处于均衡。对于 k 种商品经济同样成立，即 $k-1$ 个市场处于均衡时，则此时的价格也一定使得第 k 个市场处于均衡。

6.2.2 变分不等式公式

变分不等式最初起源于物理学界。Signorini 在研究线弹性体与刚体的无摩擦接触时提出了一个变分不等式，这就是 Signorini 问题[65]。而变分不等式是由 Hartman 于 1966 年首次提出的一门数学学科，作为研究偏微分方程边界值问题和最优控制问题的分析工具[66]。目前，变分不等式问题和非线性互补问题在理论和算法的研究上都取得了丰硕的成果。在逆向物流的背景下，Toyasaki 等认为非线性约束的引入有利于变分不等式的形成[67]。

变分不等式问题可表示如下。

给定函数 $F: \mathbf{R}^n \to \mathbf{R}^n$，闭凸集合 $S \in \mathbf{R}^n$，那么有

$$\text{VIP}(F, \boldsymbol{S}) \begin{cases} \text{find,} & x \in \mathbf{R}^n \\ \text{such that,} & F(x)^{\mathrm{T}}(x' - x) \geqslant 0, \forall x' \in \boldsymbol{S} \end{cases} \tag{6-8}$$

6.2.3　网络分析法

网络分析法（ANP）是美国匹兹堡大学的 Saaty 教授于 1996 年提出的一种适应非独立的递阶层次结构的决策方法，它是在层次分析法（AHP）的基础上发展而形成的一种新的实用决策方法。ANP 是最常用的评价方法之一，它是一种基于成对比较矩阵的数学技术。ANP 具有捕捉复杂系统的能力，并允许各种因素之间存在复杂的相互依赖关系，更符合社会的复杂状况关系。这个评估模型将标准、要素和反馈之间的相互联系集成到决策系统中，可以显示各因素的重要性。

使用 ANP 研究问题的逐步算法总结如下。

第一步，分析准则之间的相关性，构建决策网络结构。

第二步，根据 AHP 的 1～9 标度方法，将控制层的标准相互比较，并构造控制层标准的成对比较矩阵。

第三步，根据控制层准则构造网络层子准则的成对比较矩阵，得到归一化特征向量和未加权超矩阵。

第四步，将控制层的加权矩阵与网络层的未加权超矩阵相乘，得到加权超矩阵。

第五步，通过计算极限相对排序向量，将加权超矩阵转化为极限超矩阵。

6.2.4　熵权法

熵权法（EWM）是一种客观赋权方法。它在信息论中用来衡量信息量，即系统越有序，信息熵越低。因此，信息熵也可以作为衡量系统无序程度的一个指标。在评价过程中，所获得信息量的大小是决定评价准确性和可靠性的因素之一。

本节中使用 EWM 研究问题的逐步算法总结如下。

第一步，假设有 m 个评价目标，n 个评价指标，形成原始数据评价矩阵如下：

$$
X_{m \times n} = \begin{bmatrix}
x_{11} & \cdots & x_{1j} & \cdots & x_{1n} \\
\vdots & & \vdots & & \vdots \\
x_{i1} & \cdots & x_{ij} & \cdots & x_{in} \\
\vdots & & \vdots & & \vdots \\
x_{m1} & \cdots & x_{mj} & \cdots & x_{mn}
\end{bmatrix}
$$

式中，x_{ij} 是对应第 i 个索引下第 j 个对象的数据。

第二步，标准化判断矩阵。

对于积极指标（越大越好），计算公式为

$$x_{ij} = \frac{x_{ij} - x_{j\min}}{x_{j\max} - x_{j\min}}$$ （6-9）

对于消极指标（越小越好），计算公式为

$$x_{ij} = \frac{x_{j\max} - x_{ij}}{x_{j\max} - x_{j\min}}$$ （6-10）

式中，$x_{j\max}$ 表示第 j 个索引的最大值；$x_{j\min}$ 表示第 j 个索引的最小值。

第三步，计算指标的比例：

$$y_{ij} = \frac{x_{ij}}{\sum_{i=1}^{m} x_{ij}}$$ （6-11）

第四步，计算指标的熵：

$$H_j = -\frac{1}{\ln m} \sum_{i=1}^{m} (y_{ij} \ln y_{ij})$$ （6-12）

第五步，得到熵权系数：

$$W_j = \frac{1 - H_j}{\sum_{j=1}^{n} (1 - H_j)}$$ （6-13）

6.2.5　结构方程

结构方程模型是一种综合了路径分析和验证性因子分析的数据分析工具，包含多元线性回归分析、方差分析、路径分析和带有潜在变量分析的因子分析等分析方法[68]。结构方程模型在 20 世纪 80 年代就得以广泛应用，专用于解决通过传统的统计方法难以解决的问题，并逐步发展为多元数据分析的主要方法。传统的线性相关分析只是定义了因变量和自变量，仅能提供变量间的直接效应，而测量不到间接效应，且只限于研究两个随机变量之间的关系。若两个变量属于平行关系，即没有因变量和自变量之分，这时使用相关系数，便不能反映出单个变量和总体之间的因果关系。由此可知传统线性回归的局限性，即它不能清楚地阐明各变量之间的作用模式和作用机制，会给研究者制定干预措施带来一定的局限性。而结构方程模型弥补了传统统计方法的不足，既可以同时处理多个变量，也可以比较与评价不同的理论模型，在分析多原因、多结果的关系及潜变量的关系中独具优势。因此，结构方程模型可以弥补多重回归、因子分析、协方差分析等方法的不足，清晰简明地分析单指标因素对总体的作用和单指标变量之间的相互关系，近年来广泛应用于社会学、心理学等领域。

结构方程中既可以包含显变量（即可以直接测量到的变量，也称为观测变量），也可以包含潜变量（即不能直接测量到的变量，但是可以通过观测一个或多个显变量加以度量的变量）。在结构方程中，无论显变量还是潜变量都可以划分为两类，即内生变量（受其他变量影响的变量）和外生变量（影响其他变量的变量）。在因果模型中，可以把内生变量看作因变量，把外生变量看作自变量。一个完整的结构方程模型应该包括结构模型和测量模型，结构模型是采用路径分析的方法来反映潜变量之间的关系；测量模型采用验证性因子分析来反映潜变量与显变量之间的关系。

结构方程模型的四大步骤如下。

（1）模型构建：构建研究模型，具体包括观测变量（指标）与潜变量（因子）的关系以及各潜变量之间的相互关系等。

（2）模型拟合：对模型求解，其中主要是对模型参数的估计，求得参数使模型隐含的协方差矩阵与样本协方差矩阵的"差距"最小。

（3）模型评价：检查路径系数/载荷系数的显著性、各参数与预设模型的关系是否合理和各拟合指数是否通过。

（4）模型修正：模型扩展（使用修正指数）或模型限制（使用临界比率）。

6.3　基于"医-护-患"三层诊断信息网络的健康风险评估与分析

6.3.1　研究陈述

随着人们生活水平的提高和社会老龄化的加速，慢性病成为人们关注的焦点问题。在对流行病学研究的过程中发现，虽然不同年代对糖尿病诊断的标准不同，但糖尿病始终是危害人类健康最主要的慢性非传染性疾病之一，同时全球糖尿病患病率也在逐年上升，可以说糖尿病是最流行的慢性疾病之一[69]。与糖尿病患者相比，UD&PD 的人数更多。如果 UD 和 PD 做出适当的医疗决策及及早发现疾病，则可以预防糖尿病的发生。

国际糖尿病联盟的研究显示，2021 年，在我国有 1.4 亿糖尿病患者，未确诊的人数超 7000 万。由于没有主动检测，这些人很可能在缺乏控制的情况下发展为糖尿病患者。一些糖尿病患者可能不被诊断为糖尿病，因为他们没有严重的症状并且从不寻求医疗服务。糖尿病的诊断信息在推动患者寻求治疗方面起着不可或缺的作用。糖尿病早期患者和完全健康的人将在糖尿病教育者的影响下做出医疗决定。这些措施通常决定是否可以及时筛查出 UD 和 PD 并进行治疗。对糖尿的健康负担的关注，尤其是弱势人群的 UD 和 PD 的健康负担的关注具有重大意义。据此，如何有效地抑制糖尿病的发展是亟须解决的问题。

6.3.2 模型建立与求解

1. 诊断信息传输网络

如图 6-1 所示，我们构建的诊断信息传输网络（DITN）由三组参与者组成：作为卫生专业人员的医生、担任糖尿病教育者角色的护士以及两种类型的患者（UD&PD）。

第一层：包括 m 名医生，是指致力于帮助维护客户健康的个人。

第二层：包括传播糖尿病知识的 n 位护士。他们直接或间接地从医生那里获得有关糖尿病的信息。护士专门为糖尿病患者提供糖尿病自我管理教育。他们使用各种教育方法，包括图表、视频和其他各种信息工具为糖尿病患者提供支持，以帮助 UD&PD 了解影响糖尿病发作的因素来预防该疾病或在发病前期获得早期治疗。

第三层：包括 p 名患者，是指必须根据从医生那里获得的信息来决定是否进行诊断的人（UD&PD）。

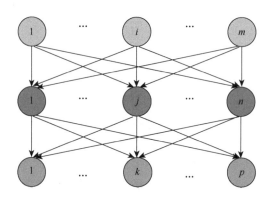

图 6-1　诊断信息传输网络

DITN 的结构致力于为整个网络确定最佳的信息传输组合。为了帮助糖尿病患者做出最佳医疗决策并减轻患者负担，我们将平衡模型应用于网络的构建，该网络对糖尿病的诊断信息进行了定量研究。更准确地说，模型的最佳解决方案可为每个参与者提供最佳的信息传递量和最佳的信息集中度。首先，分析每层的行为并获得它们的最佳反应。然后，考虑到医生、护士以及 UD&PD 的整体行为，从 DITN 的角度评估对糖尿病诊断信息的最佳反应。最后，给出最佳结果，并根据糖尿病诊断信息进行指导，为患者提供最适合的解决方案。

通过信息共享（或称为传输），每单位信息量可能会相对于初始数量扩大或缩小。为了更好地描述 DITN 中的信息传输，需要得到每一层的总信息量之和。因此，在开发模型之前需要一些等价关系，具体如下（实际的输出值与接收量之比为 j）：

$$d_i^0 = \sum_{j=1}^{n} d_{ij}^0, \quad d_j^0 = \sum_{i=1}^{m} d_{ij}^0, \quad d_j = \sum_{k=1}^{p} d_{jk} \tag{6-14}$$

使 $t_j = \dfrac{d_j}{d_j^0}$，并且 $\begin{cases} d_i = t_j d_i^0 \\ d_{ij} = t_j d_{ij}^0 \end{cases}$。

根据 DITN 的结构，层与层之间的信息传输是多对多的。因此，一位医生将向许多护士输出糖尿病诊断信息，而一位护士可能会从多位医生那里接收信息，并且在护士与 UD&PD 之间会发生相同类型的行为。糖尿病诊断信息可以通过许多通道传输，这可能导致信息丢失。鉴于上述事实，此处不考虑最优解的唯一性。

2. 平衡模型的变分不等式方法

基于 DITN，构建平衡模型以及控制平衡条件的变分不等式公式。将平衡模型应用于 DITN，并考虑了网络成员之间的互动以及 DITN 中每个成员的个体决策行为。由此，基于信息的决策问题被转化为变分不等式问题。

1）医生的行为

d_i^0 ($d_i^0 \geqslant 0$) 表示从医生那里得到的诊断信息 i，将所有医生的信息输出分组到列向量 $\boldsymbol{d}^0 \in \boldsymbol{K}_+^m$ 中。假设每个医生 i 都面临信息的输出损失 l_i，这通常取决于信息输出的整个向量，即

$$l_i = l_i(d_i), \quad \forall i \in \mathbf{Z}^+ \tag{6-15}$$

用 d_{ij}^0 表示从医生 i 传输到护士 j 的信息（0 代表初始值），错误与丢失的信息 e_{ij} 在医生和护士之间传递，这可能是由理解偏差和沟通工具不完善导致的。

$$e_{ij} = e_{ij}(d_{ij}), \quad \forall i \in \mathbf{Z}^+; j \in \mathbf{Z}^+ \tag{6-16}$$

医生传递的信息量 i 必须满足以下等式：

$$d_i^0 = \sum_{j=1}^{n} d_{ij}^0, \quad d_i = \sum_{j=1}^{n} d_{ij} = \sum_{j=1}^{n} t_j d_{ij}^0 \tag{6-17}$$

医生的总信息损失等于通过传播造成的信息损失。为了量化信息的影响，需要定义一个变量 s，即信息集中度。信息集中度是单位信息对 j 的影响。s 是为此模型定义的非负数，它是指信息的集中度，即信息对接收者的影响程度。这个定义是用来量化抽象信息的。当 $0 < s < 1$ 时，信息会被稀释，接收这些信息的人可能不太担心自己患糖尿病的可能性。此外，当 $s > 1$ 时，信息对接收者有积极的推

动作用，他们在接收信息后可能会更加小心。第一层从信息输出接收的总效果最大化描述如下：

$$\text{Maximize} \sum_{j=1}^{n} s_{1ij}^{*} d_{ij} - l_i(\boldsymbol{D}^1) - \sum_{j=1}^{n} e_{ij}(d_{ij}) \qquad (6\text{-}18)$$

$$d_{ij} \geqslant 0, \quad j \in \boldsymbol{Z}^+$$

在 DITN 中，假设医生之间没有信息交换，他们不会因为别人而交换意见或改变自己的想法。另外，一个护士可以从不同的医生那里收集信息。当然，他们对同一位护士的影响是不同的。同样，不同的护士对同一条信息有不同的看法。因此，不同的 i 或 j 可能导致 s_{1ij} 不同。医生希望输出的信息能为护士提供最合适的指导，而护士会根据自己的观点来判断什么是最好的。所有一级对象同时满足的最优性条件可表示为以下变分不等式：

$$\sum_{i=1}^{m} \sum_{j=1}^{n} \left[\frac{\partial l_i(\boldsymbol{D}^{1*})}{\partial d_{ij}} + \frac{\partial e_{ij}(d_{ij}^{*})}{\partial d_{ij}} - s_{1ij}^{*} \right] \times \left[d_{ij} - d_{ij}^{*} \right] \geqslant 0, \quad \forall \boldsymbol{D}^1 \in \boldsymbol{K}_+^{mn} \qquad (6\text{-}19)$$

2）护士的行为

护士作为模型的中间层，参与医生和 UD&PD 的诊断信息传输，他们从医生那里得到信息。然后，通过他们的 DITN 联系并教育那些可能患有糖尿病的人——UD&PD。UD&PD 没有到医院进行诊断以确定患有疾病的可能性，在接受到护士的教育后，他们将决定是否应该去看医生以确保自己的健康。他们也可能改变他们的生活方式，以降低病的可能性。护士在这里的角色更像是一个信息传递站，但他们并不是简单地将信息从第一层传递到第三层。在传递的过程中，护士向UD&PD 传递的信息也加入了自己的理解和思考。因此，对于护士 j 来说，他从第一层接收到的信息量并不等于他传递给下一层的信息量。因此，方程组（6-14）是必要的。在某种意义上，t_j 是一个转换因子，它保证了信息流的平衡状态。

$$e_j = e_j(\boldsymbol{D}^1), \quad \forall j \in \boldsymbol{Z}^+ \qquad (6\text{-}20)$$

在接收来自医生的信息时，护士 j 对接收的信息有自己的反应。由于预期的信息密度 s_j 是不同的，因此，一条信息对护士 j 可能产生的影响用 s_{2j}^{*} 表示，$*$ 表示 j 在网络中能得到的最佳状态。护士 j 也希望得到最好的回应。如果将其视为一个优化问题，可以通过以下公式得出：

$$\text{Maximize} \quad s_{2j}^{*} \sum_{k=1}^{p} d_{jk} - e_j(\boldsymbol{D}^1) - \sum_{i=1}^{m} s_{1ij}^{*} d_{ij} \qquad (6\text{-}21)$$

$$\sum_{k=1}^{p} d_{jk} \leqslant \sum_{i=1}^{m} d_{ij} \qquad (6\text{-}22)$$

非负性约束：所有 i 和 k 满足 $d_{ij} \geqslant 0$ 和 $d_{jk} \geqslant 0$。目标函数（6-21）表示，护

士的效果减去信息传递的错误和损失与医生的预期效果之间的差异应最大化。约束（6-22）表示在 t_j 通信之后，j 接收的信息量不能小于 j 的输出量。

现在考虑护士的最优性条件，首先假设每个护士都面临着式（6-21）服从式（6-22）的优化问题以及变量的非负性。在这里还要假设护士不会因为别人而改变他们的信息或想法。其次，我们假设第二层的输出以及他们从医生那里获得的信息量为最佳输出量。在均衡状态下，网络代理层之间的信息传输必须是一致的。

所有变量的最优性条件与变分不等式的解一致，使 $(\boldsymbol{D}^{1*}, \boldsymbol{D}^{2*}, \lambda^*) \in \mathbf{R}_+^{mn+np+n}$ 满足：

$$\sum_{i=1}^{m}\sum_{j=1}^{n}\left[\frac{\partial e_{ij}(\boldsymbol{D}^{1*})}{\partial d_{ij}} + s_{1ij}^* - \lambda_j^*\right] \times \left[d_{ij} - d_{ij}^*\right] + \sum_{j=1}^{n}\sum_{k=1}^{p}\left[-s_{2j}^* + \lambda_j^*\right] \times \left[d_{jk} - d_{jk}^*\right] + \sum_{j=1}^{n}\left[\sum_{i=1}^{m}d_{ij}^* - \sum_{k=1}^{p}d_{jk}^*\right]$$

$$\times \left[\lambda_j - \lambda_j^*\right] \geqslant 0$$

$$\forall (\boldsymbol{D}^1, \boldsymbol{D}^2, \lambda) \in \mathbf{R}_+^{mn+np+n} \tag{6-23}$$

式中，λ_j 是与护士 j 的约束（6-22）相关的拉格朗日乘数，λ 表示所有乘数的 n 维列向量；$\boldsymbol{D}^2$ 表示护士和 UD&PD 之间的 $n \times p$ 的信息流向量。在这个推导过程中，信息集中等于均衡模型中的不变量，这些不变量是内生变量。

3）UD & PD 的行为

UD&PD 根据从护士那里得到的信息，评估他们患糖尿病的可能性。然后决定是否应该努力改善自己的健康状况以避免患上糖尿病，或者去看医生以获得准确的诊断。

当护士将有关疾病的信息传递给患者时，希望对信息接收者产生影响。有时，是为了鼓励 UD&PD 更多地关注疾病和他们的健康。对 UD&PD 的预期影响用 s_{3k}^* 表示，也将在模型中内生确定。

UD&PD 在信息传递过程中面临着我们所说的错误和丢失，例如，信息传递中断和信息理解的错误。将这个信息错误和丢失表示为 e_{jk}，并且假设它是连续的、正的，具有如下一般形式：

$$e_{jk} = e_{jk}(\boldsymbol{D}^2), \quad \forall j \in \mathbf{Z}^+, k \in \mathbf{Z}^+ \tag{6-24}$$

式中，$\boldsymbol{D}^2$ 是护士和 UD&PD 之间信息流的 $n \times p$ 的列向量。将第三层的信息需求用 u_k 表示，假设函数如下：

$$u_k = u_k(s_3), \quad \forall k \in \mathbf{Z}^+ \tag{6-25}$$

第三层 k 的平衡条件为

$$s_{2j}^* + e_{jk}(\boldsymbol{D}^2) \begin{cases} = s_{3k}^*, & d_{jk}^* > 0 \\ > s_{3k}^*, & d_{jk}^* = 0 \end{cases} \tag{6-26}$$

并且

$$u_k(s_3^*) \begin{cases} = \sum_{j=1}^{n} d_{jk}^*, & s_{3k}^* > 0 \\ < \sum_{j=1}^{n} d_{jk}^*, & s_{3k}^* = 0 \end{cases} \qquad (6\text{-}27)$$

在平衡点中，条件（6-26）和（6-27）必须适用于所有的 UD 和 PD，而这些反过来也可以表示为一个变分不等式问题，确定 $(\boldsymbol{D}^{2*}, s_3^*) \in \mathbf{R}_+^{np+n}$，由下面公式给出：

$$\sum_{j=1}^{n}\sum_{k=1}^{p}\left[s_{2j}^* + e_{jk}(\boldsymbol{D}^{2*}) - s_{3k}^*\right] \times \left[d_{jk} - d_{jk}^*\right] + \sum_{k=1}^{p}\left[\sum_{j=1}^{n}d_{jk}^* - u_k(s_3^*)\right] \times \left[s_{3k} - s_{3k}^*\right] \geqslant 0$$

$$\forall\left(\boldsymbol{D}^{2*}, s_3^*\right) \in \mathbf{R}_+^{np+n} \qquad (6\text{-}28)$$

4）DITN 的整体行为

在均衡状态下，医生发送给护士的信息传递必须等于护士输出的信息传递。此外，UD&PD 在第三层接收到的信息量必须等于护士的输出量。此外，信息传递过程中的均衡传递和信息集中必须满足式（6-19）、式（6-23）和式（6-28）。这将在以下定义中明确说明。

定义 6.1（信息传递网络均衡）　当三层决策者之间的信息流重合，并且信息流和信息集中（信息的影响）满足最优性条件（6-19）、（6-23）和（6-28）之和时，信息网络的平衡状态出现。

定义 6.2（变分不等式公式）　在之前设置的约束条件下，DITN 模型的平衡条件等价于变分不等式问题的解，使 $(\boldsymbol{D}^{1*}, \boldsymbol{D}^{2*}, \gamma^*, s_3^*) \in \boldsymbol{K}$ 满足：

$$\sum_{i=1}^{m}\sum_{j=1}^{n}\left[\frac{\partial l_i(\boldsymbol{D}^{1*})}{\partial d_{ij}} + \frac{\partial e_{ij}(d_{ij}^*)}{\partial d_{ij}} + \frac{\partial e_{ij}(\boldsymbol{D}^{1*})}{\partial d_{ij}} - \lambda_j^*\right] \times \left[d_{ij} - d_{ij}^*\right]$$

$$+ \sum_{j=1}^{n}\sum_{k=1}^{p}\left[e_{jk}(\boldsymbol{D}^{2*}) + \lambda_j^* - s_{3k}^*\right] \times \left[d_{jk} - d_{jk}^*\right] + \sum_{j=1}^{n}\left[\sum_{i=1}^{m}d_{ij}^* - \sum_{k=1}^{p}d_{jk}^*\right] \times \left[\lambda_j - \lambda_j^*\right] \qquad (6\text{-}29)$$

$$+ \sum_{k=1}^{p}\left[\sum_{j=1}^{n}d_{jk}^* - u_k(s_3^*)\right] \times \left[s_{3k} - s_{3k}^*\right] \geqslant 0$$

$$\forall(\boldsymbol{D}^{1*}, \boldsymbol{D}^{2*}, \gamma^*, s_3^*) \in \boldsymbol{K}$$

从不等式（6-29）可以看出，它是式（6-19）、式（6-23）与式（6-28）的和。现在建立了相反的关系，即变分不等式（6-29）的解满足式（6-19）、式（6-23）与式（6-28）之和，因此是定义 6.1 中的平衡。对于不等式（6-29），在乘号前面的第一组括号中的项中加上 $-s_{1ij}^* + s_{1ij}^*$，在第二个乘号前面的项中加上 $-s_{2j}^* + s_{2j}^*$，此类"项"不会改变不等式的值，因为它们等于零，由此产生的不等式形式如下：

$$\sum_{i=1}^{m}\sum_{j=1}^{n}\left[\frac{\partial l_i\left(\boldsymbol{D}^{1*}\right)}{\partial d_{ij}}+\frac{\partial e_{ij}\left(d_{ij}^{*}\right)}{\partial d_{ij}}+\frac{\partial e_{ij}\left(\boldsymbol{D}^{1*}\right)}{\partial d_{ij}}-\lambda_j^{*}-s_{1ij}^{*}+s_{1ij}^{*}\right]\times\left[d_{ij}-d_{ij}^{*}\right]$$

$$+\sum_{j=1}^{n}\sum_{k=1}^{p}\left[e_{jk}\left(\boldsymbol{D}^{2*}\right)+\lambda_j^{*}-s_{3k}^{*}-s_{2j}^{*}+s_{2j}^{*}\right]\times\left[d_{jk}-d_{jk}^{*}\right]+\sum_{j=1}^{n}\left[\sum_{i=1}^{m}d_{ij}^{*}-\sum_{k=1}^{p}d_{jk}^{*}\right]\times\left[\lambda_j-\lambda_j^{*}\right]$$

$$+\sum_{k=1}^{p}\left[\sum_{j=1}^{n}d_{jk}^{*}-u_k\left(s_3^{*}\right)\right]\times\left[s_{3k}-s_{3k}^{*}\right]\geqslant0$$

$$\tag{6-30}$$

$$\forall\left(\boldsymbol{D}^{1*},\boldsymbol{D}^{2*},\gamma^{*},\boldsymbol{s}_3\right)\in\boldsymbol{K}$$

经变换化简，得到如下式子：

$$\sum_{i=1}^{m}\sum_{j=1}^{n}\left[\frac{\partial l_i\left(\boldsymbol{D}^{1*}\right)}{\partial d_{ij}}+\frac{\partial e_{ij}\left(d_{ij}^{*}\right)}{\partial d_{ij}}-s_{1ij}^{*}\right]\times\left[d_{ij}-d_{ij}^{*}\right]$$

$$+\sum_{i=1}^{m}\sum_{j=1}^{n}\left[\frac{\partial c_{ij}\left(d_{ij}^{*}\right)}{\partial d_{ij}}+s_{1ij}^{*}-\lambda_j^{*}\right]\times\left[d_{ij}-d_{ij}^{*}\right]$$

$$+\sum_{j=1}^{n}\sum_{k=1}^{p}\left[-s_{2j}^{*}+\lambda_j^{*}\right]\times\left[d_{jk}-d_{jk}^{*}\right]+\sum_{j=1}^{n}\left[\sum_{i=1}^{m}d_{ij}^{*}-\sum_{k=1}^{p}d_{jk}^{*}\right]\times\left[\lambda_j-\lambda_j^{*}\right]\quad(6\text{-}31)$$

$$+\sum_{j=1}^{n}\sum_{k=1}^{p}\left[s_{2j}^{*}+e_{jk}\left(\boldsymbol{D}^{2*}\right)-s_{3k}^{*}\right]\times\left[d_{jk}-d_{jk}^{*}\right]$$

$$+\sum_{k=1}^{p}\left[\sum_{j=1}^{n}d_{jk}^{*}-u_k\left(s_3^{*}\right)\right]\times\left[s_{3k}-s_{3k}^{*}\right]\geqslant0$$

$$\forall\left(\boldsymbol{D}^{1*},\boldsymbol{D}^{2*},\gamma^{*},\boldsymbol{s}_3\right)\in\boldsymbol{K}$$

在这里，用标准的变分不等式形式来写变分不等式问题（6-29），这样就可以更容易地在后面的章节中使用它，确定满足以下条件的 $\boldsymbol{Z}^{*}\in\boldsymbol{K}$：

$$\left\langle\boldsymbol{F}\left(\boldsymbol{Z}^{*}\right),\boldsymbol{Z}-\boldsymbol{Z}^{*}\right\rangle\geqslant0,\quad\forall\boldsymbol{Z}\in\boldsymbol{K}\tag{6-32}$$

式中，$\boldsymbol{Z}\equiv\left(\boldsymbol{D}^{1},\boldsymbol{D}^{2},\lambda,\boldsymbol{s}_3\right);\boldsymbol{F}\left(\boldsymbol{Z}^{*}\right)\equiv\left(F_{ij},F_{jk},F_j,F_k\right),i=1,\cdots,m,j=1,\cdots,n,k=1,\cdots,p$；$\boldsymbol{F}$ 的具体分量由式（6-30）中乘号前的函数项给出；F_{ij} 是指所有医生通过医生和护士之间的信息传递所能获得的均衡收入；F_{jk} 是指所有护士通过护士和 UD & PD 之间的信息传递所能获得的均衡收入；F_j 指的是所有护士都能获得的最佳反应；F_k 是指所有 UD 和 PD 可以获得的最佳反应。

医生的信息集中度的均衡 s_{1ij}^{*}（对于所有 i,j）以及他们的信息集中度 s_{2j}^{*}，都来自变分不等式的解。我们将在后面章节描述一种算法，这样可以很容易地计算出解。根据上面的讨论，如果 $d_{jk}^{*}>0(j=1,\cdots,n;k=1,\cdots,p)$，那么 $s_{2j}^{*}=\lambda_j^{*}$。此外，相反地，通过查找 $d_{ij}^{*}>0$，设定

$$s_{1ij}^* = \left[\frac{\partial l_i(\boldsymbol{D}^{1*})}{\partial d_{ij}} + \frac{\partial e_{ij}(d_{ij}^*)}{\partial d_{ij}} \right] \qquad (6\text{-}33)$$

医生和护士之间的均衡信息传递用向量 $\boldsymbol{D}^{1*}$ 表示，均衡信息密度用 s_{1ij}^* 表示。护士与 UD&PD 之间医疗信息的均衡传递用向量 $\boldsymbol{D}^{2*}$ 表示，与第三层（即 UD&PD）相关联的平衡信息集中度由 s_3^* 表示。护士和 UD&PD 之间的平衡信息集中度由两者之间的相互关系表示：s_{2j}^*, λ_j^*。

6.3.3　实验研究与结果分析

本节列举一个例子并计算其结果。由于网络中的参与者可能不同，因此示例的网络结构是随机选择的，函数中的参数也是随机选择的。利用 MATLAB r2012a 对该算法进行了数值计算，数值实验的精度为 10^{-4}。由于不同的参与者处于不同的环境，他们对信息的理解和对信息的依赖性也有所不同。因此，以下示例中的表达函数关系的值是随机选择的。以输出损失为例，正参数值越大，输出过程中的信息损失越大。这将导致护士对信息的需求增加。其他损失的定量计算方法也一样。在例子中，数字只表示三层之间的相对数量关系，而不是具体数量。

医生的信息传输损失函数如下。

输出端的信息丢失：

$$\begin{cases} l_1(d) = 3.5d_1^2 + 0.5d_1d_2 + 3d_1 \\ l_2(d) = 3.5d_2^2 + 0.5d_1d_2 + 3d_2 \\ l_3(d) = 3.5d_3^2 + 0.5d_1d_3 + 3d_3 \end{cases} \qquad (6\text{-}34)$$

医生和护士之间信息传递过程的错误和丢失：

$$\begin{cases} e_{11}(d_{11}) = 2.5d_{11}^2 + 3d_{11} \\ e_{12}(d_{12}) = 2.5d_{12}^2 + 3d_{12} \\ e_{21}(d_{21}) = 2.5d_{21}^2 + 3d_{21} \\ e_{22}(d_{22}) = 2.5d_{22}^2 + 3d_{22} \\ e_{31}(d_{31}) = 2.5d_{31}^2 + 2.5d_{31} \\ e_{32}(d_{32}) = 2.5d_{32}^2 + 2.5d_{32} \end{cases} \qquad (6\text{-}35)$$

信息的丢失是由护士自己对所收到的信息进行处理和理解的过程：

$$\begin{cases} e_1(\boldsymbol{D}^1) = \left(\displaystyle\sum_{i=1}^{2} d_{i1}\right)^2 \\ e_2(\boldsymbol{D}^1) = \left(\displaystyle\sum_{i=1}^{2} d_{i2}\right)^2 \end{cases} \tag{6-36}$$

UD&PD 层所需的信息量:

$$\begin{cases} u_1(s_3) = -4.5s_{31} - s_{32} + 600 \\ u_2(s_3) = -4.5s_{32} - s_{31} + 600 \\ u_3(s_3) = -4.5s_{33} - s_{31} + 600 \end{cases} \tag{6-37}$$

护士与 UD&PD 之间的信息传输丢失:

$$\begin{cases} e_{11}(\boldsymbol{D}^2) = 2d_{11} + 4 \\ e_{12}(\boldsymbol{D}^2) = 2d_{12} + 4 \\ e_{13}(\boldsymbol{D}^2) = 2d_{13} + 4 \\ e_{21}(\boldsymbol{D}^2) = 2d_{21} + 4 \\ e_{22}(\boldsymbol{D}^2) = 2d_{22} + 4 \\ e_{23}(\boldsymbol{D}^2) = 2d_{23} + 4 \end{cases} \tag{6-38}$$

分析计算结果如表 6-1 所示。

表 6-1　分析计算结果

$\boldsymbol{D}^{1*}$	d_{11}		d_{12}		d_{21}		d_{22}		d_{31}		d_{32}		总和
	2.0888		2.0888		2.2126		2.2126		2.3351		2.3351		13.273
$\boldsymbol{D}^{2*}$	d_{11}		d_{12}		d_{13}		d_{21}		d_{22}		d_{23}		总和
	0.47389		2.4253		3.7372		0.47389		2.4253		3.7372		13.2728
单位信息集中度 s	$s_1^* = \lambda_1^*$		$s_2^* = \lambda_2^*$		s_{31}^*			s_{32}^*			s_{33}^*		
	69.789		69.789		101.48			100.36			99.778		

根据糖尿病本身的特点,建立 DITN 中医学信息传输的均衡模型,均衡模型的信息量变化图如图 6-2 所示。

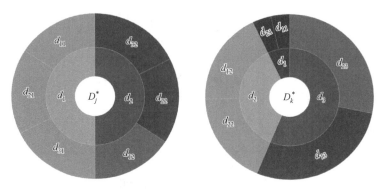

图 6-2　信息量变化图

　　该模型的目标是确定每个信息单元的信息量和信息集中度。均衡点构成了医疗信息的传输过程，使得整个网络达到了最优效果。而均衡点包括信息量、信息集中度等变量。这让 UD&PD 对糖尿病给予足够的关注。从医生到护士，再到 UD&PD，每一层的信息输出者或接收者都会给出一个单位信息集中度，它代表了信息对决策的影响程度。整个 DITN 的信息集中程度代表了信息对网络参与者的影响程度。整个网络的信息集中度之和代表了信息传递对网络参与者的影响，即信息在提高 UD&PD 对糖尿病的重视程度、警惕程度以及医疗决策中的重要作用。

　　如果医疗层没有收到关于单向流的信息反馈，UD&PD 的预期信息量密度将高于护士的输出信息量密度。这对于糖尿病治疗来说是一种好的现象，鼓励 UD&PD 将更多的注意力放在预防糖尿病上。如果 UD&PD 的预期信息量密度低于护士的输出信息量密度，则信息传递的结果是 UD&PD 对其患糖尿病的可能性感到更安全。造成这种情况的原因除了医生的影响外，还在于 UD&PD 存在风险偏好差异和偏好变化。护士作为信息处理和治疗的中介，也有一定的影响。当护士认为某人患糖尿病的可能性较低时，护士 j 在分享医疗经验时的输出信息密度可能会降低。在其他情况下，网络参与者的反应也是可变的。

　　糖尿病是一种慢性疾病。护士在不同情况下传递的信息会有所不同。对于 UD&PD 而言，一次性医疗评估是不够的，因为以前的经验将会对以后的决定产生影响。也就是说，糖尿病信息的传递和相应的决策会受到以往医学经验的影响。这些因素之间的关系及其与时间的关系需要后续研究。

6.4　基于社会关系网络的健康风险评估与分析

6.4.1　研究陈述

　　社会关系网络包括社会支持和社会网络。社会支持代表着社会关系的功能，社会网络代表着社会关系的结构特征。主流观点认为，社会支持通常是指来自社会各个方面向个体提供精神和物质帮助与支持的系统，包括父母、亲戚和朋友（包括提供或接收信息、工具性帮助、情感支持等方面）[70]。生活方式管理对预防 2 型糖尿病的有效性已得到多方证实，但对糖尿病风险管理中的社会关系的研究才刚刚起步。社会关系在多大程度上可以保护个人免受 2 型糖尿病的影响，结果仍然模棱两可。此外，作为亚洲糖尿病患病率最高、全球糖尿病绝对疾病负担最大的国家之一，中国的糖尿病研究主要侧重于诊断和治疗，忽视了社会关系的作用。因此，本章旨在研究社会关系对 2 型糖尿病的影响，这将对 2 型糖尿病的发展和风险管理起决定性作用，并有利于卫生工作者将注意力集中在可能特别脆弱的人群和呈现 2 型糖尿病综合危险因素的人群上。

　　将社会支持分为有形支持、情感支持和信息支持，这是当前研究中的普遍分类。社会网络被定义为社会关系的结构维度，包括关系的规模、密度、持续时间、分散性与同质性、接触频率等方面。网络规模和网络多样性是最全面的衡量标准，因为它们反映了对控制和收集各种资源的人的访问信息，描述了一般人口中社会网络的特征，基于上述的社会关系网络结构图如图 6-3 所示。

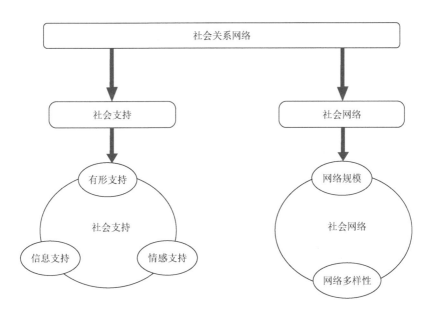

图 6-3　社会关系网络结构图

　　运用有形支持、情感支持、信息支持、网络规模、网络多样性等指标，综合分析社会关系网络对 2 型糖尿病风险管理的影响。

　　有形支持：有形支持定义为通过商品或服务提供物质或实际帮助。它帮助糖尿病患者减轻经济负担，为他们提供良好的康复环境。因此，在这方面，有形支持包括健康食品支持、体育活动支持、药物支持和财政支持。

情感支持：情感支持帮助人们发泄情绪，分享他们对个人问题的感受，获得安全感，这使得个人能够获得被社会尊重、支持和理解的情感体验。它也帮助患者感受到被关爱、珍惜并且认为自己是有价值的，帮助他们克服困难。因此，在这方面，情感支持包括倾听、鼓励、尊重和同情。

信息支持：信息支持为我们提供有关糖尿病的有用信息或知识。例如，为糖尿病患者提供血糖控制的方法、具有更多信息的网站等。良好的信息支持有助于糖尿病的早期发现、早期治疗和并发症的早期预防，有助于糖尿病患者科学地自我管理和治疗。因此，在这方面，信息支持包括基础知识支持、引导和反馈。

网络规模：网络规模指受访者网络中以下人员的数量：合伙人、受访者的子女、父母、兄弟姐妹、朋友等。因此，在这方面，网络规模包括家庭成员数量、社区和医疗机构的数量。

网络多样性：网络多样性指参与者的社交网络由不同角色类别的网络成员组成的层次。在这方面，网络多样性包括密度、联系频率和角色类型。

所有这些指标都与 2 型糖尿病密切相关。利用以上信息，本节构建的评价指标体系如图 6-4 所示。根据专家的判断，控制标准之间的相关性如图 6-5 所示，子标准之间的相关性如图 6-6 所示。

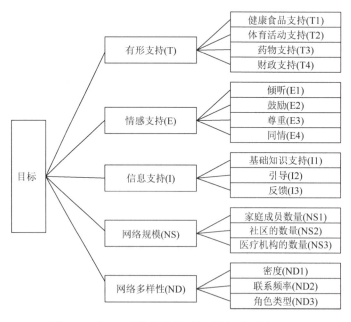

图 6-4　涉及风险的社会关系标准的评价指标体系

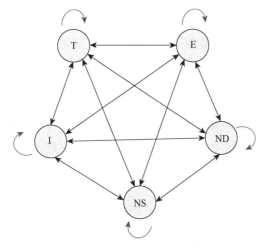

图 6-5　控制标准之间的相关性

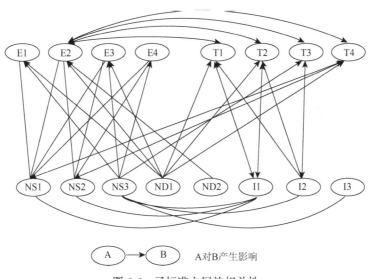

A对B产生影响

图 6-6　子标准之间的相关性

6.4.2　模型建立与求解

使用 ANP-EWM 模型，结合实用灵活的方法来分析社会关系在 2 型糖尿病风险管理中的作用，运用 ANP 方法评价社会关系因素对 T2DM 风险管理的影响，运用 EWM 来衡量绩效指标的有用信息量并确定其权重。

1. 网络分析法

网络分析法（ANP）是最常用的评价方法之一，它是一种基于成对比较矩阵的决策方法。ANP 具有捕捉复杂系统的能力，并允许各因素之间存在复杂的相互依赖关系，符合社会网络的复杂关系分析。ANP 评估模型将标准、要素和反馈之间的相互联系集成到决策系统中，可以显示各因素的重要性。

2. 熵权法

熵权法（EWM）是一种客观赋权方法，信息熵也可以作为衡量系统无序程度的一个指标。在评价过程中，所获得信息的大小是决定评价准确性和可靠性的因素之一。

使用 EWM 算法的步骤如下。

第一步，假设有 m 个评价目标，n 个评价指标，形成原始数据评价矩阵如下：

$$X_{m \times n} = \begin{bmatrix} x_{11} & \cdots & x_{1j} & \cdots & x_{1n} \\ \vdots & & \vdots & & \vdots \\ x_{i1} & \cdots & x_{ij} & \cdots & x_{in} \\ \vdots & & \vdots & & \vdots \\ x_{m1} & \cdots & x_{mj} & \cdots & x_{mn} \end{bmatrix}$$

式中，x_{ij} 是对应第 i 个索引下第 j 个对象的数据。

第二步，标准化判断矩阵。

对于积极指标（越大越好），使用公式：

$$x_{ij} = \frac{x_{ij} - x_{j\min}}{x_{j\max} - x_{j\min}} \tag{6-39}$$

对于消极指标（越小越好），使用公式：

$$x_{ij} = \frac{x_{j\max} - x_{ij}}{x_{j\max} - x_{j\min}} \tag{6-40}$$

式中，$x_{j\max}$ 表示第 j 个索引的最大值；$x_{j\min}$ 表示第 j 个索引的最小值。

第三步，计算指标的比例：

$$y_{ij} = \frac{x_{ij}}{\sum_{i=1}^{m} x_{ij}} \tag{6-41}$$

式中，x_{ij} 来自式（6-39），因为使用的指标都是正指标。

第四步，计算指标的熵：

$$H_j = -\frac{1}{\ln m} \sum_{i=1}^{m} (y_{ij} \ln y_{ij}) \tag{6-42}$$

第五步，得到熵权系数：

$$W_j = \frac{1 - \boldsymbol{H}_j}{\sum\limits_{j=1}^{m}(1 - \boldsymbol{H}_j)} \qquad (6\text{-}43)$$

3. 最小二乘法

ANP 能够反映研究者评价结果的主观权重向量，但缺乏对实际评价数据的反映，主观随机性大，解释力强，往往受到专家知识和经验的限制。EWM 能够反映客观权重向量，与实际数据密切相关，但容易出现极值。用最小二乘法求综合权重向量 $\boldsymbol{W} = (w_1, w_2, \cdots, w_m)^{\mathrm{T}}$，可以弥补上述权重方法的缺陷和不足，提高评价的合理性。最小二乘法是一种数学优化方法，它通过最小化误差平方来寻找一组数据的最佳函数匹配。最小二乘法能够较为简单地得到一些绝对不可知的真值，并使平方误差之和为最小值。对于评价对象的各项指标，主客观权重下的评价值偏差越小越好[71]。因此，建立了如下最小二乘法的决策模型：

$$\min \boldsymbol{H}(w) = \sum_{i=1}^{n} \sum_{j=1}^{m} \left\{ \left[(u_j - w_j)x_{ij} \right]^2 + \left[(v_j - w_j)x_{ij} \right]^2 \right\} \qquad (6\text{-}44)$$

式中，m 代表评价指标个数；n 代表评价对象个数；u_j 代表 ANP 给出的第 j 个指标的权重；v_j 代表 EWM 给出的第 j 个指标的权重；w_j 代表第 j 个指标的优化综合权重；x_{ij} 代表数据对应于方程（6-39）中第 j 个正指标下的第 i 个对象。

约束函数具体如下：

$$\sum_{j=1}^{m} w_j = 1, \quad w_j \geqslant 0, \quad j = 1, 2, \cdots, m \qquad (6\text{-}45)$$

以下是解决这个问题的方法模型。

首先构造拉格朗日乘数：

$$L = \sum_{i=1}^{m} \sum_{j=1}^{n} \left\{ \left[(u_j - w_j)x_{ij} \right]^2 + \left[(v_j - w_j)x_{ij} \right]^2 + 4\lambda \left(\sum_{j=1}^{m} w_j - 1 \right) \right\} \qquad (6\text{-}46)$$

将

$$\begin{cases} \dfrac{\partial L}{\partial w_j} = -\sum_{i=1}^{n} 2(u_j + v_j - 2w_j)x_{ij}^2 + 4\lambda = 0, \quad j = 1, 2, \cdots, m \\ \dfrac{\partial L}{\partial \lambda} = 4\left(\sum_{j=1}^{m} w_j - 1 \right) = 0 \end{cases} \qquad (6\text{-}47)$$

转换为矩阵形式：

$$\begin{bmatrix} \boldsymbol{A} & \boldsymbol{e} \\ \boldsymbol{e}^{\mathrm{T}} & 0 \end{bmatrix} \begin{bmatrix} \boldsymbol{W} \\ \lambda \end{bmatrix} = \begin{bmatrix} \boldsymbol{B} \\ 1 \end{bmatrix} \qquad (6\text{-}48)$$

式中

$$\begin{cases} A = \mathrm{diag}\left[\sum_{i=1}^{n} x_{i1}^2, \sum_{i=1}^{n} x_{i2}^2, \cdots, \sum_{i=1}^{n} x_{im}^2\right] \\ e = [1,1,\cdots,1]^{\mathrm{T}} \\ W = [w_1, w_2, \cdots, w_m] \\ B = \left[\sum_{i=1}^{n} \frac{1}{2}(u_1 + v_1)x_{i1}^2, \sum_{i=1}^{n} \frac{1}{2}(u_2 + v_2)x_{i2}^2, \cdots, \sum_{i=1}^{n} \frac{1}{2}(u_m + v_m)x_{im}^2\right]^{\mathrm{T}} \end{cases} \quad (6\text{-}49)$$

求解上述矩阵方程得出如下结果：

$$W = A^{-1}\left[B + \frac{1 - e^{\mathrm{T}} A^{-1} B}{e^{\mathrm{T}} A^{-1} e} e\right] \quad (6\text{-}50)$$

　　ANP 得出的权重考虑了相关专家的知识和经验，对患者或医护人员的 2 型糖尿病风险管理具有指导作用。EWM 得到的权重从数据的角度反映了社会关系指标在 2 型糖尿病风险管理中的重要性，提高了患者或医务人员决策的客观性[72]。两者结合，从多角度综合分析社会关系对 2 型糖尿病风险管理的影响。组合得到的优化积分权重对实际工作中的 2 型糖尿病风险管理具有重要意义。

6.4.3　实验研究与结果分析

　　本章提出用 ANP 和熵权模型确定 2 型糖尿病社会关系因素权重的方法，并采用定性和定量相结合的方法对 2 型糖尿病管理过程中的风险程度进行排序。为了验证本章算法的准确性和适应性，本章从国家中医药临床研究基地糖尿病重点疾病研究中选取 2969 例有效病例，评价社会关系在 2 型糖尿病风险管理中的作用。

　　首先应用 ANP 得出权重。

　　假设控制层的准则之间不存在依赖性和反馈相关性。根据专家的判断结果，构造一个两两比较矩阵，计算控制中各准则的权重图层，表 6-2 展示了标准比较结果。

表 6-2　总体目标下的成对比较矩阵

RS	T	E	I	NS	ND	W_1
T	1	1	1	3	2	0.2599
E	1	1	1	3	2	0.2599
I	1	1	1	3	2	0.2599
NS	1/3	1/3	1/3	1	1/2	0.0820
ND	1/2	1/2	1/2	2	1	0.1383

C.R. = 0.0022

控制标准的权重矩阵计算如下：

$$W_1 = (0.2599, 0.2599, 0.2599, 0.0820, 0.1383)^T \qquad (6\text{-}51)$$

下面生成一个依赖矩阵：

$$W_2 = \begin{bmatrix} & T & E & I & NS & ND \\ T & 0 & 0.3712 & 0.2720 & 0.2500 & 0.2346 \\ E & 0.1409 & 0 & 0.4829 & 0.5 & 0.4488 \\ I & 0.1409 & 0.3712 & 0 & 0.2500 & 0.2346 \\ NS & 0.2628 & 0.2 & 0.0882 & 0 & 0.0819 \\ ND & 0.4554 & 0.0557 & 0.1570 & 0 & 0 \end{bmatrix} \qquad (6\text{-}52)$$

相互依赖的控制标准（W_3）的权重计算如下：

$$W_3 = W_1 \times W_2 = (0.2201, 0.2652, 0.1860, 0.1175, 0.2114)^T \qquad (6\text{-}53)$$

然后，使用计算控制准则权重的方法来计算网络层子标准的权重，由此获得表 6-3 中所示的子标准的权重，权重向量为 W_4 = (0.1002, 0.0310, 0.0310, 0.0578, 0.0790, 0.1238, 0.0225, 0.0399, 0.0227, 0.1039, 0.0595, 0.0294, 0.0294, 0.0588, 0.1310, 0.0504, 0.0019)^T。

表 6-3　总体目标下子标准的权重

标准	权重	子标准	权重	总体目标下的权重
T	0.2201	T1	0.4554	0.1002
		T2	0.1409	0.0310
		T3	0.1409	0.0310
		T4	0.2628	0.0578
E	0.2652	E1	0.2979	0.0790
		E2	0.4667	0.1238
		E3	0.0849	0.0225
		E4	0.1504	0.0399
I	0.1860	I1	0.1220	0.0227
		I2	0.5584	0.1039
		I3	0.3196	0.0595
NS	0.1175	NS1	0.2500	0.0294
		NS2	0.2500	0.0294
		NS3	0.5000	0.0588
ND	0.2114	ND1	0.6250	0.1310
		ND2	0.2385	0.0504
		ND3	0.0091	0.0019

下面考虑网络层之间的依赖关系和反馈关系，得到成对比较矩阵，并使用相对权重生成图 6-7 中的未加权超矩阵。

	T1	T2	T3	T4	E1	E2	E3	E4	I1	I2	I3	NS1	NS2	NS3	ND1	ND2	ND3
T1	1	0	0	0	0	0.1779	0	0	0.1330	0	0	0	0	0	0	0	0
T2	0	1	0	0	0	0.1779	0	0	0.1330	0	0	0	0	0	0	0	0
T3	0	0	1	0	0	0.1779	0	0	0	0	0	0	0	0	0	0	0
T4	0.4147	0.1327	0.2971	1	0	0.1779	0	0	0	0	0	0	0	0	0	0	0
E1	0	0	0	0	1	0	0	0	0	0	0	0	0	0	0.1634	0	0
E2	0.2573	0.3939	0	0	0	1	0	0	0.0800	0	0	0	0.5	0	0	0.2970	0
E3	0	0	0	0	0	0	1	0	0	0	0	0	0	0	0	0	0
E4	0	0	0	0	0	0	0	1	0	0	0	0	0.5	0	0	0.5396	0
I1 $\quad W_5 =$	0.0876	00770	0	0	0	0	0	0	1	0	0	0	0	0	0	0	0
I2	0.1529	0.2636	0.5371	0	0	0.1038	0	0	0.3364	1	0	0	0	0	0	0	0
I3	0	0	0	0	0	0	0	0	0	0	1	0	0	0	0	0	0
NS1	0	0	0	0.3196	0.2270	0.0432	0.2270	0.2270	0.0493	0	0	0	0	0	0.5396	0	0
NS2	0	0	0	0.1220	0.2270	0.0432	0.2270	0.2270	0.2191	0	0	0	1	0	0.2970	0	0
NS3	0	0	0.1742	0	0.1223	0.0300	0.1223	0.1223	0.2191	1.0000	1.0000	0	0	1	0	0	0
ND1	0.0876	0.1327	0	0.5584	0.4636	0.0681	0.4236	0.4236	0	0	0	0	0	0	1	0.1364	0
ND2	0	0	0	0	0	0	0	0	0	0	0	0	0	0	0	1	0
ND3	0	0	0	0	0	0	0	0	0	0	0	0	0	0	0	0	1

图 6-7　未加权超矩阵

子标准的最终权重为

$$W_6 = W_4 \times W_5 = (0.1253,\ 0.0561,\ 0.0626,\ 0.1643,\ 0.0790,\ 0.2055,\ 0.0225,\ 0.0399,$$
$$0.01117, 0.1996,\ 0.0765,\ 0.0863, 0.0832, 0.2535,\ 0.2553,\ 0.0504,$$
$$0.0019)^{\mathrm{T}}$$

标准化后为

$$\boldsymbol{u} = (0.0707,\ 0.0316,\ 0.0353,\ 0.0927,\ 0.0446,\ 0.1159,\ 0.0127,\ 0.0225,$$
$$0.0063,\ 0.1126, 0.0432,\ 0.0487, 0.0470,\ 0.1430,\ 0.1440,\ 0.0284,\ 0.0011)^{\mathrm{T}}$$

接下来应用 EWM 得出权重。

首先，用式（6-39）对原始数据评估矩阵进行归一化，并用式（6-41）计算指标所占的比例，结果如下：

$$X_{10 \times 17} = \begin{bmatrix}
0.0069 & 0 & 0.072 & 0.1833 & 0.0267 & 0.1921 & 0.0921 & 0.1646 & 0.0972 & 0.0972 & 0.1561 & 0.1767 & 0.1261 & 0.0549 & 0.0899 & 0.0848 & 0.1274 \\
0 & 0.0238 & 0 & 0.0458 & 0.0756 & 0 & 0.1667 & 0.0633 & 0.1759 & 0 & 0.1242 & 0.0530 & 0.0304 & 0.1882 & 0.0794 & 0.0141 & 0.0927 \\
0.1104 & 0.1310 & 0.112 & 0.0958 & 0.1733 & 0.0067 & 0.0659 & 0.0918 & 0.1806 & 0.0139 & 0 & 0.1025 & 0.1087 & 0.0431 & 0.0265 & 0.1081 \\
0.1828 & 0.1984 & 0.16 & 0.2208 & 0 & 0.0993 & 0.0395 & 0 & 0.0509 & 0.1065 & 0.0318 & 0 & 0.1826 & 0 & 0.1323 & 0.0777 & 0.0772 \\
0.1241 & 0.0079 & 0.208 & 0.1125 & 0.1022 & 0.1987 & 0.0921 & 0.1677 & 0.1667 & 0.0093 & 0.0032 & 0.0919 & 0 & 0.0157 & 0.1376 & 0.1095 & 0.1815 \\
0.0793 & 0.0952 & 0.08 & 0.0042 & 0.1244 & 0.1026 & 0 & 0.0633 & 0.1389 & 0.1019 & 0.1338 & 0.1131 & 0.0826 & 0.2314 & 0.2487 & 0.1519 & 0 \\
0.1241 & 0.1825 & 0.152 & 0.0917 & 0.0978 & 0.0033 & 0.2325 & 0.0285 & 0.1204 & 0.2731 & 0.1338 & 0.1095 & 0.1087 & 0.2431 & 0.0212 & 0.1166 & 0.1274 \\
0.0414 & 0.1865 & 0.008 & 0.1833 & 0.0884 & 0.1264 & 0.1369 & 0.1519 & 0.0648 & 0.1111 & 0.1369 & 0.1237 & 0.1174 & 0.0824 & 0.0370 & 0.1095 & 0.0927 \\
0.1034 & 0.0675 & 0.08 & 0 & 0.0889 & 0.1060 & 0.1100 & 0.1329 & 0 & 0.2731 & 0.1274 & 0.0495 & 0.1 & 0.1020 & 0.0476 & 0.1979 & 0.1042 \\
0.2276 & 0.1071 & 0.128 & 0.0625 & 0.2267 & 0.1887 & 0.0658 & 0.1361 & 0.0046 & 0.0139 & 0.1527 & 0.1802 & 0.1435 & 0.0392 & 0 & 0.1378 & 0.1200
\end{bmatrix}$$

接下来，用式（6-43）计算指标的熵：

$$\boldsymbol{H}_j = (0.8732,\ 0.8613,\ 0.8887,\ 0.8610,\ 0.9015,\ 0.8423,\ 0.9018,\ 0.9086,$$
$$0.8785,\ 0.7874,\ 0.8847,\ 0.9205,\ 0.9236,\ 0.8349,\ 0.8593,\ 0.9047,\ 0.9397)^{\mathrm{T}}$$

最后用式（6-50）计算指标权重：

$V = (0.0518, 0.1464, 0.0537, 0.0577, 0.0387, 0.0886, 0.0474, 0.0441, 0.0612,$
$0.1057, 0.0557, 0.0384, 0.0369, 0.0657, 0.0328, 0.0460, 0.0292)^{\mathrm{T}}$

下面采用最小二乘法将二者进行整合，得到的结果见表 6-4。

表 6-4 总体目标下子标准的综合权重

子标准	ANP 权重	EWM 权重	综合权重
T1	0.0707	0.0518	0.0612
T2	0.0316	0.1464	0.0890
T3	0.0353	0.0537	0.0445
T4	0.0927	0.0577	0.0752
E1	0.0446	0.0387	0.0421
E2	0.1159	0.0886	0.1022
E3	0.0127	0.0474	0.0301
E4	0.0225	0.0441	0.0333
I1	0.0063	0.0612	0.0337
I2	0.1126	0.1057	0.1092
I3	0.0432	0.0557	0.0494
NS1	0.0487	0.0384	0.0435
NS2	0.0470	0.0369	0.0419
NS3	0.1430	0.0657	0.1044
ND1	0.1440	0.0328	0.0884
ND2	0.0284	0.0460	0.0372
ND3	0.0011	0.0292	0.0151

可以看到，单独应用 ANP 时，17 项指标中最重要的因素是密度，其次是治疗机构、鼓励和引导，最低的是角色类型。单独使用 EWM 时，17 项指标中最重要的因素是体育活动支持，其次是引导、鼓励和治疗机构，角色类型最低。采用最小二乘法将两者进行整合，从实验结果来看，排在前几位的因素依次是引导、治疗机构、鼓励和体育活动支持，其次是密度、财政支持和健康食品支持，排在最后的因素是角色类型。

结果表明，不同的社会关系因素对 2 型糖尿病的风险管理有不同的影响。患者和医护人员应重视高影响因素，提高 2 型糖尿病风险管理的效率。这些发现为充分发挥社会关系在改善 2 型糖尿病风险管理有积极作用，为患者和医务工作者提供了理论支持。

6.5 基于社会支持网络的健康风险评估与分析

6.5.1 概述

良好的社会支持对自我管理的积极影响在公共卫生研究领域被广泛认可。然而,关于社会支持哪个维度对自我管理的影响更重要的研究还很少。中国的糖尿病研究主要集中在诊断和治疗上,忽视了社会支持的作用。因此,本节旨在分析哪些社会支持维度对 2 型糖尿病患者自我管理的影响更大,并探讨加强患者自我管理的策略。为了可视化不同社会支持指标的重要性,我们采用 ANP-CRITIC 模型来量化指标的权重。一方面,邀请专家对指标的重要性进行评分,通过 ANP 将专家得分转化为主观权重;另一方面,我们招募了 3000 名 2 型糖尿病患者填写社会支持测量问卷,采用层次分析法将结果转换为客观权重,最后通过最小二乘法融合得到综合权重。指标权重越大,越有利于加强 2 型糖尿病的自我管理。

6.5.2 模型建立与求解

1. 构建典型的 ANP 结构

首先构建控制层,控制层的结构和层次分析法的递阶层次结构一样,这部分主要由决策目标、准则、子准则组成。每个准则控制着一个网络结构。

其次是构建网络层,每个元素按照一定的分类方法归类,组成元素组,分析它们之间的网络结构和相互影响关系。在构建相互影响关系的时候,只要两个元素组之间存在一组元素具有相关性,那么组与组之间也存在了联系。

2. 构建超矩阵计算权重

(1)根据组与组之间的关联性,对元素组之间进行两两比较,构造元素组之间的判断矩阵,计算出每个组的权重。

(2)将元素进行两两比较,构建判断矩阵并计算相对权重。

(3)构造初始化未加权超矩阵。

(4)计算加权超矩阵。

(5)计算极限矩阵和极限排序。

CRITIC 方法是由 Diakoulaki 等提出的一种客观权重赋权法。它的基本思路是以两个基本概念为基础,确定指标的客观权重。一是对比强度,它表示同一指标各个评价方案取值差距的大小,以标准差的形式来表现,即标准差的大小表明了在同一指标内各方案的取值差距的大小,标准差越大,各方案的取值差距越大。二是评价指标之间的冲突性,指标之间的冲突性是以指标之间的相关性为基础,如两个指标之间具有较强的正相关,说明两个指标冲突性较低。第 j 个指标与其他指标的冲突性量化指标为 $\sum_{t=1}^{n}(1-r_{tj})$,其中 r_{tj} 评价指标 t 和 j 之间的相关性。

各个指标的客观权重就是以对比强度和冲突性来综合衡量的。设 C_j 表示第 j 个评价指标所包含的信息量,则 C_j 可以表示为

$$C_j = \sigma_j \sum_{k=1}^{m}(1-r_{jk}) \qquad (6\text{-}54)$$

C_j 越大,第 j 个评价指标所包含的信息量越大,该指标的相对重要性也就越大,所以第 j 个指标的客观权重:

$$\theta_j = C_j \bigg/ \sum_{j=1}^{m} C_j \qquad (6\text{-}55)$$

下面给出 CRITIC 算法步骤。

第一步,计算子准则的变换值,得到准则向量如下:

$$\boldsymbol{X}_{aj} = \frac{f_j(a) - f_{j^*}}{f_j^* - f_{j^*}} \qquad (6\text{-}56)$$

第二步,计算每个向量 $(\boldsymbol{x}_j)$ 的标准差 (σ_j)。

第三步,构造相关系数矩阵,维数为 $m \times m$,一般元素为 r_{jk}。该矩阵的元素为向量 $\boldsymbol{x}_j$ 和 $\boldsymbol{x}_k$ 之间的线性相关系数。需要注意的是,如果 $\boldsymbol{x}_j$ 和 $\boldsymbol{x}_k$ 所有元素都是相同的,则可以假设两者之间不存在相关性 $(r_{jk} = 0)$。

第四步,计算各准则的信息测度如下:

$$C_j = \sigma_j \sum_{k=1}^{m}(1-r_{jk}) \qquad (6\text{-}57)$$

第五步,归一化后得到目标权重:

$$w_j = \frac{C_j}{\sum_{k=1}^{m} C_k} \qquad (6\text{-}58)$$

6.5.3 实验研究与结果分析

1. 主观权重的计算

首先,根据专家对社会支持三个控制标准重要性的评价,形成一个两两比较

矩阵。在此基础上，计算各准则的加权值，从而设置并判断矩阵的一致性（C.R.）。可接受的 C.R. 值必须小于 0.1。当 C.R. ≥ 0.1 时，对判断矩阵进行适当修正。

三个控制准则的加权矩阵如下：

$$w_1 = (0.5396, 0.1634, 0.2970)^T$$

然后，假设控制准则之间不存在依赖或反馈关系。根据专家组的评分结果，得到子准则的比较矩阵和权重值。

接下来，考虑 3 个控制标准之间的关系，并生成一个以 3 个因素集为标准的依赖矩阵，得到矩阵为

$$w_2 = \begin{array}{c|ccc} & ES & IS & TS \\ \hline ES & 0 & 0.25 & 0.25 \\ IS & 0.5 & 0 & 0.75 \\ TS & 0.5 & 0.75 & 0 \end{array}$$

相互依赖的控制准则（w_3）的权重是通过相乘的依赖矩阵（w_2）和控制准则的权重矩阵（w_1）来计算的：

$$w_3 = w_2 \cdot w_1 = (0.1151, 0.4926, 0.3924)^T$$

可以使用表 6-4 所示的假设来进一步得到子标准的加权值。权向量为

$$w_p = (0.0537, 0.0343, 0.0098, 0.0173, 0.0601, 0.2750, 0.1574, 0.1787, 0.0553, 0.0553, 0.1031)^T$$

依赖性和反馈关系提供了子标准和比较矩阵之间的相关性。得到的相对重要性权重用于生成未加权的超矩阵。

从专家意见来看，最终得到的 11 个子标准的主观权重为

$$w_y = w_u \cdot w_p = (0.0615, 0.0587, 0.0050, 0.0089, 0.0520, 0.3409, 0.2052, 0.0955, 0.0318, 0.0346, 0.1058)^T$$

2. 客观权重的计算

我们可以分别计算主观权重向量 $U = (u_1, u_2, \cdots, u_m)^T$ 和客观权重向量 $V = (v_1, v_2, \cdots, v_m)^T$。在本节中，我们的主要目的是利用兼顾主观和客观结果的最小二乘法，将上述两个权重向量整合成一个综合权重向量 $W = (w_1, w_2, \cdots, w_m)^T$。在整体解决方案中，每个单独数据的结果产生的误差的平方和被最小化，即"最小二乘"。因此，组合加权法的目标是利用最小二乘方程来最小化 U 与 V 之间的偏差，最终得到综合权重值。

总的来说，信息支持在给定的标准指标中占主导地位，这意味着它在影响 T2DM 方面发挥着最重要的作用。这可能与糖尿病是一种慢性病，而且对信息的需求较大，甚至大于癌症和胃肠道或呼吸系统疾病的信息需求量有关。然而，有一些证据表明，患者获得的关于糖尿病管理的信息量远远低于他们所需要的。因此，将信息资源置于战略位置，可能是一种有效的方法。

6.6　基于自我管理模式的健康风险评估与分析

6.6.1　研究陈述

"自我管理"一词最早出现在 Thomas Creer 所写的《哮喘的自我保健》(*Asthma Self-Care*)中,意思为"患者是治疗过程中一个积极的参与者",之后,"自我管理"一词便广泛地用于针对慢性病患者的教育项目中。它是指在治疗慢性病的过程中,患者产生的一种管理症状、心理状况和改变生活方式的能力。根据世界卫生组织的报告,管理慢性疾病的三个最主要的因素是积极的治疗、自我管理支持和定期的随访。其中自我管理支持是患者慢性病管理的重要衡量指标。自我管理在慢性病防控中的作用得到了国内外专家的应用与验证。患者通过自我管理,培养良好习惯,提高生活质量,增强疾病的管理能力。

社会资本是除物质资本与人力资本之外的第三大资本,是一种无形资源,对社会发展与民生起着重要的作用,是个体所拥有的、可以使用的社会资源。社会资本通常指个体与个体之间、个体与群体之间的联系等,并由此产生的信任,是人们在社会结构中发挥其地位和角色所带来的资源。社会资本因素可以分为社会参与、社会支持、社会信任、社交网络、社会归属、情绪压力六类因素。

本节从社会资本角度深入研究糖尿病患者的自我管理行为,构建结构方程模型,以期从社会领域帮助患者提高自我管理能力。

6.6.2　模型建立与求解

由于社会资本因素是不能通过单个变量直接观测到的,而是多个变量共同作用的效应,如果使用传统的线性相关及回归分析,很难得出满意的结果,也会使得研究有较大的局限性,所以本节通过构造结构方程模型去深入研究社会资本因素,从社会参与、社会支持、社会信任、社会归属、社交网络和情绪压力等方面去研究其与自我管理之间的关系。

1. 社会参与

社会参与是关于受众权利的一种理论,又称为参与权,是指受传者有权参与大众的传播活动,即他们不仅有权从大众传播媒介上获得有关信息,而且有权作为传播者而为大众传播信息。社会参与是社会活动的一种,是社会成员以不同的社会角色、不同的方式间接或者直接地参与到各个社会团体,进行参与调和、改造的过程。社会参与强调成员个体的主动性,不仅包括社会活动,也包括日常的沟通交流，因为这些都是社会联系所必需的，个体既可以通过与其他团体成员接触获得正向积极的技能，来促进身心健康，也可以通过与他人的接触交流，获得归属感，以保持身心愉悦[73]。总之，与社会有关系的活动都是社会参与的范畴。社会参与问项统计如表 6-5 所示。

表 6-5　社会参与问项统计

变量	编号	问项	态度	数量	比例
社会参与（SP）	SP1	经常参加社区的活动和团体聚会	非常不同意	53	24.0%
			不同意	41	18.6%
			中立	58	26.2%
			基本同意	49	22.2%
			完全同意	20	9.0%
	SP2	经常与同事进行交流、参加同事的聚会	非常不同意	35	15.8%
			不同意	55	24.9%
			中立	60	27.1%
			基本同意	55	24.9%
			完全同意	16	7.3%
	SP3	经常与朋友进行交流、参加朋友的聚会	非常不同意	79	35.7%
			不同意	73	33.0%
			中立	33	14.9%
			基本同意	12	5.5%
			完全同意	24	10.9%

假定 1：（+H1）较多的社会参与对患者的自我管理有显著正向作用。

2. 社会信任

社会信任是社会成员间存在的对组织、人际往来等社会性活动所持的普遍且近似的一种态度，这种一致的态度为社会成员的互动又提供了一种高于自身立场的共同观念。这种观念使个体在与社会组织进行交流时，对于这个社会或者与自身具有社会关系的人或团体产生一种莫名的信任感[74]。社会信任既包括个体与个体之间的信任感，也包括个体对组织、对社会的信任感。社会信任问项统计如表 6-6 所示。

表 6-6　社会信任问项统计

变量	编号	问项	态度	数量	比例
社会信任（ST）	ST1	觉得大多数人都是可以信任的	非常不同意	27	12.2%
			不同意	100	45.2%
			中立	63	28.5%
			基本同意	14	6.3%
			完全同意	17	7.8%
	ST2	觉得家人和亲戚是可以信任的	非常不同意	24	10.9%
			不同意	80	36.2%
			中立	71	32.1%
			基本同意	14	6.3%
			完全同意	32	14.5%
	ST3	觉得朋友都是可以信任的	非常不同意	13	5.9%
			不同意	142	64.3%
			中立	30	13.6%
			基本同意	13	5.9%
			完全同意	23	10.3%
	ST4	我完全相信医生，觉得医生是可以信任的	非常不同意	16	7.2%
			不同意	68	30.8%
			中立	97	43.9%
			基本同意	24	10.9%
			完全同意	16	7.2%

假定 2：（＋H2）较高的社会信任感对患者的自我管理有显著正向作用。

3. 情绪压力调节

情绪压力主要指糖尿病人在日常生活中产生的心理压力。例如，病情带来痛苦时而产生的压力，与医生、朋友交流沟通时而产生的压力，日常生活遇到烦恼困境而产生的压力等。这些压力会引起个体的焦虑或恐惧情绪，产生血压升高、心率加速等身体机能的负面影响，进而直接影响患者的工作效率、人际关系和身心健康。随着患者情绪压力调节水平的提高,血糖的控制效果也会明显转好。患者的抑郁情绪越多,面对疾病就越会采取消极态度,使得患者对病情的管理更加不顺。患者可通过与朋友、家人进行沟通来排解压力。多寻找释放压力的途径,可以减少抑郁情绪,帮助患者积极地应对病情,提高病患的自我管理能力。情绪压力问项统计如表 6-7 所示。

表 6-7　情绪压力问项统计

变量	编号	问项	态度	数量	比例
情绪压力调节 (ES)	ES1	遇到烦恼时,会向朋友、家人进行倾诉	非常不同意	57	25.8%
			不同意	73	33.0%
			中立	28	12.7%
			基本同意	39	17.6%
			完全同意	24	10.9%
	ES2	遇到烦恼时,会向朋友、家人进行求助	非常不同意	61	27.6%
			不同意	37	16.7%
			中立	58	26.2%
			基本同意	43	19.5%
			完全同意	22	10.0%

假定 3:(+H3)较好的情绪压力调节对患者的自我管理有显著正向作用。

4. 社会支持

社会支持是影响人们社会生活的重要因素,是社会资本的重要组成部分。社会支持是指来自个体之外的所有支持的总称,即个体通过与家人、朋友和同事进行社会接触时,获得的物质和精神上的支持。社会支持可以分为客观支持和主观支持。客观支持是与个体有社会关系的人员或组织给予个体物质方面的直接帮助,主观支持则是个体在生活中、工作中感受到的精神上的理解与尊重。社会支持是个体在社会生活中存在一些可以依赖的人,并在个体有需求时,给予一定的支持与帮助,即患者与家人、朋友之间的多种形态的资源的交换,包含物质生活上的照顾以及精神生活上的鼓励等。良好的社会支持可以提高患者缓冲消极事件与心理健康问题带来的不良影响的能力。社会支持问项统计如表 6-8 所示。

表 6-8 社会支持问项统计

变量	编号	问项	态度	数量	比例
社会支持（SS）	SS1	遇到困难时，朋友和家人能够给予我足够的经济支持	非常不同意	48	21.7%
			不同意	71	32.1%
			中立	52	23.5%
			基本同意	29	13.1%
			完全同意	21	9.6%
	SS2	遇到困难时，朋友和家人能够给予我足够的精神支持	非常不同意	40	18.1%
			不同意	55	24.9%
			中立	55	24.9%
			基本同意	33	14.9%
			完全同意	38	17.2%

假定 4：（+H4）较高的社会支持度对患者的自我管理有显著正向作用。

5. 社会归属

社会归属是指个体对社会组织或者团体的从属感和认同感，是一种个体的主观感受。社会归属是心理学上的一个范畴，指"归于"或"属于"某种事物的感情，对特定的组织或团体的眷恋，并将自己融入于群体之中，以群体的利益为自己的出发点和归结点。社会归属是个体在客观环境下产生的一种主观意识，这种意识决定了个体对组织或团体的认同度以及与其发生联系的密切程度。同样反过来说，社会组织或团体也会影响个体在环境中的行为与感知。社会归属感是个体在思想上、感情上、心理上的认同和投入，并愿意作为团体或组织的一员，以团体的利益为基准，承担团体的责任与义务，以实现个人在团体中的价值。社会归属问项统计如表 6-9 所示。

表 6-9 社会归属问项统计

变量	编号	问项	态度	数量	比例
社会归属（SB）	SB1	认为人与人之间的关系十分融洽	非常不同意	28	12.7%
			不同意	11	5.0%
			中立	47	21.2%
			基本同意	84	38.0%
			完全同意	51	23.1%

续表

变量	编号	问项	态度	数量	比例
社会归属（SB）	SB2	很关心自己所在的社区	非常不同意	22	10.0%
			不同意	15	6.8%
			中立	119	53.8%
			基本同意	33	14.9%
			完全同意	32	14.5%
	SB3	如果让我搬走，我会很舍不得	非常不同意	32	14.5%
			不同意	13	5.9%
			中立	18	8.1%
			基本同意	134	60.6%
			完全同意	24	10.9%

假定5：（+H5）较强的社会归属感对患者的自我管理有显著正向作用。

6. 社交网络

社交网络是指个体在组织或团体中，受组织的文化和行为规范影响，通过与个体、组织交流而产生的物质、精神交换的社会活动。这种社会活动对个体来说，有利于人脉的扩展与资源利用率的提高。社交网络是传统文化中重要的组成部分，这是个体与同类的归属与互动方式。狭义地来看社交网络，主要是在家人、朋友之间的社交圈数量与质量；广义概念上的社交网络则是指与其他社交圈之间的关系。个体日常交往的群组大致可以分为亲属类、朋友类、组织类，每一个组织都有一套非正式的、符合组织价值观的行为准则。社交网络问项统计如表6-10所示。

表6-10　社交网络问项统计

变量	编号	问项	态度	数量	比例
社交网络（SN）	SN1	经常联系的朋友，处于不同的社交圈子里	非常不同意	66	29.9%
			不同意	66	29.9%
			中立	25	11.3%
			基本同意	45	20.4%
			完全同意	19	8.5%

续表

变量	编号	问项	态度	数量	比例
社交网络（SN）	SN2	因为朋友很多，为维护日常交际，需要花费很多时间、精力	非常不同意	79	35.7%
			不同意	91	41.2%
			中立	13	5.9%
			基本同意	21	9.5%
			完全同意	17	7.7%
	SN3	经常游走于不同的社交圈，参与不同圈子的聚会	非常不同意	36	16.3%
			不同意	38	17.2%
			中立	63	28.5%
			基本同意	24	10.9%
			完全同意	60	27.1%

假定 6：（–H6）较复杂的社交网络对患者的自我管理有显著负向作用。

根据对 2 型糖尿病患者自我管理行为提出的假设（＋H1、＋H2、+H3、+H4、＋H5、–H6），使用 SmartPLS 软件构建概念模型，见图 6-8。此概念模型包括社会参与、社会信任、情绪压力调节、社会支持、社会归属、社交网络、自我管理共 7 个潜变量，每个潜变量对应各自的显变量。

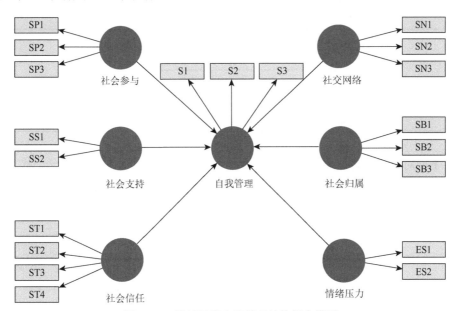

图 6-8　2 型糖尿病自我管理结构概念模型

6.6.3　实验研究与结果分析

本节选取发放给安徽中医院 2 型糖尿病患者的 221 份有效问卷为研究对象。调查对象的基本信息表如表 6-11 所示。

表 6-11　基本信息表

项目	类别	人数	比例	均值	标准差
性别	女（1 分）	99	45%	1.5622	0.4549
	男（2 分）	122	55%		
年龄	45 岁以下（1 分）	17	8%	2.8824	0.9119
	46～59 岁（2 分）	55	25%		
	60～74 岁（3 分）	86	39%		
	75 岁以上（4 分）	63	28%		
BMI	<18.5	8	4%	24.667	3.150
	18.5～23.9	66	30%		
	24～27	110	50%		
	28～32	34	15%		
	>32	3	1%		
家族糖尿病史	否（1 分）	135	61%	1.3891	0.4887
	是（2 分）	86	39%		
吸烟	从不（1 分）	138	63%	1.5068	0.7174
	以前吸烟（2 分）	54	24%		
	现在吸烟（3 分）	29	13%		
HbA1c	<7%	75	34%	7.958%	2.271%
	≥7%	146	66%		

下面对自我管理变量总分进行独立样本 T 检验，结果如表 6-12 所示。其 P 值为 0.000，小于 0.01，则说明在自我管理上，血糖控制良好组和血糖控制不佳组之间的差异较为显著。

表 6-12　自我管理总分的血糖控制差异性

血糖控制情况		N	均值	标准差	标准误差	T 值	P 值
自我管理总分	血糖控制良好组	104	12.35	2.36	0.23	19.60	0.000
	血糖控制不佳组	117	6.17	2.31	0.21		

　　按照自我管理总分进行排序，上下各取 25%的样本，以此划分为自我管理的低分组和高分组。并对社会资本的各因素进行独立 T 样本检验，检验结果如表 6-13所示。

表 6-13　社会资本的自我管理差异性检验

项目	低分组	高分组	T	P
SP1	2.89±1.30	2.67±1.33	0.87	0.387
SP2	2.76±1.26	2.87±1.29	−0.45	0.655
SP3	2.20±1.28	2.38±1.47	−0.69	0.491
SS1	2.02±1.08	3.36±1.31	−5.88	0.000
SS2	2.31±1.18	3.80±1.28	−6.33	0.000
ST1	2.036±0.881	3.20±1.19	−5.82	0.000
ST2	2.27±1.08	3.65±1.21	−6.33	0.000
ST3	2.055±0.756	3.25±1.34	−5.8	0.000
ST4	2.273±0.932	3.473±0.920	−6.8	0.000
SN1	2.82±1.48	1.84±1.13	3.91	0.000
SN2	2.62±1.55	1.87±1.00	3	0.003
SN3	3.47±1.29	2.29±1.55	4.35	0.000
SB1	2.84±1.37	4.218±0.875	−6.3	0.000
SB2	2.655±0.947	3.855±0.951	−6.63	0.000
SB3	2.78±1.21	4.145±0.826	−6.89	0.000
ES1	1.927±0.979	3.74±1.42	−7.76	0.000
ES2	1.964±0.999	3.76±1.32	−8.01	0.000

　　由表 6-13 可知，社会参与的 3 个变量（SP1、SP2、SP3）的 P 值较大，不满足差异性检验，即在社会参与上，自我管理低分组和自我管理高分组之间的差异不显著。由于其他的社会资本因素的 P 值都小于 0.01，则表明在社会支持、社会信任、社交网络、社会归属、情绪压力调节方面，自我管理低分组和自我管理高分组之间有着显著性的差异，且除了社交网络这一潜变量的得分是自我管理的低分组比高分组平均得分要高，其他社会资本因素的平均得分整体上都是自我管理高分组比低分组高。

　　最终模型检验结果如表 6-14 所示。这里的显著性水平，即 T 值的参考值是1.96，若路径的 T 值大于 1.96，则该假设成立。由表 6-14 可知，社会参与对 2 型糖尿病患者的自我管理行为影响不显著，社会归属、社会信任、社会支持、情绪压力调节对糖尿病的自我管理行为有正向影响，社交网络对糖尿病患者的自我管理行为呈负向影响。

表 6-14　结构方程假设

假设	路径系数	T	假设是否成立
（+H1）较多的社会参与对患者的自我管理有显著正向作用	−0.048	0.698	否
（+H2）较高的社会信任感对患者的自我管理有显著正向作用	0.174	2.669**	是
（+H3）较好的情绪压力调节对患者的自我管理有显著正向作用	0.241	3.647**	是
（+H4）较高的社会支持度对患者的自我管理有显著正向作用	0.143	2.068*	是
（+H5）较强的社会归属感对患者的自我管理有显著正向作用	0.192	2.644**	是
（−H6）较复杂的社交网络对患者的自我管理有显著负向作用	−0.141	2.264*	是

$*P \leqslant 0.05$；$**P \leqslant 0.01$。

因此，建议重视建设和谐社区，完善全社会的信任机制，使糖尿病患者可以通过社区接触到更多的健康信息、运动场所和高品质的医疗服务，并积极参与公共事务的推广，营造全民促进健康的大环境，从各个方面激活社会资本，提高患者对社会资本的利用率，进而提高患者的自我管理能力。

6.7　本章小结

本章主要内容包括：基于诊断信息传输网络的决策问题；基于 ANP-EWM 模型的风险管理问题；基于 ANP-CRITIC 模型指标权重量化问题；运用有形支持、情感支持、信息支持、网络规模、网络多样性等指标综合分析社会关系对 2 型糖尿病风险管理的影响。另外，从社会资本角度深入研究糖尿病患者的自我管理行为，构建结构概念模型，以期从社会领域帮助患者提高自我管理能力。

第7章 基于数据-知识混合驱动的健康状态
预测和干预

7.1 引　　言

健康风险预测的目的是描述和评估人体发生某种疾病、因病入院或死亡的可能性。近年来，随着大数据、机器学习等技术的发展，医疗健康相关产业也不断推进。充分利用海量医疗数据，结合互联网和信息技术进行群体和个体的健康风险预测，不仅可以提前采取干预措施降低风险，还可以更好地完善和改进医疗过程。

群体和个体的健康风险评估对增强人们的健康意识，优化医院资源管理以及完善医疗过程，都有着重要的意义。现如今，随着医疗信息化的发展，许多医疗辅助系统应运而生，运用数据挖掘、机器学习等相关技术手段，结合海量丰富的医疗数据，构建适用于群体和个体的健康风险评估系统，不仅可以帮助医院运营过程更具有前瞻性，还可以让患者通过此系统了解身体状况，提前采取保护措施。

7.1.1　问题的提出

糖尿病、高血压、心脑血管疾病号称"人类健康的三大杀手"。糖尿病是一种多病因的代谢疾病，典型症状为多饮、多食、多尿、消瘦、乏力等，是胰岛素分泌不足导致的代谢功能紊乱，临床上表现为持续的慢性高血糖，且容易造成对各组织器官的长期损害。国际糖尿病联盟的研究数据显示，全球糖尿病患病人数不断上升，2021 年，全球已有 5.37 亿人患有糖尿病，隐性糖尿病患者的比例为 44.7%，其中绝大多数为 2 型糖尿病，年龄范围为 20～79 岁。这些人没有明显的糖尿病症状，若不及早发现、及时干预，将增加患有糖尿病相关并发症的风险，极大地增加糖尿病相关医疗保健费用。

糖尿病属于内分泌性疾病，其产生受多方面因素的影响，一般和个人体质、饮食因素、遗传因素等有关。糖尿病是由于体内胰岛素过少，不能对糖分进行完全分解而引起的一种临床症状，通常需要使用一些降糖药来控制血糖平稳。虽然受遗传因素影响的 1 型糖尿病现阶段还难以干预治疗，但是 2 型糖尿病的发生可以通过健康的生活方式、良好的生活环境有效预防，避免因糖尿病而引发的各种并发症。目前，糖尿病已经成为影响居民健康水平提高和经济迅速发展的重要因素之一。

传统的糖尿病治疗方案基本按照"生活方式干预→口服降糖药治疗→胰岛素治疗"的路径开展。首先采用饮食控制和运动等生活方式进行干预，若无法奏效，则需要进行药物治疗。作为一种常见慢性疾病，糖尿病目前虽然无法被根治，但却能通过科学有效的预防、干预和治疗，来降低发病率和提高患者的生活质量。医疗的本质是基于充分的数据积累对患者的健康数据进行处理，从而做出诊断。相比人脑，计算机能更全面且快速地存储和学习医疗健康信息，因此在医疗信息充足的情况下，通过大数据模型对疾病的发展趋势进行预测可能比纯靠医生经验的预测更精准。

采用各类学习模型结合医学知识数据库来对病前临界态进行预警，可以提前发现"准病患"并及时干预。例如，基于基因组学的大数据分析能在外在表征正常的情况下捕捉到分子级别上的表达异常，但是通常医生根据经验只能针对临床特征进行诊断，这种分析对控制糖尿病、心脏病、癌症等慢性疑难病症疗效显著。另外，预测模型也能提高临床决策和诊疗方案制定的速度。医生每诊断完一个患者，就将其信息录入医疗系统，当下次出现相似病例的特征变量时，临床决策辅助系统就能直接输出关于同类患者类型、采取各种处理方式的疗效以及一系列效果不同的诊疗方案推荐。因此，建立数据-知识混合驱动的糖尿病预测模型，从而提高医生诊断的精度和效率、预测和控制糖尿病的发生，最终实现节约医疗资源、减轻家庭负担以及实现疾病早预警和治未病。

7.1.2　研究的主要内容

首先，针对普通人群常规体检指标学习的健康状态预测和干预，我们采用时间序列的方法——长-短期记忆（LSTM）来构建符合 T2DM 动态发展的预测模型。LSTM 对时间序列数据分析具有很强的适应性，在序列学习方面优于其他传统的预测方法，如递归神经网络、支持向量机、隐马尔可夫模型等。但是，对于长期的相互依赖，LSTM 必须结合信息积累的几个时间步骤来连接数据。时间越长，LSTM 获取信息的效率越低。我们在 LSTM 中引入了一种高效的深度学习方法——自我注意机制（Self-Attention，SA）来弥补上述不足。自我注意机制可以充分捕捉长期的信息依赖关系，从而提高预测的准确性，保证 LSTM 的记忆更加深刻和有效。因此，可以利用时间序列数据构建具有自我注意机制的长-短期记忆（SA-LSTM）模型来预测普通人群是否患有 2 型糖尿病。

其次，妊娠糖尿病是糖尿病的一种特殊形式，针对此类特殊人群监测指标学习的健康状态预测和干预，采用集成算法的思想来构建预测模型。集成模型通过考虑多个模型并对其预测进行优化，可以降低选择非常差的模型的风险并且使最终结果更接近真实值。

糖尿病高危阶段是大多数糖尿病患者的必经阶段，针对高危人群临床指标学习的健康状态预测和干预，采用一种新的 DBL-CCA 融合方法即基于双宽度学习的典型相关性分析方法，通过融合学习各个输入模态的丰富特征对目标属性进行识别。DBL-CCA 能够有效地提取不同模态患者的丰富信息，完成融合学习和分类任务，并在训练时间、测试精度以及参数影响等方面表现出非常大的优势，使系统保持良好识别性能的同时，兼备较高的快速性、准确性和鲁棒性。

最后，糖尿病确诊病例愈后的健康状态预测与干预，对其后期的治疗是至关重要的，针对确诊病例愈后指标学习的健康状态预测和干预，将宽度学习与深度学习相结合，搭建了一种新的 BLS-RNN 融合的模型即基于循环神经网络宽度学习系统。BLS-RNN 能够有效地提取序列数据特征，并对序列数据进行分类，且在训练时间、预测精度及参数影响方面表现出巨大的优势。

7.2 建模知识储备

7.2.1 灰色关联分析

灰色关联分析的定义：根据评价指标的具体数据可以判断出指标发展趋势和指标间的异同，进而能够衡量指标间关联程度。在系统发展的过程中，若两个因素变化的趋势具有一致性，则同步变化程度较高；反之，则较低。因此，灰色关联分析方法是根据因素之间发展趋势的相似或相异程度，作为衡量因素之间关联程度的一种方法。简单地说就是，分析对于给定的一些因素，哪些因素对系统而言是主要因素，哪些因素是次要因素，哪些因素对系统发展影响大，哪些因素对系统发展影响小。分析出来对系统发展起推动作用的因素需要强化，而对系统发展起阻碍作用的因素需要抑制。

1. 灰色关联分析的现状及发展

灰色系统理论是系统分析的一种关联分析方法。通过比较几条曲线的形状，可以得出这样的结论：形状越相似，它们之间的关系就越密切。灰色关联分析是灰色系统理论的重要组成部分，它利用序列的相似性和贴近度来确定系统各因素之间的关系。邓聚龙[36]构建了灰色关联分析模型，刘思峰等[37]提出了经典的灰色关联绝对度。灰色关联分析在处理差信息、不完全信息和不确定信息方面有着广泛的应用。

由于每个模型对集合模型构建的贡献程度不同，因此最好估算每个模型的相对权重。相对权重越高，模型对集合模型构建的贡献越大。事实上，GRA 是一种非常有用的偏好分析技术。它有效地测量了一个参考序列和其他比较序列之间的关系。

2. 灰色关联分析的特点

有少量数据或者无规律的数据也可以进行分析子序列和母序列之间的关系，不像回归分析、方差分析等数理分析需要大量的数据，数量少就难以找出统计规律。

灰色关联分析的基本思想是根据序列曲线几何形状的相似程度来判断其联系是否紧密。曲线越接近，相应序列之间的关联度就越大，反之则越小。

7.2.2 循环神经网络

传统的前馈神经网络（Feed-forward Neural Network，FNN）包括输入层、隐含层和输出层，其结构具有局限性，只是将不同层的神经元相连接，同一层级的神经元之间没有关联。因此，FNN 无法处理在时间或空间上有前后关联的输入问题。然而许多学习任务都需要处理序列数据，循环神经网络（RNN）应运而生。

RNN 是深度学习领域中一类特殊的神经网络。RNN 最早是由 Hopfield 提出的 Hopfield 网络模型，其拥有很强的计算能力和联想记忆能力，但因其实现困难而被其他的神经网络所取代。Jordan 和 Elman 分别于 1986 年和 1990 年提出循环神经网络框架，称为简单循环网络（Simple Recurrent Network，SRN），是目前被广泛应用的 RNN 的基础版本。

目前，由于研究的需要，很多学者对 RNN 做了改进，包括：双向循环神经网络（Bidirectional Recurrent Neural Network，BRNN）用于语境处理[75]；一种多模式 RNN 模型，用于视图翻译；Max-Margin Tensor 神经网络（MMTNN），用于中文分词；一种稀疏的 RNN，可用于大西洋飓风的轨迹预测；一种新的基于 RNN 的语言模型（RNNLM），用于语音识别。有的学者为了解决 RNN 存在的梯度消失和梯度爆炸问题，为使其具备长期记忆能力，在 RNN 的基础上作出改进，提出了长-短期记忆（LSTM）模型。

7.2.3　长-短期记忆模型

1. LSTM 的现状与发展

LSTM 神经网络，最早是由 Hochreiter 和 Schmidhuber 于 1997 年提出，是一种特定形式的循环神经网络，循环神经网络在处理长期依赖问题时，随着节点的不断增加，会出现梯度爆炸或梯度消失的问题，因此研究者提出了具有一定"记忆"能力的 LSTM 模型，主要包括输入、输出、输入门、遗忘门、输出门。

为了充分利用到整个序列的上下文信息，很多学者对 LSTM 做了改进，包括：将 LSTM 与 BRNN 结合，提出了双向 LSTM（BLSTM）[76]；提出了门控循环单元（Gated Recurrent Unit，GRU），只包含用于捕捉短期依赖的重置门（Reset Gate）和用于捕捉长期依赖的更新门（Update Gate），合并了 LSTM 中的记忆单元和候选隐含层状态[77]，GRU 普遍被视作 LSTM 的一种简化版本，经实验证明与传统 LSTM 表现相近但效率更高，因此成为最流行的变体之一；首次将深度神经网络（Deep Neural Network，DNN）的框架与 LSTM 相结合，提出了深度 LSTM（Deep LSTM）[78]；提出了树状的和层次的 LSTM 模型，用于自然语言处理任务[79, 80]；在解决降水量的预测问题时，为了同时实现时间维度和空间维度的特征学习，将卷积神经网络（Convolutional Neural Network，CNN）中的卷积算子引入了 LSTM 的状态量更新过程中，提出了卷积 LSTM（Convolutional LSTM，ConvLSTM）[81]。

2. LSTM 的计算过程

LSTM 的计算过程主要分为四大步。

第一步，遗忘门（Forget Gate）决定从原细胞记忆中保留多少比例的信息，这个比例的计算公式为

$$f_t = \sigma\left(w_f[h_{t-1}, x_t] + b_f\right) \tag{7-1}$$

通过这个网络的输出 f_t 是一个（0,1）范围内的数，1 表示完全保留信息，0 表示完全丢弃，用于之后的 $f_t \cdot c_{t-1}$ 计算来决定对旧记忆的保留程度。

第二步，输入门（Input Gate）确定哪些新信息会存到新的细胞状态中，这个部分是两个计算的结合，即生成新信息和新信息实用比例的结合。

Sigmoid 层计算：

$$i_t = \text{Sigmoid}\left(w_i[h_{t-1}, x_t] + b_i\right) \tag{7-2}$$

完整新细胞信息：

$$\tilde{c}_t = \tanh\left(w_c[h_{t-1}, x_t] + b_c\right) \tag{7-3}$$

第三步，融合第一、二步信息得到新的细胞状态 c_t，计算公式为

$$c_t = f_t \times c_{t-1} + i_t \times \tilde{c}_t \tag{7-4}$$

第四步，基于新得到的细胞状态 c_t，结合输出门（Output Gate）计算得出的 Softmax 输出比例值，从而得到最终的输出 h_t。

输出门计算公式为

$$o_t = \sigma\left(w_o[h_{t-1}, x_t] + b_o\right) \tag{7-5}$$

最终的输出为

$$h_t = o_t \times \tanh(c_t) \tag{7-6}$$

7.2.4　宽度学习

1. 宽度学习的现状与发展

深层神经网络可以通过多个隐含层进行深层次的特征学习，提取到深层次的特征，再进行分类，深层神经网络往往具有较多的超参数，需要进行重复训练才能获得这些超参数最优的值，计算量大，对硬件的要求较高，并且面对新增加的训练样本，要重新训练整个网络，这势必会浪费时间和资源。为了解决上述问题，澳门大学陈俊龙教授及其团队在 2018 年发表的论文中首次提出了宽度学习系统（Broad Learning System，BLS），相比于深度学习网络有多个隐含层和众多超参数，宽度学习系统只有一层隐含层，网络结构简单。首先，BLS 把输入的数据进行映射形成特征节点，接着特征节点通过非线性函数映射成增强节点。最后，所有的特征节点和增强节点合并，共同构成隐含层，连接到输出层进行分类，同时，当 BLS 需要在宽度上进行拓展时，会有对应的增量学习算法。增量学习算法就是每当新增加数据时，不需要重新训练所有的数据，即以前已经训练过的数据不必重新训练，只需训练新增加的数据即可，这致使计算过程中所涉及的参数量缩减，减少了计算量，显著缩短了训练时间。

宽度学习因具有结构简单、训练速度快、泛化性能好等优点为深度学习提供了可替代的方案而得到学术界的广泛关注。为了弥补宽度学习系统存在的数据冗余性问题等缺陷，众多学者针对具体问题的应用背景对宽度学习进行了改进，出现稀疏宽度学习系统、模糊宽度学习结构、双宽度学习结构、级联宽度学习结构、宽度贝叶斯神经网络结构等。

2. 宽度学习的特点

（1）结构简单，只有一层隐含层，使网络容易训练。

（2）增强层还有增量学习，当有新的数据输入时，不需要调整整体数据，只需训练新数据即可，训练时间短。

（3）模型泛化能力强。

（4）BLS 用伪逆快速求取隐含层到输出层的权重，避免使用梯度更新方法，保证了网络训练的高效性。不会遇到陷入局部最优、梯度消失或爆炸等问题。

7.2.5　典型相关性分析

典型相关性分析（Canonical Correlation Analysis，CCA）最初是由 Hotelling 提出的。1935 年他在《生物统计》上发表论文《两组变式之间的关系》并首次提出典型相关性分析算法。经历几十年的研究和运用，CCA 算法得到不断改进和完善，于 20 世纪 70 年代基本达到成熟。

假设有两组一维的数据集 X 和 Y，则相关系数 ρ 的定义为

$$\rho(X,Y) = \frac{\text{cov}(X,Y)}{\sqrt{D(X),D(Y)}} \tag{7-7}$$

式中，$\text{cov}(X,Y)$ 是 X 和 Y 的协方差；$D(X)$、$D(Y)$ 分别是 X 和 Y 的方差。相关系数 ρ 的取值为[-1, 1]，ρ 的绝对值越接近于 1，则 X 和 Y 的线性相关性越高；越接近于 0，则 X 和 Y 的线性相关性越低。虽然相关系数可以很好地帮我们分析一维数据的相关性，但是对于高维数据就不能直接使用了。如果 X 是包括人体身高和体重两个维度的数据，而 Y 是包括跑步能力和跳远能力两个维度的数据，不能直接使用相关系数的方法。CCA 给了变通的方法。

CCA 使用的方法是将多维的 X 和 Y 都线性变换为 1 维的 X 和 Y，然后使用相关系数来分析 X 和 Y 的相关性。将数据从多维变换到 1 维，也可以理解为 CCA 是在进行降维，然后用相关系数进行相关性分析。

CCA 是用来分析两组随机变量之间的相关性的统计分析工具。它可以重新表达两组随机变量和正交化其中包含的信息。CCA 通过统计方法找出两套多模异构特性之间的潜在关系，并使用统一的模型，以连接不同类型的基本功能的多模态数据，同时挖掘和保留数据之间的潜在关系。CCA 不仅解决了不同类型的数据之间的异质性问题，而且消除了多模态数据之间的内容间隙，并尽可能保持原始相关性。

7.3　基于普通人群常规体检指标学习的健康状态预测和干预研究

7.3.1　研究陈述

1. 糖尿病

糖尿病是一组以高血糖为特征的代谢性疾病。高血糖则是由于胰岛素分泌缺陷或其生物作用受损，或两者兼有引起。长期存在的高血糖，导致各种组织，特别是眼、肾、心脏、血管、神经的慢性损害、功能障碍，降低预期寿命。世界卫生组织（WHO）预测，到 2035 年，糖尿病患病率将从 1995 年的 4%上升到 4.5%，预计到 2045 年，全球糖尿病患者人数将达到 6.29 亿。目前糖尿病可以分为以下类型：1 型糖尿病（胰岛 β 细胞被破坏，常导致胰岛素绝对缺乏）；2 型糖尿病（胰岛素抵抗伴随不同程度的胰岛素分泌不足）；妊娠糖尿病（妊娠中晚期诊断的糖尿病），其他类型糖尿病如单基因糖尿病（新生儿糖尿病以及 MODY）、胰腺外分泌疾病（囊性纤维化病）、药物或化学物品引起的糖尿病（糖皮质激素、噻嗪类利尿剂、HIV 的治疗药物以及器官移植后等）。

2 型糖尿病（T2DM）占糖尿病病例的 90%以上，是世界卫生组织确定的四种重点非传染性疾病之一。由于人口老龄化、城市化以及与生活方式相关的变化，全球 T2DM 患病率正在不断上升。2 型糖尿病患病率的显著增加，不仅给个人健康带来了高昂的成本，也给国家医疗保健系统带来了重大挑战。

2. 糖尿病诊断

糖尿病诊断主要基于空腹血糖（FPG）/口服葡萄糖耐量试验（OGTT）或餐后 2 小时血糖（2hPG），糖化血红蛋白（HbA1c）。诊断标准如下。

（1）FPG≥126mg/dL（7.0mmol/L），空腹指至少 8h 无任何热量摄入。

（2）2hPG≥200mg/dL（11.1mmol/L），OGTT 采用 WHO 提出的 75g 无水葡萄糖负荷。

（3）HbA1c≥6.5%（48mmol/mol），HbA1c 实验室检测方法需要 NGSP 认证，并且采用 DCCT 研究指定的方法进行标准化。

（4）高血糖典型症状或高血糖危象加任意时间血糖≥200mg/dL（11.1mmol/L）。

2 型糖尿病主要是由胰岛素抵抗（胰岛素分泌高但利用率低）和胰岛素分泌不足引起的，导致糖化血红蛋白（HbA1c）水平升高。高 HbA1c 不仅可导致

T2DM 病情恶化，还可导致许多致命的健康并发症，如肾衰竭、失明、心脏病等。糖化血红蛋白是判断血糖控制状态和 T2DM 进展情况最有价值的指标。糖化血红蛋白检测简单易行，结果稳定，不受用餐时间和短期生活方式改变的影响。因此，在实际的临床决策过程中，医务工作者往往将 HbA1c 作为评估 T2DM 临床进展的关键标准。他们密切监测 T2DM 患者的 HbA1c 水平，并据此调整治疗计划，提供适当的临床干预，使其稳定在最佳值附近。2009 年，国际专家委员会建议使用 HbA1c 诊断 T2DM 和糖尿病前期[82]。2010 年，美国糖尿病协会通过了 T2DM 诊断专家委员会的建议，推荐 HbA1c 为首选方法[83]。2011 年，WHO 批准 HbA1c 作为 T2DM 诊断的标准[84]。总之，维持 HbA1c 水平对于降低 T2DM 风险和临床决策非常重要。

3. 糖尿病健康状态预测干预的意义

研究显示，HbA1c 与糖尿病微血管和大血管并发症的发生紧密相关。随着 HbA1c 升高，糖尿病远期并发症的发病风险逐步提高。研究结果显示，当糖尿病患者 HbA1c 水平增加 1%时，微血管并发症（包括视网膜病变、肾脏病变、神经病变等）的发病风险会提高 30%左右，心血管疾病等大血管并发症的发生率会增加 15%～18%；而当 HbA1c 浓度下降 1%时，急性心肌梗死的发生率则可降低 14%。因此，糖化血红蛋白是评价 T2DM 进展的关键指标。

掌握糖化血红蛋白的序列趋势将有助于更好地理解患者未来疾病的状态，采用合理的自我管理策略以减少 2 型糖尿病的风险。准确预测 HbA1c 水平可以帮助医务人员判断患者 2 型糖尿病的状况，以提高医务人员的科学诊断和决策，这是社会医疗资源合理利用和优化配置的重要依据。

7.3.2 模型建立与求解

1. 数据处理

1）数据来源

我们从安徽省中医院提供的电子病历（EMR）中获取了 6009 条记录，检索了 3885 条有效病历。这些电子医疗记录记录了患者从 2012 年到 2018 年的健康信息，基本个人信息（年龄、性别、婚姻状况等）、实验室测试结果（糖化血红蛋白、空腹血糖、空腹 c 肽等）、诊断信息（入院时间、出院时间、结果等）和药品信息（药品名称、药物的剂量等）。

2）数据预处理

由于患者住院时间长，医务人员密切监测患者的糖化血红蛋白水平，因此每名患者在 EMR 中都有不止一个糖化血红蛋白值。筛查了 5 次以上的患者，因为其住院次数少并不反映糖化血红蛋白水平的趋势，对预测没有意义，甚至可能降低预测的准确性。然后，可以从每个完整的电子病历中选择每位患者住院期间的糖化血红蛋白值和每次测试的时间。每位患者的住院时间因T2DM的严重程度而异，但通常约为 14.56 天。此外，住院间隔是不规则的，因此使用的是不规则间隔的序列数据。有效数据的基本统计见表 7-1。按照每位患者检测糖化血红蛋白水平的时间顺序排列数据。每个糖化血红蛋白值以百分数表示。

表 7-1　住院间隔数据统计

项目名称	数据结果
患者总数	3885 人
每次住院的平均 HbA1c 记录数	23
每次住院的平均持续时间	14.56 天
平均住院间隔时间	184.52 天
最大 HbA1c 水平	16.8%
最小 HbA1c 水平	4.1%

2. 模型的构建

1) 自注意力机制

注意机制最早是在视觉图像领域提出的。近年来，注意机制在基于深度学习方法的自然语言处理中得到了广泛的应用，并取得了良好的效果。它的核心思想是从这样一个事实中吸取教训，人类的大脑会在特定的时间关注特定的地方，而较少关注不重要的信息。自注意力机制是注意机制的一种特殊变体。更具体地说，注意机制发生在编码器和解码器之间，或者输入和输出信息之间。自注意力机制发生在信息序列中，捕捉远端信息之间的连接，也称为内部注意。

从键值查询的角度来理解自注意力机制的原理。如图 7-1 所示，键值查询有三个基本元素：查询、键和值。假设我们有 n 个键向量 $K = [k_1, \cdots, k_n] \in \mathbf{R}^{n \times K}$，每个键向量表示一个维度向量 K。对于给定的查询向量 $Q \in \mathbf{R}^K$，系统会找到相同的键并返回相应的值 $V = [v_1, \cdots, v_n] \in \mathbf{R}^{n \times V}$。如果系统找不到相同的关键字，则分别计算查询与每个现有关键字 w 的相似度。值得注意的是，w 将作为权重分配给所有值，并返回它们的加权和。与顺序数据相对应，输出序列是查询，输入序列是键，w 表示两者的相似性，取值范围为[0, 1]。

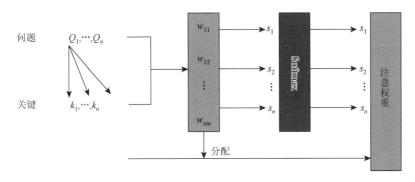

图 7-1　自注意力机制的原理图

自注意力机制的计算步骤如下所述。

（1）计算每个查询和键的相似度，得到每个键对应于该值的权重系数。常用的计算方法有点积法（式（7-8））、余弦相似法（式（7-9））和神经网络评价法（式（7-10））：

$$S_i(\boldsymbol{Q}, \boldsymbol{K}_i) = \boldsymbol{Q} \cdot \boldsymbol{K}_i \tag{7-8}$$

$$S_i(\boldsymbol{Q}, \boldsymbol{K}_i) = \frac{\boldsymbol{Q} \cdot \boldsymbol{K}_i}{\|\boldsymbol{Q}\| \cdot \|\boldsymbol{K}_i\|} \tag{7-9}$$

$$S_i(\boldsymbol{Q}, \boldsymbol{K}_i) = \text{MLP}(\boldsymbol{Q}, \boldsymbol{K}_i) \tag{7-10}$$

（2）引入相似的 Softmax 函数对权重进行归一化，使重要元素的权重更加突出。计算如式（7-11）所示：

$$a_i = \text{Softmax}(\boldsymbol{S}_i) = \frac{\exp(\boldsymbol{S}_i)}{\sum_{i=1}^{n} \exp(\boldsymbol{S}_i)} \tag{7-11}$$

（3）注意力值是通过与相应值的加权求和得到的，计算方法如式（7-12）所示：

$$A(\boldsymbol{Q}, \boldsymbol{S}) = \sum_{i=1}^{n} a_i V_i \tag{7-12}$$

2）LSTM 神经网络

LSTM 是递归神经网络的一个变种，它适用于从经验中学习和预测时序问题，这也是它与其他神经网络模型的不同之处。LSTM 解决时序问题的关键特征是单元状态。LSTM 从单元状态添加和删除信息。为了达到这个目的，必须使用一个信息门，即遗忘门、输入门和输出门。LSTM 的结构如图 7-2 所示。

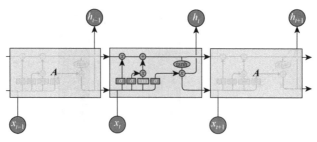

图 7-2　LSTM 的结构

在图 7-2 中，h 表示输出，x 表示输入，tanh 表示双曲正切函数，σ 表示 Sigmoid 函数，A 表示隐含层节点。LSTM 中的门由 Sigmoid 函数控制或激活。Sigmoid 函数的输出值范围为 0~1，这决定了有多少信息通过门。如果 Sigmoid 函数输出为 0，则不传输信息；如果输出为 1，则传输所有信息。

LSTM 的信息处理步骤如下所述。

（1）决定哪些历史信息必须通过遗忘门的 Sigmoid 网络层流入细胞。用以下公式表示：

$$f_t = \sigma(W_f \cdot \text{concat}(h_{t-1}, x_t) + b_f) \tag{7-13}$$

式中，W_f 表示遗忘门的权重矩阵；b_f 表示偏置项；h_{t-1} 表示前一单元的输出值；x_t 表示当前单元的输入值。

（2）确定必须通过输入门更新信息。Sigmoid 网络层用于确定必须更新的信息的权重，tanh 层用于计算用于更新当前单元的可选内容。用以下公式表示：

$$\tilde{C_t} = \tanh(W_C \cdot \text{concat}(h_{t-1}, x_t) + b_C) \tag{7-14}$$

$$i_t = \sigma(W_i \cdot \text{concat}(h_{t-1}, x_t) + b_i) \tag{7-15}$$

式中，W_C 表示权重矩阵；b_C 表示偏置项；W_i 表示输入门的权重矩阵；b_i 也表示偏置项。

（3）通过将遗忘门的输出值乘以旧单元状态 C_{t-1} 并加上 i_t 和 $\tilde{C_t}$ 的乘积来更新单元状态，使用以下公式获得新单元状态：

$$C_t = f_t \cdot C_{t-1} + i_t \cdot \tilde{C_t} \tag{7-16}$$

（4）确定从当前单元通过输出门流入下一单元的信息。类似地，使用 Sigmoid 网络层来计算输出信息的权重，然后使用 tanh 层来处理当前单元更新后的信息。使用以下公式将两个值相乘，得到当前单元的最终输出：

$$o_t = \sigma(W_o \cdot \text{concat}(h_{t-1}, x_t) + b_o) \tag{7-17}$$

$$h_t = o_t \cdot \tanh(C_t) \tag{7-18}$$

式中，W_o 表示输出门的权重矩阵；b_o 表示偏置项。

3）集成模型 SA-LSTM

基于上述对 LSTM 的介绍，LSTM 具有良好的记忆能力，是一种非常适合于时序预测研究的方法。然而，LSTM 存在一个长期的相互依赖性问题，即 LSTM 以逐步的方式计算输入序列的隐藏状态和输出，但是无法轻易地捕获长期的远程数据之间的连接，可能需要更多的反应时间。对于 T2DM 患者，在医院测量的 HbA1c 水平会随着时间的推移而发生动态变化。这些连续的数据是有限的和内在相关的，但不是一组孤立的点。因此，单独使用 LSTM 得到的预测结果可能并不理想。本章在传统的 LSTM 方法中引入了自注意力机制，提高了预测的准确性和适用性。自注意力机制关注不同时间的序列信息，充分利用序列前面的所有内容，更好地解决了长期相互依赖的问题[85]。自注意力机制的引入使模型能够将当前时刻的重要中间信息存储到后续时刻，从而更好地扩展了神经网络的表达能力，增强了远距离相互依赖效应。

如图 7-3 所示，SA-LSTM 集成模型主要由输入层、LSTM 层、自我关注层和输出层四个模块组成。

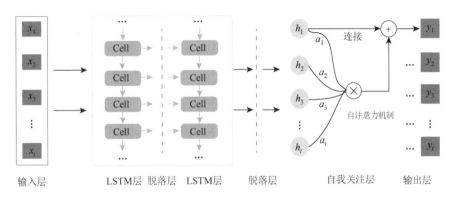

图 7-3　SA-LSTM 集成模型的结构

（1）输入层：介绍 T2DM 患者糖化血红蛋白时间序列数据。输入层需要三个维度，即样本容量（批量大小）、时间序列（时间步长）、数据内容（输入数据）。结合本实验，样本量为 T2DM 患者总数。每个患者作为样本进入输入层。每个患者都包含一系列连续的糖化血红蛋白值，形成一个时间序列。每个时间序列中的特定糖化血红蛋白值是数据内容。具体样本输入值见表 7-1。

（2）LSTM 层：有两个 LSTM 层。第一 LSTM 层包括 35 个存储单元，第二 LSTM 层包括 30 个存储单元。我们引入了一种克服网络过度拟合的方法 Dropout，来调整神经网络模型的学习能力，自适应地学习更鲁棒的特征，其中 dropout rate 设置为 0.5。

（3）自我关注层：自我关注层使用多元线性回归分析来感知输入数据对预测值的影响，并计算影响预测值的每个特征的加权值。自注意力机制实现了 LSTM

中所有隐含状态在不同权重下的线性组合。将输入矩阵设置为

$$X = \begin{bmatrix} x_{11} & x_{12} & \cdots & x_{1t} \\ \vdots & \vdots & & \vdots \\ x_{d1} & x_{d2} & \cdots & x_{dt} \end{bmatrix}$$

然后 $\boldsymbol{Q}$ 和 $\boldsymbol{K}$ 的计算如下：

$$\boldsymbol{Q} = \mathrm{ReLU}(\boldsymbol{X} \cdot \boldsymbol{W}_Q)$$

$$\boldsymbol{K} = \mathrm{ReLU}(\boldsymbol{X} \cdot \boldsymbol{W}_K)$$

式中，$\boldsymbol{W}_Q$ 表示查询的权重矩阵；$\boldsymbol{W}_K$ 表示密钥的权重矩阵；ReLU 用作激活函数。

（4）输出层：采用正则化的方法对网络训练的系数进行惩罚项的加入，以减小测试误差。惩罚项惩罚那些太大的系数，以防止模型过度拟合，并获得最终的输出。在实验中，输出层只有一个维度，即糖化血红蛋白的预测值。

该模型的流程如图 7-4 所示。首先收集 T2DM 患者糖化血红蛋白检测值及检测时间。然后，使用式（7-19）将预处理的连续 HbA1c 数据标准化为原始输入数据。用 30%的样本训练所提出的模型来调整和优化参数。此外，通过 LSTM 层提取输入数据的特征信息，得到深层信息结构特征。自注意力机制利用标度点积注意，作用于 LSTM 的输出层，学习时序数据的结构特征，捕捉长期的相互依赖关系。最后，在代价函数中加入正则化项（用式（7-20）表示），以降低训练数据中干扰和噪声的影响，得到预测结果。

$$x_t' = \frac{x_i - x_{\min}}{x_{\max} - x_{\min}} \tag{7-19}$$

式中，x_i 是原始值；$x_{\min}$ 和 $x_{\max}$ 是变量 x_i 位置的最小值和最大值。

$$e' = e(\boldsymbol{w}) + \frac{\lambda}{2S} \boldsymbol{w}^{\mathrm{T}} \boldsymbol{w} \tag{7-20}$$

其中，e 是原始误差函数；$\boldsymbol{w}$ 是权重向量；λ 默认设置为 0.01。

7.3.3　实验研究与结果分析

1. 实验研究

1）实验设置

从 T2DM 患者的 EMR 中提取 HbA1c 数据和检测次数，形成数据集。考虑使用患者以前的数据记录来预测最后的值。用每个患者先前记录的数据作为特征，最后一个数据点作为预测标签。样本量小于 5 的患者被排除在外。处理后数据按照 7∶3 的比例分别用于训练和测试。利用上述数据 SA-LSTM 集成模型进行训练，得到预测结果。因此，我们选择了在时序预测任务中表现良好的随机森林（RF）模型和传统 LSTM 模型进行比较，以证明该模型的优越性。

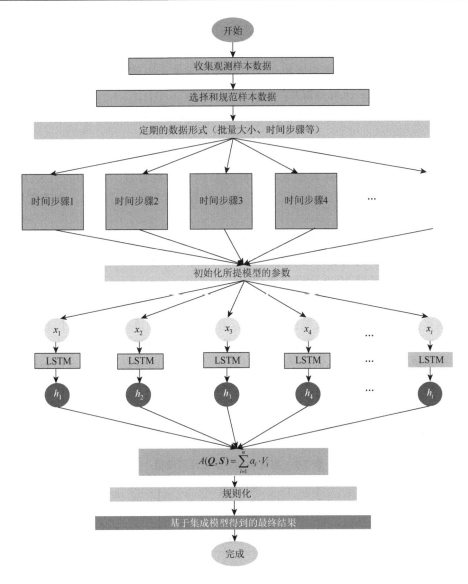

图 7-4　SA-LSTM 集成模型的流程图

随机森林作为一种机器学习方法，由于其训练速度快、泛化能力强和强处理高维数据能力，近年来在医学、心理学、能源等领域得到了广泛的应用。大量使用随机森林模型的研究表明，与大多数机器学习方法相比，随机森林模型在时间序列预测任务中具有更好的性能[86]。例如，Yi 等[87]使用随机森林回归模型从 EMR 数据中预测慢性肾脏疾病的结果，并指出 RF 算法在不同的训练参数下表现出更高的稳定性和鲁棒性，以及更好的成功率和 ROC 分析结果。Rodriguez-Galiano 等[88]证实，

RF 在建模矿产远景方面优于人工神经网络、回归树和支持向量机。Daghistani 等[89]评估了人工神经网络、支持向量机、贝叶斯网络和随机森林预测住院时间（LOS）的能力。RF 模型为心脏病患者提供了更准确的服务水平预测。将 SA-LSTM 集成模型与 LSTM 和 RF 在同一数据环境下进行比较。

（1）RF：由于预测目标是基于连续时间序列数据的，因此在方法中采用了回归策略。

（2）LSTM：虽然 LSTM 增加了基于 RNN 的阈值控制，但是几乎所有使用 LSTM 的论文对于 LSTM 模型都有不同的结构和参数设置。实验中，LSTM 模型的输入维数为 3，数据经过两个隐含层，每个隐含层的大小为 4。该模型经过 6000 次训练和迭代。

（3）SA-LSTM 集成模型：网络的输入与 LSTM 相同，只是在内部结构中增加了自我关注层。利用 LSTM 提取时序信息，利用自注意力机制区分时序信息的重要性。该模型经过 3000 次训练和迭代。

2）参数设置

本实验的主要参数及其数值见表 7-2。在连续迭代训练的基础上，找到了合适的学习率范围，最后选择 2 作为学习率。因为有 84000 行数据和 3000 次训练，所以批大小是 28（84000/3000）。在实际应用中，一般选用三层或两层神经网络。更深层次的神经网络不仅会导致过拟合，而且会增加实验计算的难度。我们发现两层神经网络的性能优于三层神经网络，所以选择两个隐含层单元。当 dropout rate 等于 0.5 时，效果最好，因为此时随机生成的网络结构最多。

表 7-2　实验中主要参数及其数值

参数	描述参数	参数值
R	学习率	2
批处理规模	数据批处理	28
隐含层单元	隐含层单元数	2
dropout rate	神经元丢弃率	0.5

3）评价指标

采用均方误差（MSE）、均方根误差（RMSE）、平均绝对误差（MAE）和平均绝对百分比误差（MAPE）作为衡量深度学习模型预测结果的标准，对实验结果进行评价。MSE 是实际值和预测值之差的平方和平均值。RMSE 用于测量实际值与预测值之间的偏差。MAE 又称平均绝对偏差，能较好地反映预测值误差的实际情况，避免了误差相互抵消的问题。利用 MAPE 评价不同模型对同一数据的预测效果。相关计算如式（7-21）～式（7-24）所示，其中 N 表示样本数，y_i 表示实际值，$\hat{y}_i$ 表示预测值。

$$RMSE = \sqrt{\frac{1}{N}\sum_{i=1}^{N}(y_i - \hat{y}_i)^2} \qquad （7\text{-}21）$$

$$MSE = \frac{1}{N}\sum_{i=1}^{N}(y_i - \hat{y}_i)^2 \qquad （7\text{-}22）$$

$$MAE = \left|\frac{1}{N}\sum_{i=1}^{N}(y_i - \hat{y}_i)\right| \qquad （7\text{-}23）$$

$$MAPE = \frac{100\%}{N}\sum_{i=1}^{N}\left|\frac{y_i - \hat{y}_i}{y_i}\right| \qquad （7\text{-}24）$$

4）模型训练

采用梯度下降算法进行模型训练，采用均方误差损失函数作为损失函数。该模型的目标是使训练样本中 HbA1c 的预测值与实际值之间的差异最小化。差值的计算如式（7-22）所示。

2. 结果分析

我们使用了两种常用的时间序列预测模型 RF 和 LSTM，与集成的 SA-LSTM 模型进行了对比实验。为了避免其他因素的干扰，在同一数据集上对这三个模型进行训练和测试。结果如图 7-5 所示，横坐标为本次实验样本数，纵坐标为 HbA1c 值。图 7-5 显示了三种模型在 1000 个样本容量下的预测值和真实值的拟合程度。图 7-6 显示了三种模型在 2000 个样本容量下预测值与真实值的拟合程度。图 7-7 为三种模型在 3000 个样本容量下预测值与真实值的拟合程度。

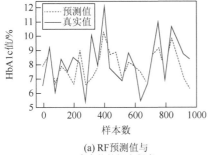

(a) RF预测值与
真实值的拟合程度

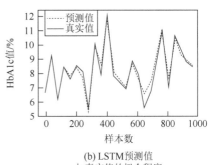

(b) LSTM预测值
与真实值的拟合程度

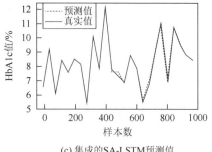

(c) 集成的SA-LSTM预测值
与真实值的拟合程度

图 7-5　三个模型在 1000 个样本容量下的预测值和真实值拟合程度

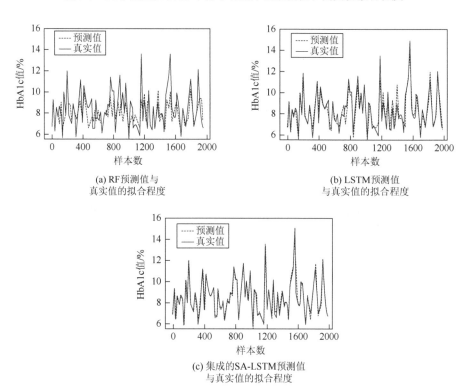

(a) RF预测值与
真实值的拟合程度

(b) LSTM预测值
与真实值的拟合程度

(c) 集成的SA-LSTM预测值
与真实值的拟合程度

图 7-6　三个模型在 2000 个样本容量下的预测值和真实值拟合程度

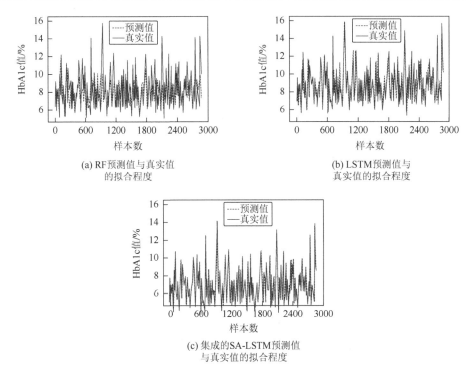

图 7-7　三个模型在 3000 个样本容量下的预测值和真实值拟合程度

　　如图 7-5 所示,当样本容量为 1000 时,LSTM 和集成的 SA-LSTM 模型得到的 HbA1c 预测值与真实值非常相似,而 RF 模型得到的结果与其他两种模型相比并不理想。如图 7-6 所示,当样本容量为 2000 时,LSTM 比 RF 预测更准确,集成的 SA-LSTM 模型的性能明显优于 RF 和 LSTM。如图 7-7 所示,当样本容量为 3000 时,集成的 SA-LSTM 模型对 HbA1c 水平的预测效果最好,预测值与真实值几乎完全匹配。特别是集成的 SA-LSTM 模型的预测精度随着样本容量的增加而提高。

　　本章提出的集成的 SA-LSTM 模型、RF 和 LSTM 在 3000 个样本数据集上的评价结果如表 7-3 所示。

表 7-3　采用不同的标准评价结果

模型	MSE	RMSE	MAE	MAPE
RF	2.6750	1.6355	1.2091	13.8962
LSTM	0.3582	0.5985	0.4126	5.2726
SA-LSTM	0.0230	0.1516	0.1037	1.3764

从表 7-3 中可以看出，在预测 HbA1c 水平时，SA-LSTM 模型的 MSE、RMSE、MAE 和 MAPE 分别比 RF 模型提高了 99.14%、90.73%、91.42% 和 90.10%。与 LSTM 模型相比，SA-LSTM 模型的 MSE、RMSE、MAE 和 MAPE 分别提高了 93.58%、74.67%、74.87% 和 73.90%。SA-LSTM 模型明显优于 RF 模型，且表现出优于 LSTM 的预测性能。这一发现证实了集成的 SA-LSTM 模型的可行性和优越性，自注意力机制的引入对优化传统的序列预测方法具有重要作用。自注意力机制解决了 LSTM 等深度学习方法中长期相互依赖的问题，通过增加特征元素的长距离相互依赖性，提高了时序预测模型的精度。

3. 讨论

我们比较了集成的 SA-LSTM 模型与 RF 和 LSTM 模型的性能。通过计算 MSE、RMSE、MAE 和 MAPE 来评估性能。集成的 SA-LSTM 模型比 RF 和 LSTM 模型具有更好的预测性能，这两种深度学习方法用于生成时间序列预测。我们使用回归策略来比较 RF 方法，即通过建立多决策树组合模型对样本进行分析和预测。每个决策树模型都有一个预测值。回归方法将每棵树的预测值计算平均值，得到最终的预测值。这种方法常常导致 RF 模型在回归过程中无法做出超出训练集数据范围的预测。当数据集中存在噪声数据时，这种方法可能会过度拟合，从而降低模型生成的预测的准确性。然而，由于数据收集的时间间隔长、频率低，不可避免地会产生一些噪声数据。因此，本实验中使用 RF 预测 HbA1c 水平并不理想。

LSTM 在分析顺序问题方面非常强大，因为它能够通过门结构控制被记忆的历史信息的比例，并在新的状态下不断更新即时信息。此外，LSTM 具有大量的非线性传输层，其特征表达比传统模型更为详细。因此可用于复杂的建模环境。在有足够数量的训练样本的情况下，LSTM 模型能够在不受噪声干扰的情况下完全挖掘数据集中包含的信息。但是，LSTM 不可避免地存在着长期依赖的问题，即当采集顺序数据的时间延长时，或当时间积累到一定值时，初始信息就会消失。然而，患者到医院检测 HbA1c 水平的时间间隔很长。以收集的数据为例，检测 HbA1c 水平的平均时间间隔为 184.52 天，最短时间间隔为 28.44 天。因此，LSTM 在本实验中无法长时间保存和传输信息，降低了预测的准确性。

在此基础上，我们提出了集成的 SA-LSTM 模型，通过引入自注意力机制，从以下三个方面提高了预测的准确性。①捕获长期依赖性。对自注意力机制时间节点数据进行注意计算；因此，无论节点之间的距离如何，最大路径长度都只有 1，这捕获了长期依赖关系，提高了长期记忆能力。因此，与 LSTM 模型相比，SA-LSTM 模型的 MSE、RMSE、MAE 和 MAPE 分别提高了 93.58%、74.67%、74.87% 和 73.90%。②学习序列变换的过程中相互依存。自注意力机制通过学习序列数据转换过程中的相互依赖关系，有效地解决了不同时间步长中的信息丢失问题，提高了模型生成的预测精度。但是，RF 模型在序列变换过程中因不能捕捉到信息的内部关系忽略了这些关系。因此，RF 模型对不同测量指标的预测精度远低于 SA-LSTM 综合模型，分别降低了 99.14%、90.73%、91.42%和 90.10%。③提高输出质量的动态结构模型。如图 7-5～图 7-7 所示，得到集成 SA-LSTM 模型的预测值和真实值拟合程度高于 RF 和 LSTM 模型，因为 RF 和 LSTM 模型不可避免地失去一些历史信息的预测过程，无法区分保留信息的重要性。然而，自注意力机制使模型能够动态地获取一些需要在不同时间注意的信息。因此，该模型可以更有效地获取输入数据和输出数据之间的有用信息，从而产生更合理的输出。

7.4　基于特殊人群监测指标学习的健康状态预测和干预研究

7.4.1　研究陈述

1. 妊娠糖尿病

1）糖尿病发展现状

全球糖尿病患病人数不断上升，在糖尿病的相关医疗支出中，仅中国 2019 年就支出了约 1090 亿美元，糖尿病带来了巨大的社会经济负担。按照糖尿病产生原因的不同，糖尿病可分为 1 型糖尿病、2 型糖尿病、妊娠糖尿病和其他类型糖尿病。

20 岁以上的成年人中，近 10%患有糖尿病。其中一半未得到诊断；此外每 13 人中就有 1 人出现糖耐量异常。每 6 个新生儿中就有 1 个在孕期受到高血糖症的影响。每 8 秒就有 1 人死于糖尿病及其并发症。这些令人震惊的数字来自国际糖尿病联合会（IDF）最新发布的第九版糖尿病报告。报告指出，糖尿病是 21 世纪全球进展最快的紧急情况之一，正在影响所有年龄段、各个地区的人群。中国作为糖尿病负担突出的国家之一，也在报告中多次被关注和强调。

糖尿病作为与生活方式和环境因素密切相关的慢性非传染性疾病，患者数量迅速增长。2019 年国际糖尿病联合会发布的报告显示，目前全球糖尿病患病率为 9.3%，患者人数约 4.63 亿，预计到 2030 年患病率将持续增长至 10.2%，患者将达到 5.784 亿，每 10 名成年人中就有 1 人患糖尿病，全世界 12%健康相关医疗支出被糖尿病所占据，中国位居第二。值得关注的是，2 型糖尿病这一既往被认为在成年人中发病的慢性疾病，正逐渐呈现低龄化趋势。2 型糖尿病会造成这些青少年在进入成年后出现早期糖尿病相关并发症。随着超重和肥胖在人群中的蔓延以及不良生活方式造成的影响,这一趋势在不久的将来会带来更大的危害。其次,报告指出,2019 年约有 2040 万例产妇在孕期有高血糖症,影响了 15.8%的新生儿,其中 83.6%是因为妊娠糖尿病。近年来国内外陆续发布更新多项预防、治疗糖尿病及并发症、合并症指南及专家共识,促进了糖尿病防治工作的规范化。

2)妊娠糖尿病概述

妊娠糖尿病(GDM)被定义为妊娠期间发生或识别的不同程度的碳水化合物不耐受,最近被确定为 2 型糖尿病(T2DM)的潜在危险因素[90]。与正常女性相比,确诊为 GDM 的女性患 2 型糖尿病的概率高出 20 倍以上,患缺血性心脏病的概率高出 2.5 倍,晚年患高血压的概率高出 2 倍。根据国际糖尿病联合会 2019 年的统计,1/6 的新生儿受到 GDM 的影响。中国现在大约有 1 亿 1640 万人患有糖尿病,是世界上最高的[90]。GDM 的发展已经非常严峻,GDM 不仅会给孕妇带来危害,也会给新生儿带来危害。

根据联合国发布的《2022 年世界人口展望》报告,中国在十大世界出生率最低的国家排名中排名第九名,为 0.75%。随着三孩政策的实施,高龄孕妇越来越多,再加上人们生活水平的显著提高、饮食结构的不断改善和糖尿病诊断标准的调整,妊娠糖尿病的发病率呈逐年上升的趋势。

GDM 可引起严重并发症,如羊水过多、酮症酸中毒、先兆子痫、自然流产和孕妇继发感染,以及胎儿畸形、胎儿低血糖、胎儿死产、高胆红素血症和低钙血症。患妊娠糖尿病的妇女在晚年患 2 型糖尿病的风险更高。新生儿在出生时有较高的巨大儿风险,或明显大于平均水平,在儿童期和成人期有较高的肥胖和 2 型糖尿病风险。如果能在怀孕前三个月预测糖尿病对孕妇的影响,并及时采取干预措施,可以显著降低糖尿病对孕妇的影响。识别 GDM 的危险因素,即妊娠糖尿病患者的健康监测指标非常重要,因为这些指标可以准确预测孕妇患妊娠糖尿病的风险,及时采取控制措施可以有效改善母婴结局[91]。

2. 妊娠糖尿病患者监测指标

1)妊娠糖尿病的检测指标

妊娠期孕妇晨起空腹进行血糖检测,血糖出现≥5.5mmol/L 的情况,并发生两次或以上。妊娠期孕妇的 50g 血糖筛查检测中≥10.1mmol/L,同时空腹血糖≥5.5mmol/L。妊娠期孕妇在 70g 葡萄糖耐量检测中,各点血糖 2 项或以上均满足或超出正常标准,则视为异常。以上 3 项满足其中任意一项,即可诊断为妊娠糖尿病。

2)相关监测指标

相关研究显示,年龄≥35 岁、孕前 BMI≥25kg/m²、有糖尿病家族史、流产次数≥3 次、孕早期 HbA1c≥130g/L 及孕早期 CRP≥8mg/L 是 GDM 发生的危险因素。年龄越大的孕妇机体各项生理功能减退，机体糖耐量随之下降，且高龄孕妇更易发生激素分泌紊乱和血脂代谢异常，从而导致 GDM 发病。有文献指出，GDM 发病与孕前 BMI 密切相关，与正常体质孕妇相比，肥胖孕妇患 GDM 的风险更高。孕妇超重和肥胖可增加 GDM 的患病风险，高 BMI 孕妇 GDM 发生率是正常体质孕妇的 4～5 倍，导致此种结果可能是因为脂肪组织分泌的细胞因子造成妊娠期胰岛素抵抗增强，增加 GDM 的患病风险。有糖尿病家族史的孕妇患 GDM 的概率要高于无糖尿病家族史的孕妇，推测原因与遗传基因及家族传统饮食习惯有关。同时有研究报道不良生育史也是造成 GDM 发生的危险因素。孕早期高 Hb 水平会引起母体外周血管阻力升高，影响孕妇血管舒张压，从而降低大动脉僵硬程度，产生胰岛素抵抗，升高 GDM 的发生率。另有学者指出 CRP 能够损伤胰岛素信号传导通路，导致母体胰岛素抵抗的发生，从而诱发 GDM。

3. 妊娠糖尿病健康状态预测干预的意义

GDM 除了会对孕妇造成严重影响，导致早产、羊水异常、胎膜早破、产后出血及产后感染等不良妊娠结局，还会给胎儿造成严重威胁。GDM 孕妇血糖持续高水平可经胎盘循环影响胎儿糖代谢，损伤胎儿脐血管内皮细胞，导致脐血管血供不足，最终影响胎儿发育并产生不良结局。有研究发现 GDM 可显著升高胎儿窘迫、巨大儿、新生儿高胆红素血症、新生儿窒息和新生儿低血糖的发生率。

妊娠糖尿病无论对于母体还是婴儿都存在严重的危害，妊娠糖尿病临床上不仅要积极治疗，还应该全面加强饮食、心理、运动、服药等方面的护理干预，不仅要稳定患者的血糖，还应时刻监测孕妇和胎儿的生长情况。因此一定要全面加强患者的护理。那么更需要了解妊娠糖尿病的影响因素和监测指标，制定干预措施。护理干预用于妊娠糖尿病患者，能稳定控制患者血糖，降低妊娠风险和不良结局，具有积极的推广价值[92]。

7.4.2 模型建立与求解

1. 基础模型

1）决策树

决策树（DT）是一种基本的分类器，其两个步骤是学习和分类。在学习阶段，决策树学习从已分类的一组训练样本生成决策树。在分类阶段，使用从学习阶段获得的决策树对未分类数据进行分类。作为一种机器学习方法，决策树为数据分类和回归建立了一个有效的模型。决策树有一个类似流程图的结构，由三部分组成：内部节点、分支和叶节点。每个内部节点表示对特征的测试，每个分支是特征测试的输出，每个叶节点是存储分类的最终节点。决策树直观易懂，其学习和分类步骤简单快速。

2）随机森林

随机森林是 Breimen 和 Cutler 在 2001 年提出的一种算法。它通过构造多棵决策树来运行，同时训练和输出类，这是单个树的预测结果。与单决策树相比，它具有更好的性能，并且比传统的机器学习技术效率更高，特别是数据集较大时。随机森林可以处理数千个解释变量。当实现随机森林时，它可以用来对变量的重要性进行排序。它适用于演示变量的非线性效应，可以模拟变量之间复杂的相互作用。

3）梯度提升树

梯度提升树模型是回归树和分类树模型的组合。梯度提升树通过逐步改进估计来提高预测能力。此外，梯度提升树采用非线性回归程序，有助于提高树的精度，建立一系列的决策树，产生一系列弱预测模型。梯度提升树在提高精度的同时，也降低了速度和人类的可解释性。梯度推进法推广了树推进法以使这些问题最小化。

4）极端梯度提升

极端梯度提升（Xgboost）实现了一个基于决策树的梯度推进框架。Xgboost 库的设计注重高效性、灵活性和可移植性。与其他 Boosting 算法相比，Xgboost 算法的改进之处在于通过二阶导数优化损失函数，采用正则化模型防止过拟合，快速解决了许多科研问题。Xgboost 分类器是一种加法模型，它以线性方式组合多棵决策树。下一棵树是基于上一棵树的结果构建的，一棵接一棵，直到最后一棵树。此外，在 Xgboost 迭代过程的每一步后，每棵树的权重都会进行调整，重点是拟合残差。最后，对所有树的预测进行综合，得到 Xgboost 模型的最终预测结果。

5）轻量级梯度提升机

轻量级梯度提升机（LightGBM）算法是一种高效的分布式梯度增强树算法，除了包含系统改进以加快学习过程外，它还具有多种算法调整以降低数据维数。基于梯度的单边采样和独占特征捆绑是 LightGBM 最具创新性和相关性的特征，旨在分别减少样本和特征的数量。由于其速度快、内存消耗低、精度相对较高，被广泛应用于分类和回归问题。

6）多层感知器

多层感知器（MLP）是人工神经网络的一种正向结构。除了输入层、输出层外，中间还可以有多个隐含层。研究表明，具有隐含层的 MLP 网络应用广泛，而且 MLP 网络具有估计非线性函数的能力。MLP 是最流行的网络之一，具有较强的非线性求解能力和较高的计算效率。而 MLP 对训练参数的初始值比较敏感，训练参数的个数由隐含层的个数和每层的隐含节点个数决定。在不丧失通用性的前提下，网络结构优化问题可以归结为只考虑一层的隐含节点数的确定。

2. 主体模型的理论基础

1）集成方法

在传统的机器学习算法中，由于每个预测模型的建模过程和数据预处理方法不同，每个预测模型的预测结果不同，预测精度也不同。单个学习者的学习效果可能不是很好，但是如果将多个弱学习者的学习效果结合起来，模型的性能可能会得到一定程度的提高。因此，集成方法所要做的就是将一系列不同的个体学习者通过一定的策略进行组合，以达到更好的学习效果。集成方法分为叠加、混合和投票三种，它们可以增加算法的多样性，减少泛化误差，提高结果的准确性，是一种强有力的预测技术。

集成方法有两个基本要素：一是单个模型之间的相关性应尽可能小；二是单个模型之间的性能相差不大。在实际应用中，通常情况下，一个相关系数低、性能好的单一模型可以显著改善最终的预测结果。在本章研究中，采用加权平均的思想构建整体模型，方程如下：

$$G(x) = \sum_{i=1}^{n} w_i g_i(x) \tag{7-25}$$

式中，n 是学习器的数量；w_i 为 $g_i(x)$ 的权重，通常要求 $w_i \geqslant 0, \sum_{i=1}^{n} w_i = 1$。当 $w_i = \dfrac{1}{n}$ 时，加权平均变成简单平均。实际上，加权平均法可以作为集成学习研究的基本出发点。对于给定的基础学习器，不同的集成学习方法可以看作加权平均法中确定基础学习器权重的不同方法。

2）传统灰色关联分析

相对权重越高，模型对集合模型构建的贡献越大。事实上，GRA 是一种非常有用的偏好分析技术。它有效地测量了一个参考序列和其他比较序列之间的关系。使用 GRA 来估计每个模型的相对权重。

基于灰色关联分析的加权步骤如下。

（1）确定分析顺序。

使用数据的真值作为参考序列（也称为母序列）：

$$Y = Y(k), \quad k = 1, 2, \cdots, n \tag{7-26}$$

模型的预测值作为比较序列（也称为子序列）：

$$\boldsymbol{X}_i = \boldsymbol{X}_i(k), \quad k = 1,2,\cdots,n; i = 1,2,\cdots,m \tag{7-27}$$

（2）无量纲化。因为父列和子列是 0, 1 标签数据，所以不需要无量纲化处理。

（3）计算相关系数。计算公式为

$$\xi_i(k) = \frac{\min\limits_i \min\limits_k \left| x_0(k) - x_i(k) \right| + \rho \times \max\limits_i \max\limits_k \left| x_0(k) - x_i(k) \right|}{\left| x_0(k) - x_i(k) \right| + \rho \times \max\limits_i \max\limits_k \left| x_0(k) - x_i(k) \right|} \tag{7-28}$$

（4）$\rho \in (0,\infty)$ 称为分辨率系数。ρ 的取值区间一般为 $(0,1)$，ρ 越小，分辨率越高，具体数值视情况而定。当 $\rho \leqslant 0.5463$ 时，分辨率最好，通常 $\rho = 0.5$。

（5）计算关联度。将每次的相关系数集中为一个值，即计算平均值作为比较序列与参考序列之间相关度的定量表达式。关联度公式为

$$r_i = \frac{1}{n} \sum_{k=1}^{n} \xi_i(k), \quad k = 1,2,\cdots,n \tag{7-29}$$

（6）组合模型的权重系数可以表示为

$$w_i = \frac{r_i}{\sum\limits_{i=1}^{m} r_i} \tag{7-30}$$

然后，集合模型的表达式更改为

$$G(x) = \sum_{i=1}^{m} \frac{r_i}{\sum\limits_{i=1}^{m} r_i} g_i(x) \tag{7-31}$$

式中，$\dfrac{r_i}{\sum\limits_{i=1}^{m} r_i} \geqslant 0$；$\sum\limits_{i=1}^{m} \dfrac{r_i}{\sum\limits_{i=1}^{m} r_i} = 1$。

3）遗传算法

灰色关联分析得到了各模型的相对权重，提高了集成模型的整体性能，并能显著克服单个模型由于学习任务假设空间大，导致泛化性能差，易陷入局部极小的缺陷。然而，综合模型的预测性能仍有改进的空间。

遗传算法是根据生物学和遗传学的进化理论发展起来的，是一种模拟自然生物进化过程和机制来解决问题的自组织自适应人工智能技术，遗传算法的流程图如图 7-8 所示。Goldberg 总结了一种统一的、最基本的遗传算法，称为基本遗传算法，它只使用基本的遗传算子：选择算子、交叉算子和变异算子。基本遗传算法是其他遗传算法的基础，有三个独特的性能：适应性与多功能性、隐式并行性和可伸缩性。

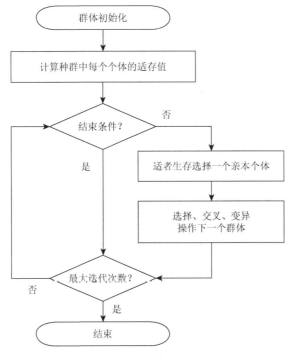

图 7-8　遗传算法的流程图

为此，提出了基于遗传计算的目标优化集成模型公式：

$$\min H\left[g_j^i(x),G^i(x)\right]=\frac{1}{n}\sum_{i=1}^{n}\left(\left|\frac{G^i(x)-y_i}{y_i}\right|+\sum_{j=1}^{n}\left|\frac{g_j^i(x)-y_i}{y_i}\right|\right) \tag{7-32}$$

$$\text{s.t. } G^i(x)=\sum_{i=1}^{n}\frac{r_i}{\sum_{i=1}^{n}r_i}g_j(x) \tag{7-33}$$

$$\frac{r_i}{\sum_{i=1}^{n}r_i}\geqslant 0 \tag{7-34}$$

$$\sum_{i=1}^{n}\frac{r_i}{\sum_{i=1}^{n}r_i}=1 \tag{7-35}$$

式中，$i=1,2,\cdots,n$ 表示样本数；$j=1,2,\cdots,n$ 表示模型数；$g_j^i(x)$ 表示单个模型在样本点的预测值；$G^i(x)$ 表示集合模型在样本点的预测值；y_i 表示样本点的真实值。

3. 主体预测模型的建立

1）GDM 问题描述

妇幼保健不仅关系到母婴健康，而且关系到出生人口的素质，更关系到国家的繁荣昌盛和民族的未来。妇幼保健院的医务人员致力于与妇女儿童健康密切相关的基本医疗服务。妊娠糖尿病是女性妊娠期的一种常见病，但对妇女和儿童都有不良影响，必须及早发现和控制。妊娠糖尿病的发病机制是复杂的，由多种因素引起。其中，对发病机制的经典解释是，孕妇在怀孕期间对葡萄糖的需求增加，但胰岛素分泌相对不足，且伴随不同程度的胰岛素低抗。因此，妇幼保健院医务人员迫切需要了解妊娠糖尿病的危险因素，并重点进行检测和控制，避免不良妊娠事件的发生。

关键因素的识别在 GDM 风险评估中具有重要的临床意义。以往的研究大多采用前瞻性对照病例研究妊娠糖尿病的危险因素。然而，案例研究可能有某些特殊性。本章研究了一组最常用的机器学习算法来预测妊娠糖尿病。在比较了它们的预测精度之后，我们使用各种分类器和 Shapley 加性解释器来识别一组重要的危险因素，从而获得一组更客观合理的 GDM 人群的常规特征，并对这组重要因素对妊娠糖尿病发生的影响进行了分析和阐述，然后利用机器学习中的集成方法建立集成模型并训练预测。集成模型的学习效果优于常用的机器学习模型。

2）集成模型

集成模型可以带来三个方面的好处。首先，从统计学的角度，通过考虑多个模型并对其预测进行平均，可以降低选择非常差的模型的风险；其次，多个模型的集成使最终结果更接近真实值；最后，从表征的角度，假设空间可以扩展，可以学习得到更好的近似值。

GB 模型是回归树和分类树模型的结合，Xgboost 实现了基于决策树的梯度增强框架，LightGBM 算法是一种高效的分布式梯度增强树算法。同时，这三种方法都是基于树模型的改进方法。因此，这三类算法满足分集性、相关性和性能要求。

因此，我们选择了 GB、Xgboost 和 LightGBM 作为基础学习器，提出了一种新的综合 LightGBM-Xgboost-GB 方法，该方法利用灰色关联计算权重，并利用遗传算法进行优化。模型的最终公式是

$$\min H\left[g_j^i(x), G^i(x)\right] = \frac{1}{n}\sum_{i=1}^{n}\left(\left|\frac{G^i(x)-y_i}{y_i}\right| + \sum_{j=1}^{3}\left|\frac{g_j^i(x)-y_i}{y_i}\right|\right) \tag{7-36}$$

$$\text{s.t.} \quad G^i(x) = \left(\sum_{j=1}^{3} w_j g_j(x)\right)_i, \quad i = 1, 2, \cdots, n \qquad （7-37）$$

$$w_j = \frac{r_i}{\sum\limits_{i=1}^{3} r_i} \geqslant 0 \qquad （7-38）$$

$$\sum_{j=1}^{3} w_j = \sum_{j=1}^{3} \frac{r_i}{\sum\limits_{i=1}^{3} r_i} = 1 \qquad （7-39）$$

LightGBM-Xgboost-GB 方法的具体步骤如下。

（1）数据预处理：对原始数据进行预处理，分为训练集和测试集。

（2）利用训练集对单个预测模型进行训练，然后利用每个单个预测模型对样本集的预测值进行预测。计算第 i 个预测模型的预测值与第 i 个预测样本点的观测值之间的灰色关联系数，从而计算模型的预测值与观测值之间的灰色关联度，并计算权重系数。

（3）确定适应度函数。计算每个个体的适应度并确定其是否满足优化标准。如果满足，则输出最佳个体及其所代表的最优解，并结束算法；如果不满足，则进入下一步。

（4）初始化遗传算法的参数，如种群大小、交叉概率和变异概率。参数优化：首先对群体中的染色体进行解码，然后计算群体中每一代的适应值，优胜劣汰。最后，确定群体性能是否满足最大遗传数，如果满足，则输出最优参数；否则，根据遗传策略，进行选择、交叉和变异操作以获得后代。

（5）结果判断：如果目标函数满足，则优化完成。否则，重复步骤（3）。

（6）输入测试样本以获得最佳预测结果。详细过程如图 7-9 所示。

7.4.3　实验研究与结果分析

1. 数据收集

1）研究数据

数据来自天池精准医学竞赛——人工智能辅助糖尿病遗传风险预测，该竞赛由阿里云联合青武通健康科技有限公司举办。数据的第一行是字段名称，然后每行代表一个个体。有些字段名称已被取消标识。这些数据总共包含 85 个字段和 1200 条数据。某些个人缺少某些字段内容，其中第一列是个人 ID 号。数据的最后一列是标签列，0 表示没有疾病，1 表示有疾病，这两项都需要预测妊娠糖尿病。

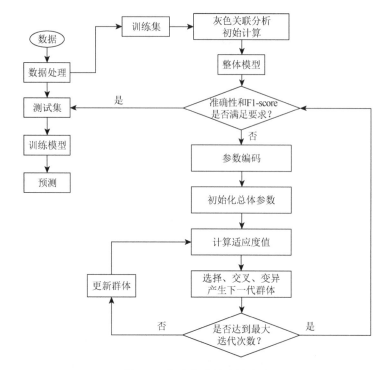

图 7-9　集成模型的计算步骤

2）数据基本特征

数据总共包含 85 个字段和 1200 条数据。ID 是患者代码，Label 是分类标签。如表 7-4 所示，在 83 个变量中，遗传变量 55 个，均为离散变量，常规变量 28 个。在 28 个常规变量中，有 3 个离散变量和 25 个连续变量。离散变量是单核苷酸多态性（SNP）基因位点信息。SNP 基因广泛存在于现有的人类基因组库中，平均概率为 1/(500~1000)个碱基对。怀孕期间的羊膜腔穿刺术提取婴儿的脱氧核糖核酸（DNA）和 SNP 相应的基因位点进行检测。分析比较 25 个连续常规变量的基本特征。连续变量用均数±标准差（SD）表示，GMD 组与非 GMD 组的特征差异采用 T 检验。妊娠糖尿病患者的年龄、孕次、孕前体重、孕前 BMI、舒张压、收缩压、VAR00007、WBC、ALT、CHO、TG、ApoB、hsCRP 均高于非妊娠糖尿病患者。相比之下，高RBP4、BUN、Cr、HDLC 和 LDLC 在没有妊娠糖尿病的人群中更常见。

表 7-4　连续常规变量的一般特征

变量	总数（$n=1200$）	未患病（$n_1=634$）	患病（$n_2=566$）	P 值
维生素 A（RBP4）	22.23±3.23	22.45±2.39	21.99 + 2.96	0.015136
年龄（Age）	31.79±3.89	31.13±3.76	32.53 + 3.90	<0.01

续表

变量	总数（$n = 1200$）	未患病（$n_1 = 634$）	患病（$n_2 = 566$）	P 值
孕次	1.98 ± 1.00	1.91 ± 0.95	$2.05 + 2.06$	0.011668
产次	1.05 ± 0.22	1.04 ± 0.20	$1.06 + 1.25$	0.062012
身高	162.26 ± 4.11	162.48 ± 4.01	$162.02 + 1.20$	0.055647
孕前体重	57.13 ± 7.83	56.06 ± 7.00	$58.32 + 5.52$	<0.01
孕前 BMI	21.67 ± 2.87	21.20 ± 2.40	$22.18 + 2.06$	<0.01
收缩压	112.99 ± 11.15	111.64 ± 10.69	$114.50 + 1.48$	<0.01
舒张压	68.13 ± 7.82	67.88 ± 7.73	$69.68 + 6.82$	<0.01
分娩时血压	73.12 ± 4.31	73.10 ± 4.58	$73.15 + 7.98$	0.841332
糖筛孕周	25.46 ± 2.30	25.45 ± 2.17	$25.46 + 2.44$	0.928622
VAR00007	1.54 ± 0.10	1.50 ± 0.07	$1.58 + 1.12$	<0.01
白细胞（WBC）	9.36 ± 1.99	9.12 ± 1.88	$9.62 + 9.09$	<0.01
丙氨酸转氨酶（ALT）	25.39 ± 26.05	23.71 ± 20.57	$27.27 + 2.97$	0.018109
天冬氨酸转氨酶（AST）	37.97 ± 8.23	38.07 ± 7.97	$37.86 + 3.52$	0.668603
肌酐（Cr）	61.97 ± 5.89	62.04 ± 6.01	$61.90 + 6.76$	0.671191
血尿素氮（BUN）	2.84 ± 0.72	2.85 ± 0.70	$2.83 + 2.73$	0.60111
胆固醇（CHO）	6.11 ± 1.54	6.09 ± 0.97	$6.12 + 6.00$	0.750929
甘油三酯（TG）	2.54 ± 0.99	2.38 ± 0.90	$2.72 + 2.04$	<0.01
HDLC	2.11 ± 0.98	2.12 ± 0.50	$2.08 + 2.33$	0.464645
LDLC	3.41 ± 2.19	3.49 ± 2.90	$3.30 + 3.88$	0.13517
载脂蛋白 a1（ApoA1）	3.61 ± 5.71	3.64 ± 5.15	$3.58 + 3.29$	0.870965
载脂蛋白 b（ApoB）	1.9 ± 6.55	1.81 ± 2.53	$2.00 + 2.16$	0.610646
脂蛋白 a	206.83 ± 196.87	206.80 ± 186.82	$206.87 + 2.71$	0.995141
高敏 c 反应蛋白（hsCRP）	4.16 ± 20.55	3.14 ± 2.36	$5.30 + 5.80$	0.069232

2. 重要变量收集

1）模型性能评价指标

我们使用准确度（Accuracy）、AUC、精密度（Precision）、召回率（Recall）和 F1-score 来评价判别模型的性能。

一个二分法问题，样本有正负两类，因此模型的预测结果和实际标签有 4 种组合——TP、FP、FN 和 TN，如图 7-10 所示。

		真实种类	
		阳性	阴性
预测种类	阳性	真阳性(TP)	假阳性(FP)
	阴性	假阴性(FN)	真阴性(TN)

图 7-10　混淆矩阵

Accuracy 是预测正确类别的样本百分比。其公式为

$$Accuracy = \frac{TP + TN}{TP + FP + TN + FN} \qquad (7\text{-}40)$$

Accuracy 反映了模型对类别预测的正确性,包括两种情况,正例预测为正例,负例预测为负例。当我们同样关注类别 1 和类别 0(类别是对称的)时,准确度是一个很好的评价指标。

AUC 的值就是 Roc 曲线下的面积。通常,AUC 值为 0.5~1.0,AUC 越大表示性能越好。

Precision 是实际正例在预测为正例的样本中所占的比例,其公式如下:

$$Precision = \frac{TP}{TP + FP} \qquad (7\text{-}41)$$

Precision 反映了模型对正例的预测能力,它以正例为中心。如果我们关注阳性病例的预测准确率,精密度是一个很好的指标。

Recall 是预测阳性样本在实际阳性样本中所占的比例,表示为

$$Recall = \frac{TP}{TP + FN} \qquad (7\text{-}42)$$

Recall 反映了模型在正确预测正例中的覆盖率。如果我们关注阳性样本预测的全面性,召回率是一个很好的指标。召回率不受样本比例不平衡的影响,因为它只关注对正样本的预测。

F1-score 是一个综合考虑精密度和召回率的模型评价指标,定义为

$$F1\text{-}score = \frac{2 \times Precision \times Recall}{Precision + Recall} \qquad (7\text{-}43)$$

当对模型的精密度和召回率没有特殊要求时,在评价模型时需要同时考虑精密度和召回率,考虑使用 F1-score。

2)所用模型性能比较

本节建立了决策树、随机森林、多层感知器、梯度提升、极端梯度提升和轻量级梯度提升等六种预测和分析妊娠糖尿病的机器学习算法模型。这六个模型是糖尿病预测中最常用的机器算法模型。模型的评价指标为精度,模型的最终性能结果如表 7-5 所示。表 7-5 显示了机器学习算法的比较结果。使用所有可用变量,所有预测模型都表现良好。从输出结果可以看出,Xgboost 模型在 Accuracy、AUC、

Recall、Precision 和 F1-score 上都有较高的得分，是综合比较模型预测性能最好的预测模型。我们使用 Accuracy 和 F1-score 作为模型的主要评价指标，每个模型的 Accuracy 和 F1-score 的比较如图 7-11 所示。

表 7-5　机器学习算法的性能

模型	集合	Accuracy	AUC	Recall	Precision	F1-score
GB	训练集	0.8789	0.8761	0.8259	0.9093	0.8656
	测试集	0.7000	0.6909	0.5390	0.7525	0.6281
LightGBM	训练集	0.8533	0.8493	0.7765	0.8992	0.8333
	测试集	0.7200	0.7102	0.5461	0.7938	0.6471
MLP	训练集	0.5426	0.5537	0.7466	0.5101	0.6061
	测试集	0.5250	0.5351	0.7368	0.5000	0.5957
RF	训练集	0.7700	0.7613	0.6047	0.8682	0.7129
	测试集	0.6867	0.6759	0.4965	0.7527	0.5983
Xgboost	训练集	0.8889	0.8866	0.8467	0.9112	0.8778
	测试集	0.7533	0.7516	0.7183	0.7500	0.7338
DT	训练集	0.8057	0.8023	0.7435	0.8272	0.7831
	测试集	0.6367	0.6295	0.5106	0.6429	0.5692

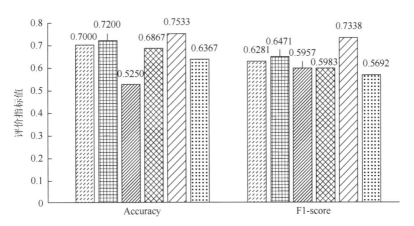

图 7-11　各模型的精度和 F1-score 比较

▨GB；▨LightGBM；▨MLP；▨RF；▨Xgboost；▨DT

3）GDM 危险因素选择

表 7-6 显示了每个算法变量重要性排名前 20 位的变量。VAR00007 多次出现

在首位，除 SNP34、甘油三酯（TG）、SNP37 等因素外，孕前体重和孕前 BMI 在大多数模型中被列为 GDM 的重要影响因素，可能反映了肥胖与 GDM 的关系。在大多数 GDM 模型中，收缩压和舒张压也被列为 GDM 的重要影响因素，提示高血压对 GDM 的发生有一定的影响。

表 7-6　排名前 20 位的变量按每个算法的变量重要性排序

变量排名	模型					
	GB	LightGBM	MLP	RF	Xgboost	DT
1	VAR00007	VAR00007	VAR00007	VAR00007	VAR00007	VAR00007
2	SNP34	高敏 c 反应蛋白	SNP34	SNP34	年龄	SNP34
3	甘油三酯	SNP37	年龄	甘油三酯	白细胞	SNP37
4	SNP37	甘油三酯	孕前 BMI	年龄	甘油三酯	甘油三酯
5	年龄	年龄	甘油三酯	孕前 BMI	SNP37	载脂蛋白 b
6	白细胞	白细胞	孕前体重	SNP37	高敏 c 反应蛋白	高密度胆固醇
7	高敏 c 反应蛋白	SNP34	BMI 分类	高敏 c 反应蛋白	SNP34	天冬氨酸转氨酶
8	肌酐	肌酐	收缩压	收缩压	天冬氨酸转氨酶	白细胞
9	天冬氨酸转氨酶	脂蛋白 a	白细胞	舒张压	肌酐	SNP42
10	高密度胆固醇	血尿素氮	舒张压	孕前体重	孕前 BMI	身高
11	SNP20	孕前 BMI	孕次	低密度胆固醇	高密度胆固醇	胆固醇
12	收缩压	丙氨酸转氨酶	丙氨酸转氨酶	肌酐	丙氨酸转氨酶	孕次
13	胆固醇	载脂蛋白 b	SNP46	维生素 A	身高	高敏 c 反应蛋白
14	SNP38	胆固醇	SNP32	胆固醇	血尿素氮	肌酐
15	孕前 BMI	舒张压	SNP42	丙氨酸转氨酶	载脂蛋白 b	孕前 BMI
16	SNP42	孕前体重	SNP13	载脂蛋白 a1	收缩压	年龄
17	SNP48	载脂蛋白 a1	产次	天冬氨酸转氨酶	舒张压	SNP23
18	糖筛孕周	维生素 A	SNP40	孕次	SNP23	载脂蛋白 a1
19	SNP23	低密度胆固醇	高敏 c 反应蛋白	高密度胆固醇	维生素 A	丙氨酸转氨酶
20	SNP27	天冬氨酸转氨酶	SNP17	载脂蛋白 b	胆固醇	维生素 A

利用 Shapley 值法原理，将不同因素在不同模型中的排序值作为一个因素在不同模型中的贡献值，然后将权重因子取 1/6。对各模型的权重因子进行重新排序，得到最终的重要度排序结果，如表 7-7 所示。GDM 危险评分的危

险因素包括年龄、遗传因素、孕前体重指数、孕次、血压等，这些都是本章研究的重要变量。

表 7-7 基于 Shapley 所有模型的变量排序

	因素	GB	LightGBM	MLP	RF	Xgboost	DT	综合排名
特征重要性排名	VAR00007	1	1	1	1	1	1	1.00
	SNP34	2	7	2	2	7	2	3.67
	甘油三酯	3	4	5	3	4	4	3.83
	SNP37	4	3		6	5	3	4.20
	年龄	5	5	3	4	2	16	5.83
	白细胞	6	6	9		3	8	6.40
	高敏 c 反应蛋白	7	2	19	7	6	13	9.00
	孕前 BMI	15	11	4	5	10	15	10.00
	肌酐	8	8		12	9	14	10.20
	孕前体重		16	6	10			10.67
	收缩压	12		8	8	16		11.00
	低密度胆固醇	10			19	11	6	11.50
	天冬氨酸转氨酶	9	20		17	8	7	12.20
	舒张压		15	10	9	17		12.75
	载脂蛋白 b		13		20	15	5	13.25
	孕次			11	18		12	13.67
	丙氨酸转氨酶		12	12	15	12	19	14.00
	胆固醇	13	14		14	20	11	14.40
	载脂蛋白 a1		17		16		18	17.00
	维生素 A		18		13	19	20	17.50

为了研究妊娠糖尿病危险因素变量的重要性，将机器学习算法选择的 20 个重要变量投影到一个四象限矩阵中。图 7-12 显示了基于 Shapley 对变量重要性的排序（较高的排名在底部）和综合权重（较小的权重在左侧）的四个重要变量的象

限。划分上下象限的水平线是基于 Shapley 排名的中值，而垂直线是权重的中值。
右下象限是高排名、高权重的象限。这个象限中的因素对妊娠糖尿病的发展非常
重要。相反，左上象限是一个排名低、权重低的因素，但它们与妊娠糖尿病的发
生也具有一定的关系。其余两个象限分别为对应的高等级低权重异常点或低等级
高权重异常点。

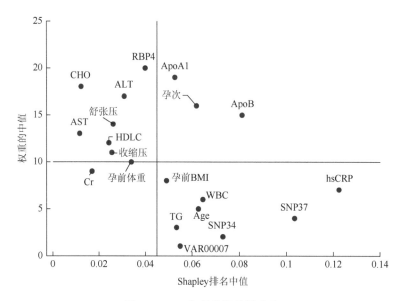

图 7-12　20 个变量的象限分布

　　吸引变量（第一象限）。我们发现载脂蛋白 a1、载脂蛋白 b 和孕次这三个变
量存在于第一象限，权重高，排名低。载脂蛋白通过结合和转运脂质起到稳定脂
蛋白结构的作用，同时调节脂蛋白关键酶的活性，参与脂蛋白代谢的关键环节。
载脂蛋白 ApoA1 和 ApoB 的联合检测对糖尿病合并脂代谢紊乱的诊断具有重要价
值，并有助于指导糖尿病的治疗和预防。研究还表明，孕妇孕前体重指数较高的
风险较高，孕妇产次的相互作用也不容忽视。体重指数（BMI）和孕次是孕妇患
妊娠糖尿病的主要危险因素。另外，超重或肥胖是妊娠糖尿病的危险因素。同时，
胎次会增加超重和肥胖对妊娠糖尿病的影响。胎次较多的孕妇身体机能相对较弱，
代谢率相对较低，糖耐量受损，糖尿病和其他疾病的发病率相对较高。这三个因
素在机器学习算法中的预测性能不如其他因素，但它们对妊娠糖尿病的影响近年
来受到了学者们更多的关注。
　　最小优先变量（第二象限）。女性肥胖的时候不是怀孕的好时机。胆固醇是临
床常见的脂代谢激素，能反映脂代谢异常。如果体内脂代谢紊乱，就会导致糖代

谢异常，其原因是血清胆固醇水平可能导致胰岛素抵抗的进展。RBP4 是一种新型脂肪细胞因子，是一种分泌型维生素 A 结合蛋白，通过肝脏和血液循环转运维生素 A。研究表明，提高血清 RBP4 水平对提高胰岛素敏感性和维持血糖稳定至关重要。HDLC 可通过分泌胰岛素控制葡萄糖稳态，直接通过肌肉中的 AMPK 摄取葡萄糖，并可能增强胰岛素敏感性。研究表明，高密度脂蛋白胆固醇越高，患妊娠糖尿病的风险越低。通过文献研究可以发现，ALT、AST、舒张压和收缩压在妊娠糖尿病的发生发展中也有一定的作用。

潜在变量（第三象限）。第三象限只有一个因素，即肌酐。以往的研究表明，Cr 易受外界刺激的干扰。只要肾脏具有较强的代偿功能，Cr 水平就可以维持在正常范围内。因此，该指标只能作为辅助指标，对早期诊断意义不大。然而，机器学习算法的预测研究表明，Cr 在妊娠糖尿病的预测中具有重要的预测价值[93]。同时，最近的研究表明，联合检测血清白蛋白、β-2-微球蛋白、非酯化脂肪酸和 Cr 四项指标对 GDM 诊断有显著影响，特别是疾病早期诊断、动态监测指标表达差异、可持续监测疾病进展。

重要变量（第四象限）。孕前 BMI、TG、年龄、VAR00007、hsCRP、WBC、SNP34、SNP37 等因素属于第四象限，是一组权重较高、排名较高的因素。由数据可以发现第四象限中因子的值越高，患病风险就越大，如图 7-13 和图 7-14 所示。通过对以往文献的研究，我们确实发现这些因素在妊娠糖尿病的发生发展中起着重要的作用。也就是说，肥胖孕妇、高龄孕妇和体质较差的孕妇患妊娠糖尿病的风险较高。

因此，VAR00007、SNP34、TG、年龄、SNP37、WBC、hsCRP、孕前 BMI 是对妊娠糖尿病孕妇影响最大的因素。此外，Cr 是一个潜在的变量，需要更多的关注。虽然近年来学者认为 ApoA1、ApoB 和孕次对妊娠糖尿病也有重要影响，但其重要性远不及 VAR00007、SNP34、TG 等因素。

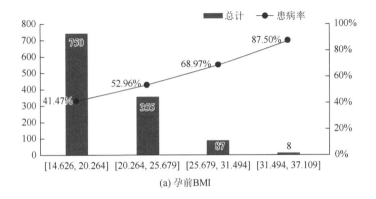

(a) 孕前BMI

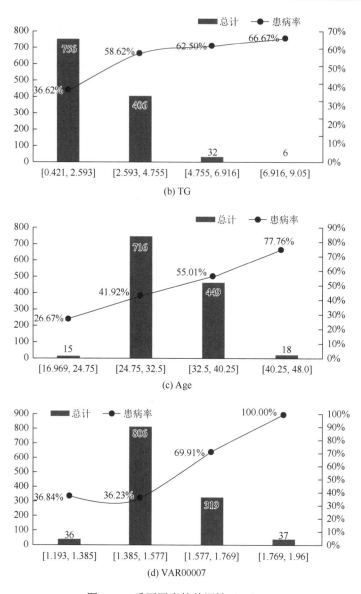

图 7-13　重要因素的单调性（一）

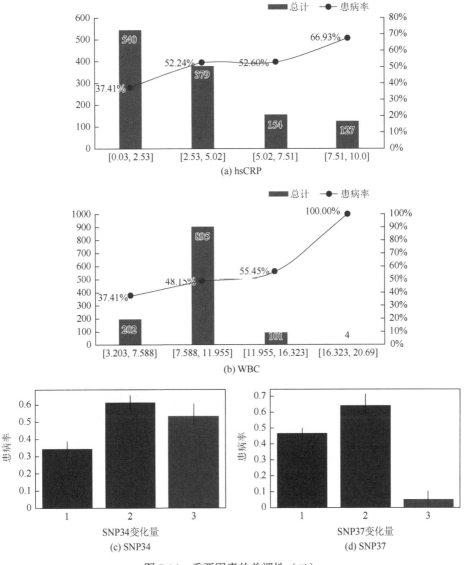

(a) hsCRP

(b) WBC

(c) SNP34

(d) SNP37

图 7-14　重要因素的单调性（二）

3. 预测结果分析

通过灰色关联分析计算，LightGBM、Xgboost 和 GB 模型的预测值与真实值的相关系数分别为 $r_1 = 0.631407$, $r_2 = 0.631814$, $r_3 = 0.631407$。以灰色关联度的归一化值作为组合模型的系数值，得到 $w_1 = 0.33262$, $w_2 = 0.33476$, $w_3 = 0.33262$。然后利用遗传算法对组合模型系数进行优化，最终权重分别为 $w_1 = 0.2130$, $w_2 = 0.5320$, $w_3 = 0.2550$。

在获得组合模型系数后，输入测试样本以获得最佳预测结果。本章基于预测妊娠糖尿病患者的实验数据，对提出的集成模型和单一分类算法的各项性能进行比较，结果如表 7-8 所示。并将各类模型的 F1-score 和 Accuracy 值进行可视化分析，如图 7-15 所示。

表 7-8　提出的集成模型与单个模型性能比较

模型	Accuracy	AUC	Recall	Precision	F1-score
LightGBM	0.7200	0.7102	0.5461	0.7938	0.6471
Xgboost	0.7533	0.7516	0.7183	0.7500	0.7338
GB	0.7000	0.6909	0.5390	0.7525	0.6281
集成模型	0.7792	0.7765	0.7500	0.7570	0.7534

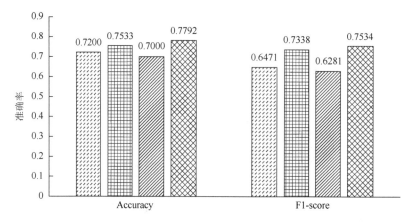

图 7-15　集成模型和单个模型的 Accuracy 和 F1-score 比较
☒LightGBM；☒Xgboost；☒GB；☒集成模型

与其他模型相比，本章提出的集成模型的各项指标表现较好，且模型的表现明显优于常用的机器学习模型。

4. 讨论

本章研究提出了一种新的综合 LightGBM-Xgboost-GB 方法来描述发展 GDM 的风险，并且研究分析和比较几种风险预测模型。对于妊娠糖尿病的预测，我们更注重根据检查结果判断孕妇是否患有妊娠糖尿病。我们的结果与先前的研究一致。从众多学者的研究结论来看，年龄、BMI、白细胞、hsCRP、RBP4、体重、

TG 等是重要的危险因素。我们的研究结果也揭示了它们在 GDM 十大关键因素中的突出表现。

关键因素的识别在 GDM 风险评估中具有重要的临床意义。我们利用 Shapley 的思想对每个模型的特征变量的重要性进行综合排序，从而得到一组更为客观合理的 GDM 群体常规特征。近十年来，各种指标的检测已经非常成熟和迅速。因此，在评估妊娠糖尿病风险时，需要更多地关注这些重要因素。

最重要的是提出了一种新的组合模型方法，利用灰色关联度计算权重和对遗传算法进行优化。使用由 Xgboost、GB 和 LightGBM 算法组成的集成模型，其结果令人鼓舞。在预测精度和综合效果方面，最终模型优于常用的机器学习模型。

然而，有几个限制值得一提。首先，数据中患者的检查时间和区域未知，分析结果可能在时间和区域上存在差异。其次，我们需要进一步研究外部验证和其他机器学习方法来评估重要的特征变量。此外，由于机器学习方法的"黑箱"性质，很难解释变量交互的内在复杂性及其对结果的影响。

综上所述，本章研究基于机器学习方法预测妊娠糖尿病的早期发生，有助于妇幼保健院工作人员及时诊断孕妇患糖尿病的可能性，为 GDM 的预防干预和治疗提供依据。通过使用一系列机器学习模型，利用 Shapley 的思想对每个模型的特征变量的重要性进行综合排序，从而得到具有较高客观性和合理性的 GDM 高危人群的规则特征集。并用这组重要因素对妊娠糖尿病发生的影响进行分析。研究结果证明了机器学习在识别风险因素和预测多维数据结果方面的卓越能力，这使我们能够更深入地理解疾病风险因素。通过理论研究和实验分析，验证了多算法组合预测模型对妊娠糖尿病准确诊断的可行性和有效性，为妊娠糖尿病智能识别模型的研究做出贡献，但在研究中还存在不足或考虑不周的地方。在当今的医疗行业，医院的数字化程度正在逐步提高。电子病历的普及和医疗设备的数字化进一步增加了医疗数据的数量和范围。随着医疗数据的快速积累和规模增长，医疗大数据时代已经到来。在这种情况下，以机器学习为代表的人工智能方法可以为科学的医疗决策提供支持，促进我国医疗服务业的健康发展。

7.5　基于高危人群临床指标学习的健康状态预测和干预研究

7.5.1　研究陈述

1. 糖尿病高危人群

所谓的糖尿病高危人群，就是指目前血糖指数完全正常，但是以后患糖尿病风险较大的人群。

　　根据《中国 2 型糖尿病防治指南（2017 年版）》，18 岁以上成年人中具有下列任何 1 项及以上的危险因素者即为 2 型糖尿病高危人群：①年龄≥40 岁；②有糖调节受损史；③超重（BMI≥24kg/m²）或肥胖（BMI≥28kg/m²）；④静坐生活方式；⑤一级亲属中有 2 型糖尿病家族史；⑥有巨大儿（出生体重≥4kg）生产史或妊娠糖尿病史的女性；⑦高血压（收缩压≥140mmHg 和（或）舒张压≥90mmHg），或正在接受降压治疗；⑧高密度脂蛋白胆固醇≤0.91mmol/L、三酰甘油≥2.22mmol/L，或正在接受调脂治疗；⑨动脉粥样硬化性心脑血管疾病患者；⑩有一过性类固醇糖尿病病史者；⑪多囊卵巢综合征患者（PCOS）；⑫长期接受抗精神病药物和（或）抗抑郁药物治疗的患者。糖尿病高危阶段是每个糖尿病患者的必经阶段，其中空腹血糖调节受损人群每年有 6%～10%的个体发展为 2 型糖尿病患者[94]。调查显示，我国 50.1%的成人处于糖尿病前期，若不进行积极预防与干预，2025 年将达到 3.8 亿人[94]。

　　相关研究指出，糖尿病高危人群的转归具有双向性，可转变为糖尿病患者，也可转变为正常人，对糖尿病高危人群进行健康管理干预，有助于降低糖尿病患病率。

2. 糖尿病高危人群临床指标

　　糖尿病形成的两个主要原因是胰岛素抵抗和 β 细胞功能障碍。胰岛素抵抗是指胰岛素受体所在组织对胰岛素无反应或者反应下降，或者在整个生物体水平下，注射胰岛素对血糖的下调作用受损。β 细胞功能障碍是指在各种刺激物作用下，β 细胞释放和分泌胰岛素使血糖保持平稳的能力下降。

　　糖尿病的临床诊断应依据静脉血糖，而不是毛细血管血的血糖检测结果。血糖的正常值和糖代谢异常的诊断切点主要依据血糖值与糖尿病并发症和糖尿病发生风险的关系来确定。目前常用的诊断标准和分类有 WHO（1999 年）标准和 ADA（2003 年）标准。我国目前采用 WHO（1999 年）糖尿病诊断标准（表 7-9）、糖代谢状态分类标准（表 7-10）。空腹血糖或 OGTT 后 2h PG 值可以单独用于流行病学调查或人群筛查。但我国资料显示仅查空腹血糖，糖尿病的漏诊率较高，理想的调查是同时检查空腹血糖及 OGTT 后 2h PG 值。

表 7-9　糖代谢状态分类（IFG 和 IGT 统称为糖调节受损）

糖代谢分类	静脉血糖/(mmol/L)	
	空腹血糖（FPG）	OGTT 后 2h 血糖（2h PG）
正常血糖	<6.1	<7.8
空腹血糖受损（IFG）	6.1～7.0	<7.8

续表

糖代谢分类	静脉血糖/(mmol/L)	
	空腹血糖 （FPG）	OGTT 后 2h 血糖（2h PG）
糖耐量减低（IGT）	<7.0	7.8~11.1
糖尿病	≥7.0	≥11.1

表 7-10　糖尿病诊断标准

诊断标准	静脉血糖水平/(mmol/L)
（1）糖尿病症状（高血糖所导致的多饮、多食、多尿、体重下降、皮肤瘙痒、视力模糊等急性代谢紊乱表现）加上随机血糖检测	≥11.1
（2）空腹血糖（FPG）	≥7.0
（3）OGTT 后 2h 血糖 无糖尿病症状者，需改日重复检查	≥11.1

注：空腹状态指至少 8h 没有进食热量；随机血糖指不考虑上次用餐时间，一天中任意时间的血糖。

中国成年人糖尿病预防的专家共识中依据年龄、糖尿病史、BMI、腰围、高血脂、高血压等因素定义糖尿病高危人群。通过对上述高危人群进一步进行血糖检测及 OGTT 可以区分出糖耐量正常者和糖耐量异常者。然而，不仅糖耐量异常者存在胰岛素抵抗和 β 细胞功能受损的情况，糖耐量正常者也存在胰岛素抵抗或者 β 细胞功能下降的情况。也就是说，当机体血糖正常时，有部分人群可能处于 β 细胞代偿状态下的平稳状态，但此时已经出现胰岛素抵抗，如果能及早发现这部分人群，进行早期干预可以有效降低糖尿病的患病率。

目前国际上用于检测胰岛素抵抗和 β 细胞功能的方法主要有基于 OGTT 和胰岛素释放试验的稳态模型法、葡萄糖钳夹法和静脉葡萄糖耐量试验法。

3. 糖尿病高危人群健康状态预测干预的意义

随着我国饮食习惯和生活节奏的改变，糖尿病患者日益增多。糖尿病正在向流行病的方向发展，糖尿病患者的发病年龄也越来越小。国际糖尿病联合会调查显示，全球成年人糖尿病患者中，50.1%都不知道自己患病。由于缺乏医疗服务机会，低收入国家未确诊的患者比例最高，达 66.8%，但在高收入国家，也有 38.3%的患者未得到确诊。

首先，糖尿病可导致微血管和大血管并发症，不但给患者和家属带来严重的心理和生理困扰，而且给医疗系统带来巨大负担。尽管对糖尿病危险因素的研究和预防糖尿病的方法越来越多，但是糖尿病发病率和流行强度依旧呈上升趋势，因此需要尽早发现"糖尿病高危人群"，并给予积极干预。其次，预防为主，是疾病控制的主要策略，主要优势在于在疾病发生之前保护人群免受危害，因此与诊断治疗研究相比，具有投入小、收益大的特点。糖尿病高危人群如果发现得早，可以通过适当药物治疗，饮食控制，结合合理的运动等行为管理，使得血糖水平能够被控制在一个正常范围，从而推迟或避免糖尿病的发生。由此可见，对糖尿病高危人群的识别和干预实现，将有效避免糖尿病的发生，降低糖尿病的发病率，改善糖尿病危险人群的生活质量，并减轻其庞大的潜在经济开支。

7.5.2　模型建立与求解

1．相关知识

1）多模态机器学习

一般而言，模态是指事件发生或客观物体存在的形态，每一种信息的来源或者形式，都可以称为一种模态。因此，多模态机器学习（MMML），旨在通过机器学习的方法实现理解和处理多源模态信息的能力。目前比较热门的研究方向是图像、视频、音频、语义之间的多模态学习，多模态机器学习逐渐发展成一个有巨大挖掘潜力和研究价值的交叉学科。

多模态机器学习虽然能够学习不同模态数据的深层特征表达，但是由于数据的异构性，多模态机器学习领域的研究给相关研究者带来了一些独特的挑战。目前多模态技术还存在以下 5 个方面的挑战。

（1）表示（Representation）：第一个且最重要的困难是如何表示和结合多种模态的数据，使我们能够利用它们的互补性和冗余性。我们需要明白，通常考虑的所有信息模式都指向相同的信息，例如，唇读和从一个人那里听到的声音代表着相同的事物。但同时使用这两种事物提升了交流的鲁棒性，可帮助理解对方想表达什么。所以第一个挑战是如何结合多模态数据。语言（文本）通常是符号化的，而听觉和视觉模态则以信号的形式表现出来，我们如何将它们结合起来？

（2）对齐（Alignment）：我们需要从不同的模态来识别子要素（Sub-element）之间的直接关系。让我们通过一个真实的例子来使这个过程形象化。我们有一个关于如何完成烹饪的视频，以及包含制作步骤的食谱（Subscript）。我们可能想要将食谱中的步骤与正在制作的菜肴视频对齐，以让读者理解这一步到底是如何操作的。我们需要考虑如何对齐不同的模式并处理可能存在的长期依赖和歧义。

（3）转换（Translation）：将数据从一种模态转换为另一种模态的过程，这种转换关系通常可以是开放式的，也可以是主观的。在某些时候，我们可能需要将一种形式的信息转换为另一种形式。图片字幕（Image Captioning）就是一个很好的例子。但是，描述一幅图像的正确方法有很多，而且一个完美的模态转换可能并不存在。那么，我们如何将数据从一种模态映射到另一种模态呢？

（4）融合（Fusion）：第四个挑战是连接来自两种或两种以上模态的信息进行预测。通常，我们将融合技术分为早期融合、晚期融合和混合融合。

（5）协同学习（Co-learning）：在不同模态之间转移知识，包括它们的表征和预测模型。这是一个有趣的问题，因为有时在训练时从其他模态中得到的一些额外信息，有助于我们的系统在测试时表现更好。

2）宽度学习

深度结构神经网络和学习在许多领域得到了应用，并在许多应用中取得了突破性的成功，特别是大规模数据处理。其中，最流行的深度网络是深度信念网络（DBN）、深度玻尔兹曼机（DBM）和卷积神经网络（CNN）。虽然深度结构非常强大，但大多数网络因为涉及大量超等式和复杂的结构，都遭受了高耗时的训练过程。此外，这种复杂性使得在理论上分析深层结构变得困难，因此大多数工作注重在转动参数或堆叠更多层以提高精度。因其反向传播计算的运行时间长、容易陷入局部最优等缺陷，网络的分类性能往往受初始化区域的影响较大。为了有效解决这些问题，不少研究者致力于寻求简单的单层网络模型，利用广义逆直接求解全局最优来优化网络的效率，因此基于宽度的网络结构逐渐发展起来。典型的方法有单层前馈神经网络（SLFN）、随机向量函数连接网络（RVFL）、极限学习机（ELM）等。

宽度学习系统（BLS）由陈俊龙及其学生于 2018 年提出。该算法是一种基于 RVFL 平面网络结构的增量学习算法，模型结构如图 7-16 所示。与传统 RVFL 结构不同的是，宽度学习系统的输入权重矩阵不是随机生成的，而是通过稀疏自编码

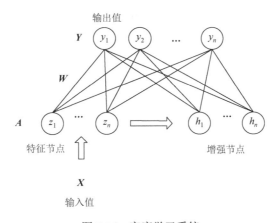

图 7-16　宽度学习系统

方式经编码后，在解码过程中选取了最优权重。宽度学习方法的输入样本经过一次线性变换后将特征表达映射在特征平面上形成特征节点，得到的特征节点再经过激活函数非线性变换生成增强节点。特征节点和增强节点共同连接作为系统的实际输入信号，经由连接矩阵线性输出。与 RVFL 相同，考虑到经典 BP 算法的高时间成本和容易陷入局部最优等缺点，宽度学习方法采用岭回归、广义逆直接求取输出连接矩阵。

　　BLS 的结构由四个部分组成，即输入节点、特征节点、增强节点和输出节点。其中，输入节点和映射节点之间的连接方法是随机的。同样，映射节点也随机连接到增强节点。然后，将所有映射节点和增强节点都连接到输出节点，采用线性回归方法或迭代梯度下降方法来训练其连接权重。当出现新的输入数据或新的增强节点时，增量学习在 BLS 中发挥着至关重要的作用。与堆叠式自动编码器、卷积神经网络等其他模型相比，BLS 在效率方面优势明显。

　　BLS 的基本运行过程如下所示。首先，我们用 N 个样本表示训练数据 $\boldsymbol{X}$，输入的维数为 C。映射关系可以表示为

$$\boldsymbol{Z}_i = \Phi(\boldsymbol{X}\boldsymbol{W}_{ei} + \boldsymbol{a}_{ei}) \tag{7-44}$$

式中，$i=1,2,\cdots,n$；权重 $\boldsymbol{W}_{ei}$ 和偏置 $\boldsymbol{a}_{ei}$ 是随机初始化的，$\boldsymbol{W}_{ei} \in \mathbf{R}^{C \times K_i}$，$\boldsymbol{a}_{ei} \in \mathbf{R}^{N \times K_i}$，$K_i$ 表示每组映射节点的节点数，矩阵 $\boldsymbol{a}_{ei}$ 的行均相同。我们将所有 $\boldsymbol{Z}_i$ 组合到 $\boldsymbol{Z}^n = (Z_1, Z_2, \cdots, Z_n)$ 中，它们表示增强节点的输入。增强节点中第 j 组的激活可表示为

$$\boldsymbol{H}_j = \varphi(\boldsymbol{Z}^n\boldsymbol{W}_{hj} + \boldsymbol{a}_{hj}) \tag{7-45}$$

式中，$j=1,2,\cdots,m$；权重 $\boldsymbol{W}_{hj}$ 和偏置 $\boldsymbol{a}_{hj}$ 是随机初始化的，并且 φ 是自主选择的线性或者非线性激活函数，也可以与 $\boldsymbol{Z}$ 使用的激活函数 Φ 相同。另外我们将 $\boldsymbol{H}^m = (H_1, H_2, \cdots, H_m)$ 作为增强节点的输出。最后，我们将所有映射节点和增强节点组合在一起，并将它们连接到输出节点。输出具有以下形式：

$$\boldsymbol{Y} = [Z_1, Z_2, \cdots, Z_n \,|\, H_1, H_2, \cdots, H_m]W_n^m \tag{7-46}$$

　　显然，W_n^m 是随机初始化的，将增强节点和映射节点连接到输出层。该权重可以通过如下公式计算：

$$\boldsymbol{W}_n^m = [\boldsymbol{Z}^n \,|\, \boldsymbol{H}^m]^+ \boldsymbol{Y} \tag{7-47}$$

该权重可以通过岭回归的方法计算，简单快捷。

3）典型相关性分析

典型相关性分析（CCA）是对两个数据集合进行联合与降维的经典算法。CCA

是利用综合变量对之间的相关关系来反映两组指标之间的整体相关性的多元统计分析方法。它的基本原理是：为了从总体上把握两组指标之间的相关关系，分别在两组变量中提取有代表性的两个综合变量 U_1 和 V_1（分别为两个变量组中各变量的线性组合），利用这两个综合变量之间的相关关系来反映两组指标之间的整体相关性。对于两个没有显性关联的数据集，CCA 可以把不同模态的数据点映射到同一个特征空间来构造关联规则，通过将两种模态的数据样本进行连接，就可以得到相关特征子空间内一一对应的特征表达。

根据 CCA 的关联方式，假设两个分别属于不同模态、样本个数一一对应的 n 维数据集合 $\boldsymbol{X}$ 和 $\boldsymbol{Y}$，其中 $\boldsymbol{X} = \{x_1, x_2, \cdots, x_n\}$，$\boldsymbol{Y} = \{y_1, y_2, \cdots, y_n\}$ 通过映射基向量 $\boldsymbol{u}$ 和 $\boldsymbol{v}$ 进行线性变换，重新为每个集合中的数据点寻找一个新的坐标空间，并得到度量模态间相关性的参数 ρ，即

$$\rho = \max_{u,v} \frac{\boldsymbol{u}^{\mathrm{T}} \sum_{xy} \boldsymbol{v}}{\sqrt{\boldsymbol{u}^{\mathrm{T}} \sum_{xx} \boldsymbol{u}} \sqrt{\boldsymbol{v}^{\mathrm{T}} \sum_{yy} \boldsymbol{v}}} \qquad (7\text{-}48)$$

在实际应用中，式（7-48）表示的优化问题可以转化为特征值求解问题进行相关计算。其中，$\sum_{xy}$、$\sum_{xx}$、$\sum_{yy}$ 代表类间和类内协方差矩阵，即

$$\begin{cases} \sum_{xy} = E[\boldsymbol{xy}^{\mathrm{T}}] = \dfrac{1}{n}\sum_{i=1}^{n} x_i y_i^{\mathrm{T}} \\[2mm] \sum_{xx} = E[\boldsymbol{xx}^{\mathrm{T}}] = \dfrac{1}{n}\sum_{i=1}^{n} x_i x_i^{\mathrm{T}} \\[2mm] \sum_{yy} = E[\boldsymbol{yy}^{\mathrm{T}}] = \dfrac{1}{n}\sum_{i=1}^{n} y_i y_i^{\mathrm{T}} \end{cases} \qquad (7\text{-}49)$$

2. 基于双宽度学习的典型相关性分析

1）双宽度学习结构

双宽度学习结构是一个以 BLS 为基本单元的双宽度学习（Double Broad Learning，DBL）框架，如图 7-17 所示，此结构主要由两个 BLS 单元组成，用于处理不同模态的融合问题。图中 Z 和 H 分别表示特征节点和增强节点，下标 C、D 代表第一个 BLS 子单元，R 代表融合节点层。当两种模态数据输入系统时，模型训练的过程可分为以下 3 个部分：利用宽度学习单元分别提取每个模态的高维特征，主要包括特征节点映射特征和增强节点映射特征；在融合节点层将两个模态的特征映射经过一个非线性变换抽象融合起来；通过学习输出权重矩阵，利用岭回归、广义逆直接求取全局最优解得到输出类别属性。

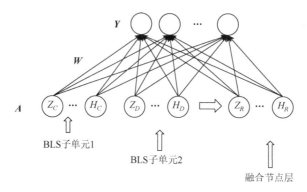

图 7-17　双宽度学习基本结构

（1）特征提取。

假设 DBL 模型的输入样本个数为 N，DBL 的特征节点和增强节点个数分别为 N_1 和 N_2，则平面通道的特征表达式为

$$A_c = [\boldsymbol{Z}_1 | \boldsymbol{H}_1] \tag{7-50}$$

该式由一个 BLS 单元生成，则第一个 BLS 子单元的特征节点和增强节点分别可以表示为

$$\begin{cases} \boldsymbol{Z}_1 = \{z_i | z_i \in \mathbf{R}^{N_1}\}_{i=1}^{N} \\ \boldsymbol{H}_1 = \{h_j | h_j \in \mathbf{R}^{N_2}\}_{j=1}^{N} \end{cases} \tag{7-51}$$

同理，另一个 BLS 单元生成的特征表达式以及特征节点、增强节点分别为

$$\begin{cases} \boldsymbol{A}_D = [\boldsymbol{Z}_2 | \boldsymbol{H}_2] \\ \boldsymbol{Z}_2 = \{z_i | z_i \in \mathbf{R}^{N_1}\}_{i=1}^{N} \\ \boldsymbol{H}_2 = \{h_j | h_j \in \mathbf{R}^{N_2}\}_{j=1}^{N} \end{cases} \tag{7-52}$$

由于 BLS 生成特征节点过程中采用了稀疏编码，在特征提取过程中自动去除了冗余信息，降低了训练的计算复杂度，根据多模态机器学习概念，仅需要考虑后期不同模态融合过程中的信息互补即可。在输入融合节点层之前，需要将两个子单元特征进行混合，使得两种模态特征映射到同一个样本空间。考虑到神经网络的学习特性，DBL 仅简单地将两种模态的特征并联起来，作为最后提取的总特征和融合空间的净输入：

$$\boldsymbol{F}^{N \times 2(N_1+N_2)} = \left[\boldsymbol{A}_C^{N \times 2(N_1+N_2)} \middle| \boldsymbol{A}_D^{N \times 2(N_1+N_2)} \right] \tag{7-53}$$

（2）特征的融合与分类。

对于特征融合部分，两个 BLS 子单元混合的总特征 $\boldsymbol{F}$ 就是 DBL 融合节点层的新输入。值得注意的是，为了更好地将信息结合起来，本章引入融合节点映射层，借鉴传统神经网络的非线性拟合特点将不同的模态特征抽象融合，最后利用输出矩阵进行快速有效的学习，以提高系统的分类性能。假设融合节点个数为 N_3，则融合节点层输出为

$$\boldsymbol{T}^{N \times N_3} = \varphi(\boldsymbol{F}^{N \times 2(N_1+N_2)} \times \boldsymbol{W}_t^{2(N_1+N_2) \times N_3} + \boldsymbol{\alpha}_t^{N \times N_3}) \tag{7-54}$$

式中，$\varphi(\cdot)$ 是 S 型非线性激活函数。

真正意义上的宽度学习应该是将特征节点、增强节点、融合节点作为共同的特征，按照不同的权重共同作用于输出的网络。因此，DBL 模型结构的输出连接矩阵 $\boldsymbol{W}$ 包含了两种模态的特征节点层、增强节点层和最后一层融合节点层的总权重，可以很容易地由下面所示的岭回归、广义逆求得

$$\boldsymbol{W}^{[2(N_1+N_2)+N_3] \times O} = \left[\boldsymbol{F}^{N \times 2(N_1+N_2)} \middle| \boldsymbol{T}^{N \times N_3} \right] + \boldsymbol{Y}^{N \times O} \tag{7-55}$$

式中，$\boldsymbol{Y}$ 是由样本标签组成的 O 维 one-hot 形式的期望输出矩阵。

2）基于双宽度学习的典型相关性分析

图 7-18 所示为基于双宽度学习的典型相关性分析（DBL-CCA）结构的多模态信息融合和学习过程。以 DBL 为基础，把两种模态经过特征节点和增强节点粗提取的样本特征统一映射到 CCA 生成的特征子空间上进行学习、匹配和降维，然后由融合节点直接进行非线性化融合，连接到输出层进行分类输出。

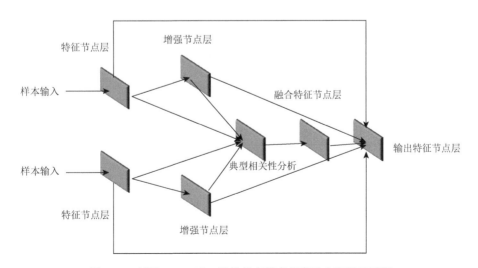

图 7-18　基于 DBL-CCA 结构的多模态信息融合和学习过程

因此，CCA 在整个融合体系中承担着实现多模态机器学习关联和转换任务的作用，同时 CCA 的降维特性为简化模型提供了便利。由 DBL 结构可知，CCA 层的净输入为之前求出的特征 $\boldsymbol{F}$，其前 L 个最大主成分输出 $\boldsymbol{P}^{N\times 2L}$ 即为融合节点层的实际输入：

$$T^{N\times N_3} = \varphi\left(\boldsymbol{P}^{N\times 2L}\times \boldsymbol{W}_t^{2L\times N_3}+\boldsymbol{\alpha}_t^{N\times N_3}\right) \tag{7-56}$$

7.5.3 实验研究与结果分析

1. 实验研究

我们从某医院提供的电子病历（EMR）中获取了 2500 条记录，检索了 1200 条有效病历，并将处理后的数据分成两部分，70%的数据集用于训练模型，30%的数据集用于测试。利用上述数据对本章提出的 DBL-CCA 集成模型进行训练，然后采用六折交叉验证方法评估模型的预测性能。交叉验证的优势在于：避免由数据集划分不合理而导致的问题，如模型在训练集上过拟合，这种过拟合可能不是模型导致的，而是由数据集划分不合理造成的。这种情况在用小规模数据集训练模型时很容易出现，所以在小规模数据集上用交叉验证的方法评估模型更有优势。

实验均设置了相同的特征节点（100 个）和增强节点（400 个）个数、收敛因子（0.5）和正则化因子（2^{-30}）等参数，并将 DBL-CCA 中 CCA 层的输出特征维度固定在 200。

2. 结果分析

从最终的输出结果（表 7-11 与图 7-19）来看，六折交叉验证每组的正确率高达 0.95 以上，最终的平均正确率为 0.973，模型的准确率以及泛化能力非常优秀。

表 7-11 六折交叉验证结果

序号	数量	正确数	正确率
1	200	195	0.975
2	200	192	0.960
3	200	198	0.990
4	200	194	0.970
5	200	193	0.965
6	200	195	0.975
平均正确率			0.973

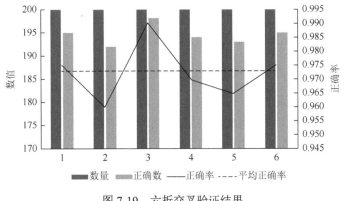

图 7-19　六折交叉验证结果

7.6　基于确诊病例愈后评估指标学习的健康状态
预测和干预研究

7.6.1　研究陈述

1. 2 型糖尿病

2 型糖尿病，又名非胰岛素依赖型糖尿病，是一种因胰岛素分泌不足和胰岛素抵抗引起的内分泌疾病，以血糖升高为突出表现，多在 35 岁之后发病。其特点是人体自身能够产生胰岛素，但细胞无法对其做出反应，使胰岛素的效果大打折扣。典型症状为"三多一少"，即多饮、多食、多尿和体重减少，治疗以降低血糖、增强体质、控制症状、减少并发症为原则。饮食治疗和运动治疗是糖尿病的基础治疗法，可使患者病情进展得到控制，药物治疗包括口服降糖药和胰岛素治疗。

2. 2 型糖尿病诊断指标

实验室检查作为诊断糖尿病的首选方法，结合患者空腹血糖变化，即可掌握患者病情程度，但该项指标结果易受饮食、情绪等方面因素的影响，应用受限。而糖化血红蛋白作为血糖和血红蛋白结合的产物，稳定性良好，且与血糖水平呈正相关，有助于反映患者近 1～2 个月的血糖变化。相关研究指出，糖尿病患者糖化血红蛋白水平降低幅度≥8%，可有效预防相关并发症，但糖化血红蛋白水平>9%，则会造成患者处于持续性高血糖状态，引发相关并发症，如糖尿病肾病、白内障、酮症酸中毒等，直接危及患者生命安全。因此，结合患者糖化血红蛋白水平变化，即可明确疾病发展状况及预测并发症风险。此外，糖化血红蛋白可直接反映糖尿病患者血糖在机体内的积聚和血脂代谢异常。

3. 糖尿病确诊愈后健康状态干预的意义

糖尿病是内分泌系统的一种常见病。在人口老龄化的不断推进和生活方式的持续性变化下，糖尿病的患病率越来越高。根据世界糖尿病联盟组织的有关数据，在 20 岁至 79 岁的人群中，2017 年中国糖尿病患者达到了 1.144 亿，居世界第一。据世界卫生组织预测，到 2025 年我国的 2 型糖尿病患者数量将大于 1.3 亿，且在所有疾病的医疗成本中的比例将达到 40%[95]。《中国成人糖尿病流行与控制现状》指出，糖尿病知晓率、治疗率以及控制率分别是 36.5%、32.2%和 49.2%。由此可见，糖尿病及其并发症的治疗不仅影响患者生活水平，而且还会给患者家庭、社会等带来巨大的经济压力。

糖尿病是一种慢性的终身性疾病，就目前的医疗水平而言，是不可以根治的。糖尿病虽然不能完全治愈，但是只要通过适当药物治疗，饮食控制，结合合理的运动等行为管理，使血糖水平能够被控制在一个正常范围内，就不会出现糖尿病肾病、糖尿病足、糖尿病视网膜病变、糖尿病周围神经病变等并发症。因此糖尿病患者愈后的健康管理干预是至关重要的。通过预测患者糖化血红蛋白序列趋势不仅可以帮助患者更好地了解自身健康的恢复状况，而且能准确地预测糖化血红蛋白的含量，从而帮助医务人员掌握患者治疗的进度，以此判断患者发生并发症的可能性，及时做出高效治疗决策，可以显著降低患者出现并发症的风险。因此，糖尿病确诊患者愈后干预的实现，不仅能提高患者的生活质量，而且能为患者家庭减少额外的经济支出。

7.6.2　模型建立与求解

1. 相关知识

循环神经网络（Recurrent Neural Network，RNN）是 Elman 以 Recurrent 概念为基础提出的一种神经网络框架，是由简单循环网络（Simple Recurrent Network，SRN）演变而来的。RNN 是深度学习领域具有短期记忆能力的神经网络，主要用于处理序列数据。其主要特点是将前一时刻的输出作为当前时刻的输入，使前后数据产生联系。与传统神经网络不同，RNN 的隐含层是循环的，这使得隐含层之间的节点是有连接的，RNN "记住" 前面的信息并将其应用于计算当前输出，致使 RNN 有一定的记忆能力，这对时间序列的研究有着重大的意义。

　　RNN 主要由输入层、隐含层和输出层三部分组成，结构如图 7-20 所示：在 t 时刻，隐含单元 S 接收来自两方面的数据，分别为网络前一时刻的隐含单元 S_{t-1} 和当前的输入数据 X_t，并通过隐含单元的值计算当前时刻的输出 O_t，$t-1$ 时刻的输入 X_{t-1} 可以在之后通过循环结构影响 t 时刻的输出。RNN 的前向计算按照时间序列展开，然后使用基于时间的反向传播（Back Propagation Through Time，BPTT）算法对网络中的参数进行更新。

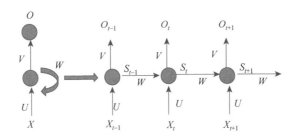

图 7-20　RNN 结构图

　　图中每个箭头代表做一次变换，也就是说箭头连接带有权重。左侧是折叠起来的样子，右侧是展开的样子。

　　其中 S_t 表示 t 时刻的隐含状态；O_t 表示 t 时刻的输出；X_t 表示 t 时刻的输入；U 表示权重；W 表示隐含状态的权重，它是网络记忆的控制者，负责调度记忆；V 表示隐含层到输出层的权重；b 和 c 是偏置。

　　计算过程如下。

　　t 时刻的隐含状态：

$$S_t = \partial(UX_t + WS_{t-1} + b) \tag{7-57}$$

式中，∂ 是激活函数，RNN 一般选择 tanh 函数。

　　t 时刻的输出：

$$O_t = VS_t + c \tag{7-58}$$

　　最终模型的预测输出值：

$$\tilde{y}_t = \partial(O_t) \tag{7-59}$$

式中，∂ 为激活函数，通常 RNN 用于分类，一般用 Softmax 函数。得到输出之后进行参数微调，用 BPTT 算法调整所有参数，沿着需要优化的参数的负梯度方向不断寻找更优的点直至收敛，经过微调后可以大幅度提高神经网络的分类性能。

2. 基于循环神经网络的宽度学习系统

宽度学习系统由于其灵活的结构，能够对数据进行快速高效分类，但是宽度学习中各个特征节点之间是独立的，相互之间没有关联。对于糖尿病患者，在医院测量的糖化血红蛋白水平会随着时间的推移而发生动态变化。这些连续的数据是有限的和内在相关的，不是一组孤立的点。因此，单独使用 BLS 得到的预测结果可能并不理想，因此本章在 BLS 中引入了具有短期记忆能力的循环神经网络，使近期的各个时间节点评价指标之间产生联系，提高预测的准确性和适用性。循环神经网络的引入使模型能够将当前时刻的信息与后续时刻的信息产生联系，从而更好地扩展了神经网络的表达能力。

图 7-21 所示为基于循环神经网络的宽度学习系统（BLS-RNN）结构从特征提取到学习的过程。为了改善整个模型的预测结果，将 RNN 嵌入 BLS 的增强层中，构成 BLS-RNN 混合模型，该模型以 BLS 为基础，首先把所收集的原始数据通过激活函数映射得到特征节点，然后以特征节点为 RNN 的输入，经 RNN 处理后的输出作为增强节点，最后将特征节点和增强节点合并，作为输入层，经非线性变换得到输出。

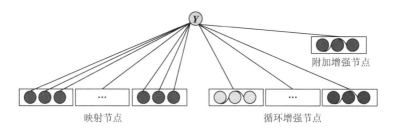

图 7-21　BLS-RNN 结构图

7.6.3　实验研究与结果分析

1. 实验研究

我们从某医院提供的电子病历（EMR）中获取了 7009 条记录，检索了 4885 条有效病历。考虑使用患者以前的数据记录来预测最后的值。以患者先前记录数据作为特征，最后一个数据点作为预测标签。样本量小于 5 的患者被排除在外。最后，将处理后的数据以 7∶3 的比例分为两部分，70%的数据集用于训练模型，30%的数据集用于测试。利用上述数据对本章提出的 BLS-RNN 模型进行训练，得到预测结果。

2. 结果分析

为了排除其他因素的干扰,我们在同一数据集上对 BLS-RNN 模型进行了训练和测试,结果如图 7-22 与图 7-23 所示,横坐标为本次实验样本数,纵坐标为 HbA1c 值,分别给出在 2000 个样本容量下预测值与真实值的拟合程度,以及在 4000 个样本容量下预测值与真实值的拟合程度。

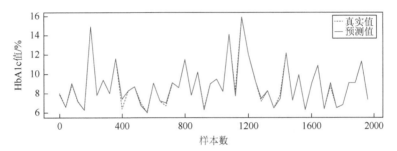

图 7-22　2000 个样本容量下预测值与真实值的拟合程度

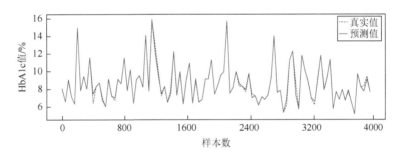

图 7-23　4000 个样本容量下预测值与真实值的拟合程度

如图 7-22 与图 7-23 所示,随着样本容量的增加,BLS-RNN 模型的预测值与真实值的拟合程度越来越高,当样本容量为 4000 时,预测值与真实值几乎完全吻合。这证实了深度学习与宽度学习相结合的 BLS-RNN 模型在时间序列预测方面的预测精度很高。

3. 讨论

糖尿病需要终身治疗,确诊患者在血糖得到初步控制后,并不能因此而松懈,后期应积极配合治疗,通过适当的药物治疗、饮食控制和合理运动等方式,将血糖控制在合理范围内,来降低糖尿病系列并发症发生的风险。由上述实验结果可知,本章所搭建的 BLS-RNN 模型对时间序列的预测精度很高,考虑到训练速度、精度和特征数据之间的关联性,本章采用了数据处理量大、训练速度快、精度高、结构扁平化的宽度学习为基础，同时在其增强层引入了有一定"记忆"能力的循环神经网络，进而使序列特征数据之间产生关联，提高了预测精度。

综上所述，基于确诊病例愈后评估指标学习的健康状态预测和干预研究是非常有意义的。将人工智能技术运用到糖尿病确诊患者后期的防控中，能够实时监控患者身体状况，支持医务人员做出高效合理的决策，降低患者发生并发症的风险，而且还能为患者家庭节约大笔经济支出。

7.7　本章小结

本章主要介绍了几个经典的数据分析方法和当下比较流行的深度学习与宽度学习的相关概念及其在糖尿病预测领域的应用。糖尿病患病率的不断升高和患病群体的低龄化，使糖尿病的预测、识别与后期防控在糖尿病管理领域扮演着至关重要的角色。本章主要将机器学习领域盛行的深度学习与宽度学习相融合，所建立模型在对典型的 2 型糖尿病、妊娠糖尿病患者和糖尿病高危人群以及糖尿病愈后患者的预测、识别和后期防控方面都取得了很好的成效，对糖尿病预防控制有很高的借鉴价值。

第8章 基于数据-知识混合驱动的健康运维决策和支持

8.1 引　　言

近几年医疗与健康决策支持系统的发展迅速，我们紧跟发展步伐，从数据-知识混合驱动角度研究健康运维决策，提出区位选择机制健康运维服务、海外市场扩张健康运维服务、移动健康应用运维模式、刷脸就医健康服务以及公共卫生应急医疗物资调度机制等多个健康运维决策和支持系统。从近几年的研究来看，学术界对医疗大数据带来的精准医疗决策相关研究成果进行归纳[96]，数据驱动的医疗决策将成为提高医疗品质与效率的主要手段，特别是互联网环境下的智能医疗，将对医疗与健康决策产生颠覆性的影响，成为重要研究方向。本章对于不同角度的健康运维决策和支持进行了全方位的分析，根据上述各个角度的主题对健康运维决策和支持的背景与主要研究内容首先作一个系统的介绍，再介绍上述五个方面涉及的健康运维决策和支持的具体应用与相应的模型构建。

8.1.1 问题的提出

从运维决策和支持问题本身进行多角度分析，运用该思路和方法对健康运维决策和支持进行建模分析，研究如何更好地使用健康资源。由于社会医疗资源相对匮乏，如何最优化医疗资源的调度和提高使用效率，是健康服务行业面临的一个重要问题。例如，在医疗设施或者医院设立的区位选择中，如何选择相应的地理位置才能更好地将医疗资源使用最大化以提升患者满意度，这需要建立相应的决策和支持模型进行判断和定位。海外市场扩张健康服务面临相同的问题。又如，人们的移动健康的应用运维在健康服务领域也具有很重要的作用，如何提升移动健康应用的使用效率以及使用者对移动健康这种服务模式的满意度也有重要意义。

上述问题或多或少都需要运用决策和支持模型来进行选择和分析，在新兴的刷脸就医服务模式当中，需要建立相应的决策模型帮助人们进行判断是否使用该刷脸就医模式。同时在公共卫生应急医疗资源物资调度问题上，主要研究公共卫生应急医疗物资调度的决策分析。

8.1.2　研究的主要内容

不同的健康运维和决策支持模型可以分析许多健康领域的热点问题。本章主要针对以下几个方面对数据-知识混合驱动的健康决策运维和支持问题进行分析。决策模型的建立是根据分析的目的和用途来进行的,当面对区位选择机制的健康运维模式时,运用的方法和建立的模型是比较综合的,需要分析地理位置,考虑的因素也是多方面的;对于海外市场扩张健康运维模式也是相同的道理,但海外市场扩张需要融合的影响因素会更加复杂;在健康运维问题中,移动健康同样是决策和支持系统的应用体现;在刷脸就医模式当中,研究的是该健康模式的扩散问题,而扩散问题的研究需要决策的加入;此外在公共卫生应急医疗资源方面,资源调度问题也是需要考虑的关键点。

8.2　建模知识储备

8.2.1　k 均值聚类算法

聚类这种无监督学习算法因其简单、有效而发挥着越来越重要的作用。在聚类算法中,最常用的是 k 均值聚类算法。它是一种随机选取对象作为初始聚类中心,通过计算迭代将每个对象分配到最近的聚类中心的聚类算法。通过对大量数据进行分类,找出需要关注的类别,可以显著提高决策的效率和准确性[89]。

在 k 均值聚类算法中,最优聚类数的确定是非常重要的。轮廓系数、Calinski 准则、聚类集成等模型在许多研究中得到了广泛的应用。由于轮廓系数和 Calinski 准则计算的复杂性和直观性,本章采用轮廓系数和 Calinski 准则进行最佳聚类数目的判定。

平均轮廓系数越接近 1,聚类越合理。通过下面公式计算轮廓系数:

$$s(q) = \frac{b(q) - a(q)}{\max\{a(q), b(q)\}}, \quad q = 1, 2, \cdots, n \tag{8-1}$$

式中,$a(q)$ 为样本 q 到同簇内其他样本的平均距离;$b(q)$ 为样本 q 到其他簇中所有样本的最小平均距离。

Calinski 准则可用 C_k 计算,其值越大,聚类效果越好。

$$C_k = \frac{\text{SS}_B}{\text{SS}_W} \times \frac{n-k}{k-1} \tag{8-2}$$

式中,SS_B 为组间平方和误差;SS_W 为组内平方和误差;n 为样本个数;k 为簇数。

k 均值聚类算法是一种迭代算法，其实施过程如下。

第一步，取负数将负指标转化为正指标，通过式（8-3）对数据进行标准化，消除量纲的效应。

$$x^* = \frac{x - \mu}{\sigma} \tag{8-3}$$

第二步，随机选取 k 个点 $c_1, c_2, \cdots, c_k$ 作为初始聚类中心。

第三步，利用点 $A = (a_1, a_2, \cdots, a_n)$ 和点 $B = (b_1, b_2, \cdots, b_n)$ 之间的距离公式，计算每个点到每个聚类中心的欧氏距离，将每个点划分为最近的聚类中心。

$$\rho(A, B) = \sqrt{\sum_{i=1}^{n} (a_i - b_i)^2}, \quad i = 1, 2, \cdots, n \tag{8-4}$$

第四步，迭代计算直到目标函数收敛，生成最终的聚类中心 m_s。

$$J = \sum_{s=1}^{k} \sum_{u \in c_j} d(x_u, m_s) \tag{8-5}$$

式中，c_j 为聚类中心为 m_s 的聚类区域；u 为聚类区域 c_j 中的每个点；x_u 为数据 u 全部属性值构成的矢量；k 为聚类个数；$m_1, m_2, \cdots, m_k$ 为 k 个聚类中心为 m_s 的聚类域。

$$m_s = \frac{1}{N_s} \sum_{u \in c_s} X_u \tag{8-6}$$

式中，N_s 为 c_j 中的数据数量。

8.2.2　二维不确定语言变量

由 Zadeh 提出的语言变量及语言术语被用来解决模糊推理问题。二维不确定语言变量是以二维语言值为基础，反映评价者评价信息及其可信度的一种方法。在解决一些决策问题时，语言术语比使用清楚的数字有优势，因为它们可以描述复杂或模糊的现象。语言变量和不确定语言变量的一些定义如下。

定义 8.1　设语言评价项集 $S = \{s_i \mid i = 0, 1, 2, \cdots, l-1\}$，其中 s_i 为语言变量，S 中包含的项数通常为奇数，且满足以下条件：若 $i > j$，则 $s_i > s_j$；存在逆算子 $(s_{-i}) = s_i$；若 $s_i \geqslant s_j$，则 $\max(s_i, s_j) = s_i$；若 $s_i \leqslant s_j$，则 $\min(s_i, s_j) = s_j$。

定义 8.2　设 $S = [S_a, S_b]$，其中 $S_a, S_b \in S, S_a < S_b$，$S_a$ 和 S_b 分别表示 S 的上下限，则 S 为不确定语言变量。

定义 8.3　设 $S_1 = ([S_a, S_b][S_c', S_d'])$ 是一个二维语言值，其中 $[S_a, S_b]$ 代表 I 类不确定语言评价信息，表示决策者对评估对象的评判信息；且 $S_a, S_b \in S_1, S_a < S_b$，$S_1 = \{S_0, S_1, S_2, \cdots, S_{i-1}\}$ 是一个有限的和完全有序离散集。$[S_c', S_d']$ 代表 II 类不确定语言

评价信息，表示决策者对自己给出的评判的可靠性的评价；且 $S_a', S_b' \in S_1, S_a' < S_b'$，$S_2 = \{S_0', S_1', S_2', \cdots, S_{i-1}'\}$ 是一个有限的和完全有序离散集，则称 S_1 是一个二维不确定语言变量。

定义 8.4 设 $S_1 = ([S_{a1}, S_{b1}][S_{c1}, S_{d1}])$ 和 $S_2 = ([S_{a2}, S_{b2}][S_{c2}, S_{d2}])$ 为两个二维不确定语言变量，则二者的汉明距离可表示为

$$d(\tilde{s}_1, \tilde{s}_2) = \frac{1}{4(l-1)}\left(\left|a_1 \times \frac{c_1}{t-1} - a_2 \times \frac{c_2}{t-1}\right| + \left|a_1 \times \frac{d_1}{t-1} - a_2 \times \frac{d_2}{t-1}\right|\right.$$
$$\left. + \left|b_1 \times \frac{c_1}{t-1} - b_2 \times \frac{c_2}{t-1}\right| + \left|b_1 \times \frac{d_1}{t-1} - b_2 \times \frac{d_2}{t-1}\right|\right) \tag{8-7}$$

式中，l 表示 S_1 中包含的语言术语数量；t 表示 S_2 中包含的语言术语数量。

8.2.3 证据理论融合规则

证据理论最早由 Dempster 于 1967 年提出，1976 年由 Shafer 进一步完善。证据理论是一种不确定推理方法，为处理不确定信息问题提供了一种融合方法。由于专家经验和个人偏好的限制，个人评价的结果往往包含不确定性和随机性。利用证据理论融合规则对不同专家意见进行正交融合，使评价结果更加准确可靠。

定义 8.5 设 Θ 是一个样本空间，其为某个问题的各个相互独立、整体上完备的命题或假设所构成的一个有限集合，则称 Θ 为识别框架。当且仅当函数 m 满足以下条件时，称为基本信度分配。

$$\begin{cases} m: 2^{\Theta} \to [0,1] \\ m(\phi) = 0 \\ \sum_{A \subseteq \Theta} m(A) = 1 \end{cases}$$

定义 8.6 在识别框架 Θ 上给定两个基本信度分配 m_1 和 m_2，证据理论融合规则可以将它们组合为一个新的基本信度分配，公式如下：

$$\begin{cases} m(C) = m_1(C) \oplus m_2(C) = \dfrac{\sum\limits_{A_i \cap B_j = C} m_1(A_i) m_2(B_j)}{1-k}, & C \neq \varnothing \\ m(C) = 0 \\ k = \sum\limits_{A_i \cap B_j = \varnothing} m_1(A_i) m_2(B_j) \end{cases} \tag{8-8}$$

式中，A_i、B_j 和 C 表示样本空间中的事件；m 表示基本信度分配；k 为 m_1 和 m_2 的冲突。

8.2.4　层次分析法

层次分析法（AHP）是应用最广泛的多准则决策方法之一，由三个原则组成：分解、比较判断和综合。它是由 Saaty 在 20 世纪 70 年代提出的，并从那时起被广泛地研究和完善。在层次分析法中，一个复杂的决策问题根据相关的属性或标准被分解成一个合理的决策层次结构。决策者可以做出主观判断，但也可以包括客观衡量的信息。层次分析法的步骤总结如下。

第一步，建立层次结构模型，目标放在层次的顶端，准则和方案按降序排列。

第二步，根据表 8-1 的原则，使用 1（等于）到 9（绝对重要性）量表推导出两两比较矩阵。对每一层次的每个因素进行比较，以确定哪个更重要。

第三步，利用特征值法合成了准则、子准则和备选方案的全局排序。EM 是特征值问题的解：$A\omega = \lambda_{max}\varpi$。

其中，λ_{max} 为两两比较矩阵的最大或主要特征值，ϖ 为相应的主要特征向量。利用矩阵的一致性指标 C.R.（Consistency Ratio）来检验判断的不一致性。C.R. = C.I. / R.I.，其中 C.I. $= (\lambda_{max} - n) / (n-1)$ 且 λ_{max} 是 A 的最大特征值，R.I.（Random Index）是一个依赖于 n 的实验值。

表 8-1　层次分析法的基本尺度

重要性的强度	定义
1	同等重要
3	稍微重要
5	较强重要
7	强烈重要
9	极端重要
2，4，6，8	两相邻判断的中间值
倒数	x_i 和 x_j 之间的比例是 $r_{ij} = 1/r_{ji}$

8.2.5　灰色数

灰色数是邓聚龙提出的一种源于灰色集合概念的数学理论。它能有效地解决不完全离散数据和不确定性的问题。在灰色数思想中，如果信息是完全已知的，它被称为白色系统，当信息完全未知时，它是一个黑色系统。具有部分已知和部分未知信息的系统称为灰色系统。因此，灰色系统包含由灰色数和灰色变量表示的不确定信息。

Liu 等将灰色数定义为 $\otimes a = [\underline{a}, \overline{a}] = \{a | \underline{a} \leq a \leq \overline{a}, \overline{a} \in \mathbf{R}\}$，$\otimes a$ 包含两个实数，$\underline{a}$ 是 $\otimes a$ 的下限，$\overline{a}$ 是 $\otimes a$ 的上限。灰色系统在处理不充分和不完全信息方面是有效的，它已被应用于多个学科，由于现实世界中我们获取到的信息往往是不完整和不确定的，因此应用灰色理论来求解现实问题更为合理。

8.2.6 层次分析法结合灰色系统

1. 灰色特征值和向量

假定 $\boldsymbol{D}(\otimes) = (\otimes_1, \otimes_2, \cdots, \otimes_n)^{\mathrm{T}}$，当 $\boldsymbol{D}(\otimes)\boldsymbol{W}(\otimes) = \lambda(\otimes)\boldsymbol{W}(\otimes)$ 时，其中，$\lambda(\otimes)$ 为 $\boldsymbol{D}(\otimes)$ 的灰色特征值，$\boldsymbol{W}(\otimes)$ 是一个与 $\lambda(\otimes)$ 相关的特征向量，因此可以得到如下定理。

定理 8.1 若 $\boldsymbol{D}(\otimes)\boldsymbol{W}(\otimes) = \lambda(\otimes)\boldsymbol{W}(\otimes)$，则 $(\underline{d_{ij}})(\underline{w_{ij}}) = \underline{\lambda}(\underline{w_{ij}})$ 且 $(\overline{d_{ij}})(\overline{w_{ij}}) = \overline{\lambda}(\overline{w_{ij}})$，$i = 1, 2, \cdots, n$。

定理 8.2 设 $\boldsymbol{A}(\otimes) = [\underline{\boldsymbol{A}}, \overline{\boldsymbol{A}}]$，$\underline{\lambda}$ 和 $\overline{\lambda}$ 分别是 $\underline{\boldsymbol{A}}$ 和 $\overline{\boldsymbol{A}}$ 的特征值，则 $\lambda(\otimes) = [\underline{\lambda}, \overline{\lambda}]$ 是 $\boldsymbol{A}(\otimes)$ 的特征值，$\boldsymbol{X} = [p\underline{x}, q\overline{x}]$ 是和 λ 相关的特征向量，其中 $\underline{x}, \overline{x}$ 对应 $\underline{\lambda}, \overline{\lambda}$ 且 p, q 是非负实数满足 $0 \leq p\underline{x} \leq q\overline{x}$。

2. 灰色数判断矩阵

$\boldsymbol{D}(\otimes)$ 为层次分析法灰色数判断矩阵，若 $\boldsymbol{D}(\otimes) = [\otimes_{ij}]_{n \times n}$ 且 $i, j = 1, 2, \cdots, n$，那么 $\otimes_{ij} = [\underline{d_{ij}}, \overline{d_{ij}}]$ 且 $\dfrac{1}{9} \leq \underline{d_{ij}} \leq \overline{d_{ij}} \leq 9$，$\otimes_{ij} = \dfrac{1}{\otimes_{ji}}$。

假设 $\boldsymbol{D}(\otimes) = [\otimes_{ij}]_{n \times n}$ 是灰色数矩阵且 $\boldsymbol{W}(\otimes) = (w_1(\otimes), w_2(\otimes), \cdots, w_n(\otimes))^{\mathrm{T}}$ 是特征向量，则 $\otimes_{ij} = \dfrac{w_i(\otimes)}{w_j(\otimes)}$ 为 $i, j = 1, 2, \cdots, n$ 的判断区间。

3. 一致灰色数判断矩阵

对于 $\boldsymbol{D}(\otimes) = [\otimes_{ij}]_{n \times n}$，若 $\otimes_{ij} = \dfrac{1}{\otimes_{ji}}$，$\otimes_{ij} \times \otimes_{ji} = \otimes_{ji} \times \otimes_{ij}$，则 $\boldsymbol{D}(\otimes)$ 为一致灰色数判断矩阵。为了构造灰色数判断矩阵并推导出计算灰色数权重的公式，引入实数矩阵的准均匀性概念。由于 $(\underline{d_{ij}})_{n \times n}$ 和 $(\overline{d_{ij}})_{n \times n}$ 的准均匀性，有

$$\frac{w_i(\otimes)}{w_j(\otimes)}=[\varOmega\underline{d_{11}}\,\underline{d_{ij}},\varOmega\overline{d_{11}}\,\overline{d_{ij}}]，\quad \varOmega\underline{d_{11}}=\frac{1}{\varOmega\overline{d_{11}}}，\quad i,j=1,2,\cdots,n \qquad （8-9）$$

因此，我们发现，当满足如下条件时：

（1）$\varOmega\underline{d_{11}}=1,\dfrac{w_i(\otimes)}{w_j(\otimes)}=\otimes_{ij}$；

（2）$\varOmega\underline{d_{11}}>1,\dfrac{w_i(\otimes)}{w_j(\otimes)}\subset\otimes_{ij}$，　令 $\otimes=[\varOmega\underline{d_{11}},\varOmega\overline{d_{11}}]$，$\otimes_{ij}=\otimes\cdot\dfrac{w(\otimes)_i}{w(\otimes)_j}$；

（3）$\varOmega\underline{d_{11}}<1,\dfrac{w_i(\otimes)}{w_j(\otimes)}\supset\otimes_{ij}$，　令 $\otimes=[\varOmega\underline{d_{11}},\varOmega'\overline{d_{11}}]$，$\otimes_{ij}=\otimes\cdot\dfrac{w(\otimes)_i}{w(\otimes)_j}$；

且当 $\varOmega=p/q$ 或 $\varOmega=q/p$ 时，由上面的准均匀性，得到一致灰色数判断矩阵的性质如下。

定理 8.3　设 $\boldsymbol{D}(\otimes)=[\otimes_{ij}]_{n\times n}$ 是一个一致的灰色数矩阵，且 $\boldsymbol{W}^{\#}(\otimes)=(w_1^{\#}(\otimes),$ $w_2^{\#}(\otimes),\cdots,w_n^{\#}(\otimes))^{\mathrm{T}}$，$\boldsymbol{W}^{*}(\otimes)=(w_1^{*}(\otimes),w_2^{*}(\otimes),\cdots,w_n^{*}(\otimes))^{\mathrm{T}}$ 是特征向量，满足 $g\boldsymbol{D}(\otimes)\boldsymbol{W}^{*}(\otimes)=\mathrm{tr}\boldsymbol{D}(\otimes)\boldsymbol{W}^{*}(\otimes)$ 和 $\boldsymbol{D}(\otimes)\boldsymbol{W}^{*}(\otimes)=\mathrm{tr}(\boldsymbol{D}(\otimes))\boldsymbol{W}^{*}(\otimes)$。那么，$\dfrac{\boldsymbol{W}^{*}(\otimes)_i}{\boldsymbol{W}^{*}(\otimes)_j}=\dfrac{\boldsymbol{W}^{\#}(\otimes)_i}{\boldsymbol{W}^{\#}(\otimes)_j}$，当且仅当存在一个非负常数 μ 使 $w^{*}(\otimes)=\mu w_1^{\#}$ 或 $w^{\#}(\otimes)=\mu w_1^{*}$。

定理 8.4　设 $\boldsymbol{D}(\otimes)=[\otimes_{ij}]_{n\times n}$ 是一致的灰色数矩阵，$\underline{\boldsymbol{W}}=(\underline{w_1},\underline{w_2},\cdots,\underline{w_n})^{\mathrm{T}}$ 和 $\overline{\boldsymbol{W}}=(\overline{w_1},\overline{w_2},\cdots,\overline{w_n})^{\mathrm{T}}$ 是与最大特征值相关的 $(\underline{d_{ij}})_{n\times n}$ 和 $(\overline{d_{ij}})_{n\times n}$ 的非负归一化特征向量，那么 $w(\otimes)=[p\underline{w},q\overline{w}]=(w_1(\otimes),w_2(\otimes),\cdots,w_n(\otimes))^{\mathrm{T}}$ 的一个充要条件为

$$\varOmega=\sum_{j=1}^{n}\frac{1}{\sum\limits_{i=1}^{n}\overline{d_{ij}}}=\frac{1}{\sum\limits_{j=1}^{n}\dfrac{1}{\sum\limits_{i=1}^{n}\overline{d_{ij}}}}$$

式中

$$p=\sqrt{\sum_{j=1}^{n}\left(\sum_{i=1}^{n}\overline{d_{ij}}\right)^{-1}}，\quad q=\sqrt{\sum_{j=1}^{n}\left(\sum_{i=1}^{n}\underline{d_{ij}}\right)^{-1}}$$

基于以上讨论，按照以下顺序构建 GN-AHP 模型。

第一步，构造灰色数判断矩阵。

第二步，计算灰色数矩阵的最大特征值 $(\underline{d_{ij}})_{n\times n}$ 和 $(\overline{d_{ij}})_{n\times n}$，确定相关的非负归一化特征向量 $\underline{\boldsymbol{W}}=(\underline{w_1},\underline{w_2},\cdots,\underline{w_n})^{\mathrm{T}}$ 和 $\overline{\boldsymbol{W}}=(\overline{w_1},\overline{w_2},\cdots,\overline{w_n})^{\mathrm{T}}$。

第三步，确定参数 p、q：

$$p = \sqrt{\sum_{j=1}^{n} \left(\sum_{i=1}^{n} \overline{d_{ij}} \right)^{-1}}, \quad q = \sqrt{\sum_{j=1}^{n} \left(\sum_{i=1}^{n} \underline{d_{ij}} \right)^{-1}}$$

第四步，归一化权重向量 $\boldsymbol{W}(\otimes) = [p\underline{w}, q\overline{w}] = (w_1(\otimes), w_2(\otimes), \cdots, w_n(\otimes))^{\mathrm{T}}$。

第五步，确定优先次序排名。

首先在下限判断矩阵上采用层次分析法，可以找到所有备选方案对应权重的排序，称为排序权重区间的下限，表示备选方案的最小权重。同样，也可以通过将层次分析法应用于上限判断矩阵来找到权重区间的上限。然后结合权重区间的下限和上限，得到每个备选方案的完整权重区间。

一旦确定了权重区间的上下限，进一步需要解决的问题是如何利用这些区间信息对备选方案进行排序，即如何测量可以表征每个备选方案潜在排名的区间。为此，给出以下三个标准，并考虑两个选项—— $M_1(x_1, y_1)$ 和 $M_2(x_2, y_2)$，x_i 和 y_i 分别表示一个选项的上限和下限。

如果 $x_1 > y_2$，则 M_1 排名高于 M_2；如果 $x_1 > x_2$ 且 $y_1 > y_2$，则 M_1 的排名更高；

若 $x_2 < x_1$ 且 $y_2 > y_1$，则用分数密度来对备选方案进行排名，即设 $\rho_1 = \dfrac{(x_1^2 + y_1^2)^{\frac{1}{2}}}{y_1 - x_1}$，

$\rho_2 = \dfrac{(x_2^2 + y_2^2)^{\frac{1}{2}}}{y_2 - x_2}$，分别表示两个方案 M_1 和 M_2 的分数密度。当 $\rho_1 > \rho_2$ 时，备选方案 M_1 的排名高于备选方案 M_2；当 $\rho_1 < \rho_2$ 时，备选方案 M_1 的排名低于备选方案 M_2。

以上三个标准可以完全描绘出两个灰色权重区间的排名关系，可以使用这三种标准来确定每个备选方案的最终排名。

8.2.7 博弈论

作为一种使用严格数学模型研究冲突条件下最优决策的理论，博弈论有助于我们了解在采取某个决策方行动后，博弈中的其他参与者会选择什么策略[88]。一个完整的博弈应该包括以下四个要素：参与者、策略空间、博弈秩序和收益。"参与者"包括做出独立决策、独立行动并受决策结果影响的个人或组织。"策略空间"是指参与者可以选择的一组策略。"博弈秩序"是指参与者必须遵守的规则[97]。"收益"是指博弈获得的利润。一旦这四个元素被确定，博弈就被定义了。值得注意的是，博弈论建立在"理性个体"的前提下，即参与博弈的每个参与者总是将自己的利益最大化作为唯一目标。博弈论考虑了个体在博弈中的预测和实际行为，并研究了其优化策略[98]。

8.2.8　演化稳定策略

演化博弈论是将博弈论分析与动态进化过程相结合。在方法上，博弈论侧重于静态均衡和比较静态均衡。然而，演化博弈论强调动态均衡，并假设系统中有许多参与者[99]。在每一轮博弈中，随机抽取的参与者进行元素博弈，然后重复所描述的过程。演化博弈论研究参与者在这样一个过程中如何选择和调整策略，这个过程是否有一个稳定的平衡点，以及如何解释这样一个平衡点[100-102]。

不同领域的学者对演化稳定策略的定义不同。然而，它的本质并没有改变。假设存在一个大的群体，其所有成员都选择特定的策略，以及一个小的突变群体，其成员选择不同的策略，小的突变群体进入大群体形成一个混合群体。如果一个群体能够消灭入侵者（即小突变体群体），则说明该群体已经达到演化稳定状态，群体选择的策略是演化稳定策略。如果不排除小突变组，突变组的比例会逐渐增加，超过大突变组，达到稳定状态；此时，突变组选择的策略成为演化稳定策略[103, 104]。

一般的演化博弈模型主要基于两个方面：选择和变异。"选择"是指获得更高报酬的策略，将来会被更多的参与者采用[105, 106]。例如，在模型中，患者可以选择是否使用刷脸就医服务医疗设备，这取决于哪个选择会给患者带来更多的好处。同样，对于医院和政府决策者来说，他们有两个相似的选择。而"变异"是指某些个体以不同于群体偏好的随机方式进行选择的现象。这种新的变异实际上是一种选择。然而，只有一个好的策略才能生存。选择是一个不断试错、学习和模仿的过程。演化博弈的过程是自适应的，并且不断改进，没有这两个方面的模型不能称为演化博弈模型[107]。

8.2.9　复制动态方程

复制动态方程保证了演化稳定策略是一种进化均衡。事实上，复制动态方程是一个动态微分方程，它描述了在群体中使用特定策略的频率。根据进化原理，当一个策略的收益高于群体的平均预期收益时，该策略被应用在群体发展中（即适者生存），这反映了该策略的增长率（复制动态方程）大于零。复制动态方程可由以下微分方程给出：

$$F(x) = \mathrm{d}x_i / \mathrm{d}t = x_i(1-x_i)(u(i,s)-u(s,s)), \quad i=1,2,\cdots,n \qquad (8\text{-}10)$$

式中，x 是时间的函数，表示策略的频率（比例）；$u(s,s)$ 和 $u(i,s)$ 表示在一个群体中玩家策略的评价预期回报；i 是不同的策略；n 是策略的总数。

为了使模型更加清晰和简洁，我们以一个反映模型思想的 2×2 对称博弈为例。在表 8-2 中，a、b、g、h、s、p 表示不同的收益变量。首先，假设使用策略 1 的玩家比例为 x，使用策略 2 的玩家的比例为 $1-x$。

表 8-2 2×2 博弈的支付矩阵

		玩家 2	
		策略 1	策略 2
玩家 1	策略 1	a,a	g,h
	策略 2	s,p	b,b

在表 8-2 中，当玩家 1 选择策略 1 时，玩家 2 可能选择策略 1 或策略 2：如果玩家 2 选择策略 1，则玩家 1 的收益为 a，否则为 g。玩家 1 选择策略 1 时，其预期收益为 u_1，玩家 1 选择策略 2 时，其预期收益为 u_2，$u_1 = ax + g(1-x), u_2 = sx + b(1-x)$。根据式（8-10）建立玩家 1 的复制动态方程为

$$F(x) = x(1-x)(u_1 - u_2) = x(1-x)((a-s)-(b-g)(I-x)) \quad (8\text{-}11)$$

最后，作为一个演化稳定策略，它满足以下条件：

$$F(x) = \mathrm{d}x_i / \mathrm{d}t = 0, \quad F'(x_i) < 0 \quad (8\text{-}12)$$

当 $F(x) = 0$ 时，有 3 个稳定点：$x_1 = 0, x_2 = 1$ 和 $x_3 = (b-g)/(a-s+b-g)$。我们需要分析找出哪一点更加合适，分析过程包括以下 5 个步骤。

第一步，分析模型中不同参与者之间的博弈过程。

第二步，系统结构分析。该步骤主要用于分析所研究系统的反馈机制、系统的影响因素以及各因素之间的关系，例如，考虑影响各参与者的损益变量。

第三步，建立系统的数学模型。系统相关系数（即变量关系）决定了数学模型以及确定和估计参数值等函数。

第四步，模型仿真分析。对建立的数学模型进行仿真分析，研究不同条件下的进化路径问题。

第五步，测试和评估模型。此步骤可以在所有步骤中的任何时间执行，以保证模型的正确性和仿真结果的真实性。

8.2.10 马尔可夫过程

马尔可夫过程（MP）是一类满足马尔可夫性质的随机过程。马尔可夫性质是指在当前状态已知的条件下，下一个状态的发生只依赖于当前状态，与以往的状

态无关，当前状态包含了所有相关的历史。在现实世界中，有很多过程，如液体中微粒所做的布朗运动、传染病受感染的人数、车站的候车人数等，都可视为马尔可夫过程。

$$P(S_{t+1}|S_t) = P(S_{t+1}|S_t, S_{t-1}, S_{t-2}, \cdots, S_0) \qquad (8\text{-}13)$$

式中，$S_0, S_1, S_2, \cdots, S_t$ 为状态。马尔可夫过程就是一个包含了所有的状态，以及各种状态之间转移的概率二元组，用 $\langle S, P \rangle$ 表示，强化学习研究的问题都可以抽象成马尔可夫过程。

对于一个具体的状态 s 和它的下一个状态 s'，它们的状态转移概率 P（就是从 s 转移到 s' 的概率）定义为

$$P_{ss'} = P(S_{t+1} = s'|S_t = s) \qquad (8\text{-}14)$$

也就是说，下一个状态的产生只受到当前状态的影响。假如总共有 n 种状态可以选择，那么状态转移矩阵 P 定义为

$$P = \begin{bmatrix} P_{11} & P_{12} & \cdots & P_{1n} \\ P_{21} & P_{22} & \cdots & P_{2n} \\ \vdots & \vdots & & \vdots \\ P_{n1} & P_{n2} & \cdots & P_{nn} \end{bmatrix}$$

矩阵中第 i 行表示，如果当前状态为 i，那么它的下一个状态为 $1, 2, \cdots, n$ 的概率分别为 $P_{i1}, P_{i2}, \cdots, P_{in}$，显然，$P$ 中每行所有概率之和为 1。

如图 8-1 所示，Class1、Class2、Class3、Facebook、Sleep、Pub、Pass 分别代表不同的状态，每个状态到状态之间有一个转移概率，即图 8-1 右边所示，例如，状态 Class1 转移到状态 Class2 的概率为 0.5。

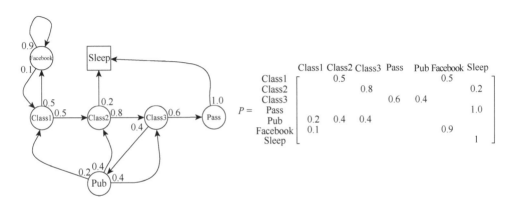

图 8-1　学生上课状态转移

8.2.11　马尔可夫过程奖励

马尔可夫过程奖励可以用一个四元组$\langle S, P, R, \gamma\rangle$表示，$S$为状态空间，包含所有状态$s$，$\gamma$为折扣因子，$\gamma \in [0,1]$。$P$为状态转移概率分布矩阵：

$$P_{ss'} = P(S_{t+1} = s'|S_t = s') \tag{8-15}$$

R为各个状态s的奖励集：

$$R_s = E(R_{t+1}|S_t = s) \tag{8-16}$$

马尔可夫过程到马尔可夫过程奖励（Markov Reward Process，MRP），增加了奖励R，它表示从一个状态s转移到另一个状态s'时能够获得的奖励的期望。如图8-2所示，R值指出了不同状态之间的转移可获得的奖励值。当状态Class1转移到状态Class2时，可获得的奖励R为–2，当状态Class1转移到状态Facebook时可获得的奖励R为–1。

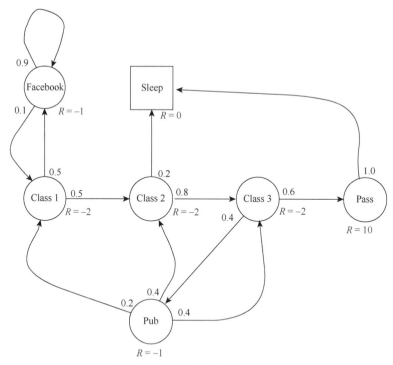

图8-2　学生上课状态转移回报

1. 回报

从状态s出发到终点，得到了一条状态转移路径，每次状态转移均产生一个奖励R，从s开始一直到终点的所有R之和称为回报，用G来表示，则

$$G_t = R_{t+1} + \gamma R_{t+2} + \cdots = \sum_{k=0}^{\infty} \gamma^k R_{t+k+1} \tag{8-17}$$

强化学习的目标是找到一个路径使得 G_t 的值最大，也就是累积奖励最大。在状态 S_t 转移到状态 S_{t+1}、S_{t+2} 的过程中，S_t 对 S_{t+2} 是有影响的。状态 S_t 如果没有转移到 S_{t+1}，也许就不会转移到状态 S_{t+2} 了。这就类似于在状态 S_t 下做了一个决定，则后面的状态转移都获得了一定的回报。所以 G_t 作为奖励总和，是一个给当前状态 S_t 的反馈，可以评价当前状态 S_t 的好坏。

例如，上面提到的学生上课的例子，假设当前状态是 Class 1，其转移到了 Class 2，接着转移到 Class 3，然后转移到了 Pass，再转移到 Sleep。这条转移路径中，Pass 的状态获得了很大的奖励（$R=10$）。之所以能够得到这个奖励（$R=10$），有一部分原因是状态 Class 1 转移到了 Class 2，所以就需要反馈给 Class 1，这个转移比较好，可以获得很大的奖励。这相当于一个正反馈，Class 1 就会明白转移到 Class 2 以后获得的回报会更多。

2. 折扣因子 γ

当前状态 s 受此前所有历史状态影响，但是这个影响是逐渐衰减的，距离当前状态越远的状态对当前状态产生的影响越小，因此采用折扣因子 γ 表示这种衰减。

3. 价值函数 $v_{(s)}$

价值函数 $v_{(s)}$ 是一个马尔可夫过程从状态 s 开始获得的奖励总和 G_t 的期望。

$$v_{(s)} = E(G_t | S_t = s) \tag{8-18}$$

以学生上课为例，状态 Class 1 最终到达状态 Sleep 有多条路径，每条路径都可以获得一个 G，价值函数就是这些 G 的期望，将图 8-2 转换成表格的形式，如图 8-3 所示。

状态	Class 1	Class 2	Class 3	Pass	Pub	Facebook	Sleep
回报	−2	−2	−2	10	1	−1	0
Class 1		0.5				0.5	
Class 2			0.8				0.2
Class 3				0.6	0.4		
Pass							1
Pub	0.2	0.4	0.4				
Facebook	0.1					0.9	
Sleep							1

图 8-3　学生上课状态转移回报表格形式

从图 8-3 可以得到以下 4 条到达终点 Sleep 的路径，假设 $\gamma = 0.5$，出发点都在 Class 1 这个状态，分别求出每一条路径的 **G** 值，如图 8-4 所示。

Class 1、Class 2、Class 3、Pass、Pub	$G_1 = -2 + (-2) \times 1/2 + (-2) \times 1/4 + 10 \times 1/8 + 0 \times 1/16 = -2.25$
Class 1、Facebook、Facebook、Class 1、Class 2、Sleep	$G_1 = -2 + (-1) \times 1/2 + (-1) \times 1/4 + (-2) \times 1/8 + (-2) \times 1/16 + 0 \times 1/32 = -3.125$
Class 1、Class 2、Class 3、Pub、Class 2、Class 3、Pass、Sleep	$G_1 = -2 + (-2) \times 1/2 + (-2) \times 1/4 + (1) \times 1/8 + (-2) \times 1/16 + \cdots = -3.41$
Class 1、Facebook、Facebook、Class 1、Class 2、Class 3、Pub、Class 1、Facebook、Facebook、Facebook、Class 1、Class 2、Class 3、Pub、Class 2、Sleep	$G_1 = -2 + (-1) \times 1/2 + (-1) \times 1/4 + (-2) \times 1/8 + (-2) \times 1/16 + (-2) \times 1/32 + \cdots = -3.20$

图 8-4 状态转移路径总 **G** 值

如果需要计算出 $v_{(s)}$，需要把图 8-2 中所有的可能的路径都列举出来进行计算。

4. 贝尔曼方程（Bellman Equation）

贝尔曼方程是基于价值函数定义推导的，将 **G_t** 代入得

$$
\begin{aligned}
v_{(s)} &= E(R_{t+1} + \gamma R_{t+2} + \gamma^2 R_{t+3} + \cdots | S_t = s) \\
&= E(R_{t+1} + \gamma(R_{t+2} + \gamma R_{t+3} + \cdots) | S_t = s) \\
&= E(R_{t+1} + \gamma \boldsymbol{G}_{t+1} | S_t = s) \\
&= E(R_{t+1} + \gamma v(S_{t+1}) | S_t = s)
\end{aligned}
\tag{8-19}
$$

从式（8-19）可以看出，一个状态 s 的价值 $v_{(s)}$ 由两部分组成：一部分是即时奖励的期望 R_{t+1}，它与下一个状态无关；另一部分是下一时刻的状态的价值期望 $v(S_{t+1})$。

8.2.12 马尔可夫决策过程

马尔可夫决策过程是一个五元组 $\langle S, P, R, A, \gamma \rangle$，它是在前面马尔可夫奖励过程的基础上添加了动作集 $\langle A \rangle$ 改进来的，状态之间的转移是因为执行了某个动作，所以考虑动作的选择得到了马尔可夫决策过程。S 为状态空间，包含所有状态 s。A 为动作集。γ 为折扣因子，$\gamma \in [0,1]$。P 为状态转移概率分布矩阵：

$$
\boldsymbol{P}_{ss'} = \boldsymbol{P}(S_{t+1} = s | S_t = s', A_t = a)
\tag{8-20}
$$

R 为各个状态 s 的奖励集：

$$
\boldsymbol{R}_s = E(R_{t+1} | S_t = s, A_t = a)
\tag{8-21}
$$

1. 策略 π

$$\pi(a\,|\,s) = P(A_t = a\,|\,S_t = s) \qquad (8\text{-}22)$$

策略 π 表示的是在给定的状态 s 下，采取任意某个动作的概率分布。例如，在状态 s 下，可以选择动作 1，也可以选择动作 2（仅可以采取这两种动作），采取动作 1 的概率为 0.2，采取动作 2 的概率为 0.8，$\pi(a\,|\,s)$ 表示的就是这种概率。每一个状态 s 都会有一个 $\pi(a\,|\,s)$，所有状态的 $\pi(a\,|\,s)$ 就形成整体策略 π。例如，采取在每个状态下都随机选取一个动作的策略，或者在每个状态下一直选某一个动作的策略。总之，策略 π 是指所有状态都要使用这个策略，而不是在某个单独的状态下采取该策略。

基于策略 π 的状态转移概率 $P_{ss'}^{\pi}$ 是一个联合概率，表示在执行策略 π 的情况下，状态从 s 转移到 s' 的概率。在这里要注意的是，在策略 π 下采取动作并不表示状态就一定会改变，状态 s 转移到其他状态或者维持原状都存在一个概率 P，也就是状态的转移也有一定的概率，用 $P_{ss'}^{\pi}$ 表示。

例如，一架飞机存在以下状态（状态空间 S）：故障（S_1）、正常（S_2）、坠机（S_3）。可采取的动作（动作集 A）有：检修（a_1）、不检修（a_2）。现在假设这架飞机处于故障状态，所以 $\pi(a_1\,|\,S_1)$ 表示在故障状态下检修的概率。若不检修，可能继续故障，也可能会坠机。若检修飞机，可能将飞机维修至正常，也可能维修不好导致飞机仍然故障，也有可能突发坠机。

2. 基于策略 π 的价值函数 $v_{\pi}(s)$

马尔可夫决策过程的价值函数是指从状态 s 出发，使用策略 π 所带来的累积奖励。这个策略是指在一个状态 s 下，采取所有可能的动作 a 的概率，是一个概率分布。每个不同的状态的概率分布可以不一样，因为在不同的状态下，执行不同动作的概率不一样。

$$v_{\pi}(s) = E_{\pi}(\boldsymbol{G}_t\,|\,S_t = s) \qquad (8\text{-}23)$$

3. 状态动作价值函数 $q_{\pi}(s,a)$

状态动作价值函数 $q_{\pi}(s,a)$ 表示从状态 s 出发，已经采取了动作 a 之后，再使用策略 π 所带来的累积奖励。注意，当前状态 s 下采取动作 a 之后，下一个状态以及以后的状态均采取策略 π。

$$q_{\pi}(s,a) = E_{\pi}(\boldsymbol{G}_t\,|\,S_t = s, \boldsymbol{A}_t = a) \qquad (8\text{-}24)$$

1）v 和 q 的关系

如图 8-5 所示，白色圆圈表示状态 s，黑色点表示动作 a，例如，在这个状态 s 下，可能采取左边的动作 a_1（假设概率为 0.2），也可能采取右边的动作 a_2（假设概率为 0.8），$v_\pi(s)$ 表达的就是一种期望奖励，其中 0.2 和 0.8 其实就是由策略 π 决定的。

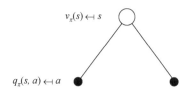

图 8-5　v 和 q 的关系（一）

$$v_\pi(s) = \sum_{a \in A} \pi(a|s) q_\pi(s,a) \tag{8-25}$$

而 $q_\pi(s,a)$ 表示的是执行一个具体的动作后的奖励值。所以此时有

$$v_\pi(s) = 0.2 \times q_\pi(s,a_1) + 0.8 \times q_\pi(s,a_2) \tag{8-26}$$

2）q 和 v 的关系

在状态 s 下采取了动作 a 后，状态可能会发生改变，可能变成左边的状态 s_1（白色圆圈），有可能变到右边的状态 s_2（白色圆圈）。而改变状态就会产生一个即时奖励 R，然后到达 s' 状态，这样又回到了 $v_\pi(s')$，显然这是一个递归的过程。

在图 8-6 中，执行动作 a 就会得到当前奖励 R_s^a。

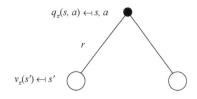

图 8-6　q 和 v 的关系（一）

$$q_\pi(s,a) = R_s^a + \gamma \sum_{s' \in S} P_{ss'}^a v_\pi(s') \tag{8-27}$$

将上面两个图结合起来可以表述如下。

（1）v 和 q 的关系如图 8-7 所示。

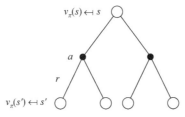

图 8-7　v 和 q 的关系（二）

$$v_{\pi}(s) = \sum_{a \in A} \pi(a \mid s) \left(R_s^a + \gamma \sum_{s' \in S} P_{ss'}^a v_{\pi}(s') \right) \quad (8\text{-}28)$$

（2）q 和 v 的关系如图 8-8 所示。

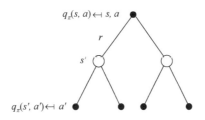

图 8-8　q 和 v 的关系（二）

$$q_{\pi}(s,a) = R_s^a + \gamma \sum_{s' \in S} P_{ss'}^a \sum_{a \in A} \pi(a' \mid s') q_{\pi}(s',a') \quad (8\text{-}29)$$

4. 最优价值函数（Optimal Value Function）

强化学习是通过对当前状态给予奖励或惩罚来学习怎样选择产生最大积累奖励策略的算法。为了确定可以积累最大奖励的路径，非常有效的方式是，先在状态空间中找到最有价值的状态，之后每一步动作都选择可以积累的奖励最大的状态，这个选择就是策略 π。最优状态价值函数 $v_*(s)$ 指的是在所有的策略产生的状态价值函数中最大的那个函数。

$$v_*(s) = \max_{\pi} v_{\pi}(s) \quad (8\text{-}30)$$

同样地，最优状态动作价值函数 $q_*(s,a)$ 指的是在所有的策略中产生的状态动作价值函数中最大的那个函数。

$$q_*(s,a) = \max_{\pi} q_{\pi}(s,a) \quad (8\text{-}31)$$

5. 最优策略（Optimal Policy）

最优策略 $\pi_*(a \mid s)$ 指的是在 q 已经得到最大化时，在状态 s 下，选择哪一个动作才能去到 q 那里。

$$\pi_*(a\,|\,s) = \begin{cases} 1, & a = \arg\max_{a \in A} q^*(s,a) \\ 0, & 其他 \end{cases} \tag{8-32}$$

如果在状态 s 下，可以选择的动作有 a_1 或者 a_2，选择动作 a_2 可以得到 1 单位的奖励，也就是 $q_\pi(s,a_2)$，选择动作 a_1 可以得到 9 单位的奖励，也就是 $q_\pi(s,a_1)$，那么此时选择的动作是 a_1。

6. 贝尔曼最优方程（Bellman Optimality Equation）

根据上面的最优策略 $\pi_*(a\,|\,s)$，结合价值函数 $v_\pi(s)$ 可以得到最优的价值函数 $v_*(s)$，最优状态价值函数是指从所有最优状态动作价值函数中选择最大的那个。

$$v_*(s) = \max_a q_*(s,a) \tag{8-33}$$

最优状态动作价值函数如图 8-9 所示。

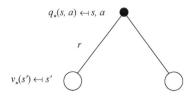

图 8-9　v 和 q 的关系（三）

$$q_*(s,a) = R_s^a + \gamma \sum_{s' \in S} P_{ss'}^a v_*(s') \tag{8-34}$$

由上面的方程可以知道，最优状态动作价值函数 $q_*(s,a)$ 由两部分组成，一部分是即时奖励 R_s^a，另一部分是所有能够到达状态 s' 的最优状态价值函数按状态转移概率求和与折扣因子 γ 的乘积——$\gamma \sum_{s' \in S} P_{ss'}^a v_*(s')$。将上面提到的 $v_*(s)$ 与 $q_*(s,a)$ 的式子组合起来有

$$\begin{cases} v_*(s) = \max_a \left(R_s^a + \gamma \sum_{s' \in A} P_{ss'}^a v_\pi(s') \right) \\ q_*(s,a) = R_s^a + \gamma \sum_{s' \in A} P_{ss'}^a \max_{a'} q_*(s',a') \end{cases} \tag{8-35}$$

对于 MDP，一定存在一个最优策略 $\pi_*(a\,|\,s)$，该策略下的状态价值函数为 $v_*(s)$，动作价值函数为 $q_*(s,a)$，则有下面公式成立：

$$\begin{cases} q_*(s,a) \geqslant q_\pi(s,a) \\ v_*(s) \geqslant v_\pi(s) \end{cases} \tag{8-36}$$

定理 8.5：

（1）对于任何 MDP，存在一个最优策略，比任何其他策略更好，或至少相等；

（2）所有的最优策略有相同的最优价值函数；

（3）所有的最优策略有相同的动作价值函数。

因此，求最优策略问题可以通过求最优价值函数，转换为求价值函数的最大值问题。

8.3　基于区位选择机制的健康服务运维决策研究

8.3.1　问题描述

坐落于合适的地理位置是医疗机构长期生存和发展的重要前提。然而，无论在理论还是在实践中，对私人诊所选址问题的研究还不够充分。因此，我们的目标是为新私人诊所的选址提供一个可行的方案。随着经济的发展和医疗政策的改革，众多医疗企业特别是互联网医疗企业进入了一个充满挑战的环境。国家卫生健康委员会在 2018 年的《互联网诊疗管理办法（试行）》中明确限制了互联网诊疗的主体和范围。然而，大多数客户在网上咨询后，仍然习惯在一些线下医疗机构购买药品和接受治疗。基于线上医疗服务的局限性，医疗企业要想扩大业务范围，提供医疗服务，获得更多的利润，实现长远发展，就需要建立线下诊所。此外，由于医疗机构设立政策的调整，民营医疗企业发展迎来了前所未有的机遇。一方面，政府提出控制公立医院不合理增长，鼓励执业医生开办私人诊所，许多城市甚至取消了对社会医疗机构数量和地点的限制；另一方面，无论推进分级诊疗制度，还是扩大家庭医生的覆盖面，都需要更多的基层医疗机构和社会力量的参与。事实上，目前关于医疗设施选址的文献大多与医院或紧急医疗设施相关，对私人诊所的研究较少。此外，中国的诊所数量近年来呈爆炸式增长，2017 年增加了 1.3 万家，2018 年增加数达到 1.8 万家。然而，每年都有不计其数的诊所倒闭，造成这些诊所倒闭的原因包括管理知识的缺乏、选址不当等。

考虑到一旦确定收集位置数据，设施地点就难以改变，我们需要对区位选择过程进行详细的规划。本章首先利用高德地图的 API（Application Programming Interface，应用程序编程接口）获取 POI（Point of Interest，兴趣点）数据，然后利用地理信息系统（Geographic Information System，GIS）软件对地理位置数据进行收集和计算。接下来，k 均值聚类算法和由二维不确定语言变量、TOPSIS、证据理论融合规则组成的集成评价模型被用来评估每个地理网格的条件，可以有效地帮助企业确定适当的位置，并做出正确的战略决策。

8.3.2　模型建立与求解

本章研究的主要实施思路如下：首先利用 GIS 软件对武汉市主要城区进行地

理网格的划分并收集数据。其次，使用 k 均值聚类算法对网格进行初步筛选。最后，利用集成的评估模型对候选对象进行进一步评价。具体实施过程及计算结果如下。

1. 网格划分及数据收集

本节利用 GIS 软件对武汉市主要城区，包括江岸区、江汉区、硚口区、汉阳区、武昌区、洪山区以及青山区进行地理网格划分，如图 8-10 所示。由于大多数诊所的服务半径较小，我们将尺度设为 2 公里，获得了 313 个 2 公里×2 公里的网格。然后利用 GIS 技术的统计函数获取 313 个网格的数据。我们通过高德地图的 API 获得了武汉市的兴趣点数据，通过国内的某商品房交易网站获得了武汉市的人口数据。

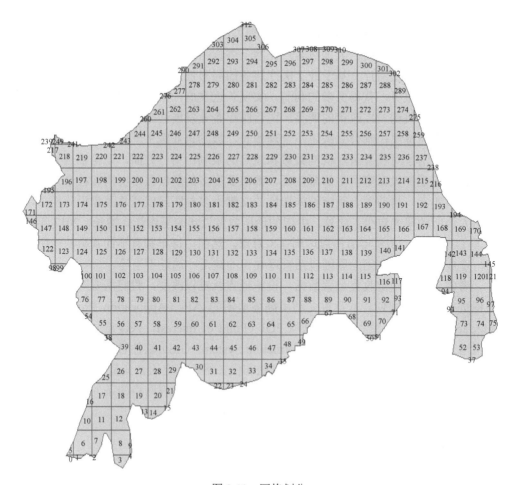

图 8-10　网格划分

2. *k* 均值聚类算法

我们使用简单有效的 *k* 均值聚类算法对 313 个网格进行初步筛选,得到备选网格。根据已有研究成果和可获得的数据,选择 5 个因子作为 *k* 均值聚类算法的基础。这 5 个因素具体表现为人口规模、社区数量、地铁车站出入口及公交车站数量、停车场数量和现有诊所数量。它们代表了决定诊所位置的一些最重要的因素:需求、可达性、便利性和竞争程度,并被许多学者研究和论证过。人口规模反映了这个网格对诊断和治疗的需求,社区数量反映了潜在的医疗需求,地铁车站出入口和公交车站数量反映了公共交通的可达性,停车场数量反映了停车的便利性,现有诊所数量反映了竞争程度。

如图 8-11 所示,我们对数据进行了标准化并运用 MATLAB 软件计算了 *k* 取 1~10 时的轮廓系数值和 Calinski 准则值,结果表明当 *k* 取 2 时轮廓系数最大,*k* 取 3 与 *k* 取 2 时的轮廓系数十分接近,*k* 取 3 时 Calinski 准则值最大。为了更细致地对网格进行分类,本章将 *k* 取 3,对 313 个网格进行聚类。

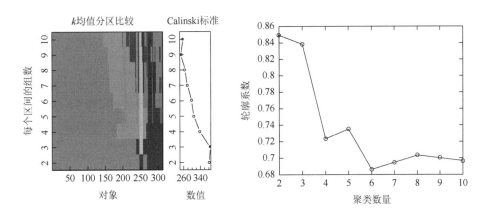

图 8-11　轮廓系数和 Calinski 准则值

第一个集群有 247 个网格,第二个集群有 56 个网格,第三个集群有 10 个网格。表 8-3 结果表明,第一个聚类的值在三个聚类中均最低。虽然竞争不那么激烈,但它在交通可达性、便利性和医疗需求方面存在重大劣势。因此,第一类中的网格不适合建造新的诊所。第三个聚类的值在三个聚类中最高。虽然第三类现有诊所数量较多,但其公共交通可达性、停车便利性和人口需求均远高于其他两组。第二个聚类中的所有数据都在类别一和类别三之间。总体比较这三类网格,可以发现第三类网格便利性最高,对诊所的需求量也最大,尽管现有诊所数量较多,但人口数量除以诊所数量这一比值依然是三类中最高的,故选择第三类的 10 个网格作为私人诊所选址的备选网格。但是选址要考虑的因素实际上更多、更复杂，故接着采用综合评估模型，对 10 个备选网格进行综合评价，以选出最优的网格。

表 8-3　三个簇的聚类中心

聚类	公交车站和地铁车站出入口的数量	停车场的数量	人口规模	社区数量	现有诊所数量	网格数量
1	−0.4207	−0.3986	−0.4129	−0.3983	0.4026	247
2	1.3996	1.0529	1.1257	1.1160	−1.1781	56
3	2.5525	3.9490	3.8957	3.5887	−3.3465	10

3. 备选区域评估

步骤 1：建立备选区域评价指标体系。

首先建立一个评价 10 个备选网格的指标体系。现有研究尚未对医疗设施选址指标形成统一标准。本节研究中选择 4 个主要指标和 11 个二级指标，它们在先前的许多研究中被广泛提及。我们根据以下四个方面建立了评价指标体系：环境适用性、可达性和便利性，经济效益，长远发展理性。

采用环境适用性评价备选网络设置诊所的环境特征，选取自然环境和商业环境作为具体评价指标。自然环境评价包括地形评价、水源评价和植被评价。商业环境评价包括评价区域特征和繁荣程度。

可达性和便利性用于评价居民访问诊所的便利性，包括道路条件、公共交通条件和停车条件。道路条件包括评估主要道路的密度和规划的合理性。公共交通条件包括对公交车站和地铁站出入口的数量和合理性的评估。停车条件是指对公共停车场数量和分布合理性的评价。

经济效益被用来评估备选网络建立诊所的成本和效益，选取人口分布、居民消费水平、就医需求、地价四个指标。人口分布通过人口密度和分布来反映。就医需求通过估计平均患病次数和住院次数反映。居民消费水平是指对每个地区居民的个人收入和消费水平的评估。地价包括对土地售价以及租金的评估。

线下诊所要长期生存，就要有配套设施并符合城市的总体规划。选取配套设施条件和区域规划作为长远发展理性的评价指标。诊所尽量建在三甲医院附近，便于重病患者转诊。配套设施的条件体现了从诊所到三甲医院和急救中心的便利性。区域规划是指在该区域建诊所与医疗供需的协调以及城市规划的契合程度。

步骤 2：确定各指标的权重。

采用德尔菲法邀请 5 位在发展情况较好的私人诊所任职的高层管理者按照二级指标对私人诊所选址这一总目标影响的重要程度进行打分，分数在 0 到 1 之间，分数越接近 1 表明这一指标对私人诊所选址越重要，并运用 OWA 算子加权法计算每个指标的权重。OWA 算子是一种对数据序列进行重新排列并按顺序和位置加权的赋权方法，以减少极值对数据序列的不利影响。这样可以降低专家的主观偏好对评价结果的影响。

原始重要性矩阵为

$$
\boldsymbol{B} = \begin{bmatrix}
0.5 & 0.75 & 0.6 & 0.7 & 0.75 & 0.8 & 0.7 & 0.6 & 0.8 & 0.6 & 0.8 \\
0.65 & 0.7 & 0.65 & 0.6 & 0.7 & 0.8 & 0.7 & 0.7 & 0.7 & 0.7 & 0.85 \\
0.4 & 0.75 & 0.55 & 0.75 & 0.65 & 0.7 & 0.65 & 0.65 & 0.7 & 0.65 & 0.75 \\
0.6 & 0.65 & 0.7 & 0.6 & 0.7 & 0.75 & 0.85 & 0.8 & 0.85 & 0.8 & 0.8 \\
0.5 & 0.7 & 0.7 & 0.65 & 0.8 & 0.8 & 0.75 & 0.6 & 0.8 & 0.7 & 0.85
\end{bmatrix}
$$

将打分按照从小到大的顺序排列后，得到指标的排序重要性矩阵为

$$
\boldsymbol{D} = \begin{bmatrix}
0.4 & 0.65 & 0.55 & 0.6 & 0.65 & 0.7 & 0.65 & 0.6 & 0.7 & 0.6 & 0.75 \\
0.5 & 0.7 & 0.6 & 0.6 & 0.7 & 0.75 & 0.7 & 0.6 & 0.7 & 0.65 & 0.8 \\
0.5 & 0.7 & 0.65 & 0.65 & 0.75 & 0.8 & 0.7 & 0.65 & 0.8 & 0.7 & 0.8 \\
0.6 & 0.7 & 0.7 & 0.7 & 0.75 & 0.8 & 0.75 & 0.7 & 0.8 & 0.7 & 0.85 \\
0.65 & 0.75 & 0.7 & 0.75 & 0.8 & 0.8 & 0.85 & 0.8 & 0.85 & 0.8 & 0.85
\end{bmatrix}
$$

通过计算，最终得到各个指标的相对权重为

$$W_t = [0.0688, 0.0912, 0.0843, 0.0851, 0.0933, 0.1018, 0.0937, 0.0855, 0.1006, 0.0896, 0.1059]$$

步骤 3：建立基于语言值的评价矩阵。

邀请专家对备选网格进行打分评估，设评价方案集为 $\boldsymbol{P} = \{P_x \mid x = 1, 2, \cdots, m\}$，评价指标集为 $\boldsymbol{I} = \{I_y \mid y = 1, 2, \cdots, n\}$，将第一类不确定语言的评价集设为 $\boldsymbol{S}_1 = (s_0, s_1, s_2, s_3, s_4, s_5, s_6)$ = {糟糕，很差，较差，一般，好，很好，优秀}，第二类不确定语言的评价集为 $\boldsymbol{S}_2 = (s'_0, s'_1, s'_2, s'_3, s'_4)$ = {非常不可靠，不可靠，一般可靠，可靠，非常可靠}，建立基于二维不确定语言变量的原始评估矩阵和加权评估矩阵。

$$
\boldsymbol{R} = [r_{ij}]_{m \times n} = \begin{bmatrix}
([s^L_{11}, s^U_{11}][s^{L'}_{11}, s^{U'}_{11}]) & ([s^L_{12}, s^U_{12}][s^{L'}_{12}, s^{U'}_{12}]) & \cdots & ([s^L_{1n}, s^U_{1n}][s^{L'}_{1n}, s^{U'}_{1n}]) \\
([s^L_{21}, s^U_{21}][s^{L'}_{21}, s^{U'}_{21}]) & ([s^L_{22}, s^U_{22}][s^{L'}_{22}, s^{U'}_{22}]) & \cdots & ([s^L_{2n}, s^U_{2n}][s^{L'}_{2n}, s^{U'}_{2n}]) \\
\vdots & \vdots & & \vdots \\
([s^L_{m1}, s^U_{m1}][s^{L'}_{m1}, s^{U'}_{m1}]) & ([s^L_{m2}, s^U_{m2}][s^{L'}_{m2}, s^{U'}_{m2}]) & \cdots & ([s^L_{mn}, s^U_{mn}][s^{L'}_{mn}, s^{U'}_{mn}])
\end{bmatrix}
$$

并且

$$r^L_{ij} = W_j r^{*L}_{ij}, \quad r^U_{ij} = W_j r^{*U}_{ij}$$

式中，r^{*L}_{ij} 为初始评价值的下限；r^L_{ij} 为加权评价值的下限；r^{*U}_{ij} 为初始评价值的上限；r^U_{ij} 为加权评价值的上限。

步骤 4：计算正负理想解。

根据 TOPSIS 方法，分别得到各指标的正理想解和负理想解：

$$R^+ = (r^+_1, r^+_2, \cdots, r^+_n) = \left\{ ([s^{L+}_1, s^{U+}_1][s^{'L+}_1, s^{'U+}_1]), ([s^{L+}_2, s^{U+}_2][s^{'L+}_2, s^{'U+}_2]), \cdots, ([s^{L+}_n, s^{U+}_n][s^{'L+}_n, s^{'U+}_n]) \right\}$$

$$(8\text{-}37)$$

$$R^- = (r_1^-, r_2^-, \cdots, r_n^-) = \left\{ ([s_1^{L-}, s_1^{U-}][s_1'^{L-}, s_1'^{U-}]), ([s_2^{L-}, s_2^{U-}][s_2'^{L-}, s_2'^{U-}]), \cdots, ([s_n^{L-}, s_n^{U-}][s_n'^{L-}, s_n'^{U-}]) \right\}$$

（8-38）

式中

$$s_j^{L+} = \max_i(s_{ij}^L), \quad s_j^{U+} = \max_i(s_{ij}^U), \quad s_j^{L-} = \min_i(s_{ij}^L), \quad s_j^{U-} = \max_i(s_{ij}^U)$$

$$s_j'^{L+} = \max_i(s_{ij}'^L), \quad s_j'^{U+} = \max_i(s_{ij}'^U), \quad s_j'^{L-} = \min_i(s_{ij}'^L), \quad s_j'^{U-} = \max_i(s_{ij}'^U)$$

步骤 5：运用距离公式计算备选网格与理想解之间的距离。

$$D^+ = (d_1^+, d_2^+, \cdots, d_m^+)$$
$$D^- = (d_1^-, d_2^-, \cdots, d_m^-)$$

$$\begin{cases} d_i^+ = \left(\sum_{j=1}^n (d(r_{ij}, r_i^+))^2 \right)^{\frac{1}{2}} \\ d_i^- = \left(\sum_{j=1}^n (d(r_{ij}, r_i^-))^2 \right)^{\frac{1}{2}} \end{cases}, \quad i = 1, 2, \cdots, m; j = 1, 2, \cdots, n$$

（8-39）

式中，$d(r_{ij}, r_j^+)$ 为决策矩阵中的任一元素 r_{ij} 到正理想解 r_j^+ 的距离；$d(r_{ij}, r_j^-)$ 为决策矩阵中的任一元素 r_{ij} 到负理想解 r_j^- 的距离。

步骤 6：计算亲密度并转化为集体偏好。

计算各备选方法与理想解的相对贴近度，相对贴近度越高，决策者对评价对象的满意度越高。但是，三个专家组评价结果存在差异。因此，我们将相对贴近度转化为基本信度分配，然后运用证据理论融合规则将三个专家组的意见进行融合，得到一个综合的结果。

$$\begin{cases} m(\Theta) = 1 - \max(c_i), & i = 1, 2, \cdots, m \\ m(p_i) = \dfrac{c_i(1 - m(\Theta))}{\sum_{i=1}^n c_i}, & i = 1, 2, \cdots, m \end{cases}$$

（8-40）

式中，c_i 为贴近度；m 为基本信度分配。

8.3.3　实验研究与结果分析

1. 个人偏好

将专家打分的结果运用以上建模过程进行计算，可以得到三个专家组评估结果的相对贴近度，表 8-4 中序号 1～10 的网格分别对应图 8-12 中 86、108、130、131、177、178、179、201、202 和 223 号网格。根据第一专家组的评价结果，10 个网格的排序为 178、179、108、131、202、201、130、86、223、177。第二专家组对 10 个网格的排序为 178、179、202、108、131、223、177、130、86、201。第三专家组对 10 个网格的排序为 178、202、201、179、108、86、131、177、223、130。它们的评价结果总体上是一致的，但具体排名存在差异。值得注意的是，在三组评价结果中，178 网格一直是 10 个网格中得分最高的。西北地区的几个区域排名较高，这与实际情况是一致的，因为这些地区位于相对发达的区域，设施相对完善，经济发展水平较高。

表 8-4　三个专家组的评估结果

c_i	第一专家组	第二专家组	第三专家组
1	0.3620	0.3578	0.4333
2	0.4804	0.4180	0.4835
3	0.3979	0.3624	0.3517
4	0.4311	0.3820	0.4236
5	0.3168	0.3689	0.4140
6	0.5737	0.5844	0.6907
7	0.5737	0.5679	0.5390
8	0.4160	0.3299	0.5566
9	0.4194	0.5479	0.5632
10	0.3171	0.3739	0.3972

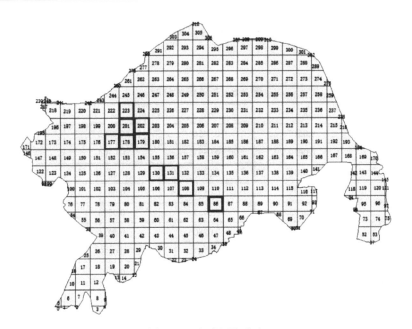

图 8-12　备选网格分布

2. 融合后的集体偏好

首先，运用相关公式将专家组打分获得的贴近度转化为基本信度分配，获得表 8-5。

表 8-5　三个专家组的基本信度分配

m	第一专家组	第二专家组	第三专家组
Sum(c_i)	4.2882	4.2931	4.8527
1	0.0484	0.0487	0.0617
2	0.0643	0.0569	0.0688
3	0.0532	0.0493	0.0501
4	0.0577	0.0520	0.0603
5	0.0424	0.0502	0.0589
6	0.0768	0.0796	0.0983
7	0.0767	0.0773	0.0767
8	0.0557	0.0449	0.0792
9	0.0561	0.0746	0.0802
10	0.0424	0.0509	0.0565
Θ	0.4263	0.4156	0.3093

然后运用证据理论融合规则将不同专家的评估结果进行融合，获得最终的评估结果，如表 8-6 所示。

表 8-6　集体信度分配

c_i	K_{12}	m_{12}	K_{123}	m_{123}
1	0.0515	0.0456	0.0602	0.0471
2	0.0629	0.0583	0.0706	0.0565
3	0.0542	0.0484	0.0565	0.0419
4	0.0575	0.0521	0.0633	0.0491
5	0.0493	0.0433	0.0576	0.0446
6	0.0783	0.0780	0.0933	0.0831
7	0.0773	0.0767	0.0839	0.0694
8	0.0533	0.0473	0.0693	0.0575
9	0.0672	0.0636	0.0784	0.0654
10	0.0497	0.0437	0.0567	0.0435
Θ		0.4004		0.4419

根据三个专家组的集体可靠性分配 m_{123}，10 个网格的排序顺序分别为 178、179、202、201、108、131、86、177、223、130。除了本章使用的证据理论，还有很多其他的融合方法。为了验证结果的可靠性，我们使用了 Borda 计数法、求和规则和乘积规则来获得决策结果，并进行了比较。根据 Borda 计数法，十个网格的顺序是 178、179、202、108、131、201、86、223、130 和 177。求和规则和乘积规则表现出基本一致的顺序：178、179、202、108、201、131、86、130、177 和 223。根据上面的结果，我们发现 178 号网格是所有方法中最合适的地区。而且所有方法的前三名分别为 178、179 和 202，各融合方法的结果基本一致。

本章建议 OMS 的第一步应该是在排名前几位的网格（如 178、179 或 202 号网格）建立诊所，因为这些区域的条件更好。这一结果与实际情况是一致的，因为前 3 个网格中的公共设施建设相对完善，医疗需求和经济发展水平普遍领先于全市。例如，178 号网格排名第一，建立诊所的条件很适宜。178 号网格人口超过 22 万，是 10 个备选网格中人口最多的，其道路密集，地势平坦，经济繁荣，居民收入水平和消费水平较高，区域建设状况与城市总体规划相协调。另外有 53 个公交车站和地铁车站，仅次于 202 号网格；有 215 个公共停车场，仅次于 201 号网格；设有 2 个急救中心，多家三甲医院，方便患者转诊。总体而言，巨大的医疗需求、相对良好的设施建设、适中的房价、适宜的环境和协调的区域规划，都使 178 号网格成为建立新诊所的良好位置。

8.4　基于海外市场扩张模式的健康服务运维决策研究

8.4.1　问题描述

本节研究起源于一家从事航空医疗运输的私人飞机公司。航空医疗运输已成为现代医疗的重要组成部分[108]。被研究的公司获得了国际运营的许可证，因此该公司的高级管理人员必须就全球市场扩张做出战略决策。为保密起见，使用虚构的医疗航空服务（MAS）公司名称。

MAS 是一家一流的航空医疗运输供应商，为重症监护患者提供服务，专门从事航空医疗运输、包机服务、飞机维修和飞机销售。MAS 以客户需求为中心，并与世界知名医院系统的紧急护理中心建立了战略伙伴关系，致力于达到高航空安全、品质及表现标准。MAS 成立于 21 世纪初，自成立以来经历了巨大的发展。2013 年，MAS 获得了美国联邦航空管理局（FAA）颁发的特殊运营证书，现在被授权在世界上绝大多数地方飞行，而不再局限于美国国内市场。

因此，MAS 有兴趣探索世界各地的潜在市场，并确定在全球范围内推出服务。鉴于航空医疗运输非常昂贵，为了有效地帮助 MAS 确定市场和解决管理问题，必须根据其经济数据和医疗条件对世界各地的所有国家进行评估。我们权衡潜在市场，并优先考虑财富高度集中、医疗环境相对较差的国家。例如，那些拥有大量异常富有人群和低医疗服务质量的市场是有吸引力的候选市场，即使他们的收入分配不平衡。

基于这一前提，从有形和无形两方面评估 MAS 的商业机会。确定评估标准（即因素、属性），并得出每个市场的综合得分。为了确定所有候选市场的优先级，必须确定每个标准和子标准的重要性。然而，MAS 的管理团队不确定是否为每个因素分配权重，并难以确定是否为每一对标准提供比较判断。因此，MAS 团队很难取得有意义的成果。

总的来说，航空医疗运输在现代社会日益普及。然而，无论在理论上还是在实践上，这一产业的全球市场都没有得到充分的开拓。本节研究评估医疗航空市场，并确定最适合私人航空运输公司在全球范围内扩大其业务的地区。结合层次分析法和灰色数理论对国外潜在市场进行了分析。与传统的方法相比，综合模型减少了不确定性的不利影响，同时提供了一种考虑管理层主观判断的实用方法。该综合模型全面、灵活，可用于评估世界不同地区的航空医疗服务需求。除了航空服务行业，GN-AHP 模型还可以推广到许多其他市场和行业。

8.4.2　模型建立与求解

1. 建模思想

将整个过程分解为两个部分：客观标准评价和主观标准评价。我们首先用客观标准对所有地区进行筛选和评价，然后用主观标准对从基于客观标准的评价中选出的候选地区进行评价。最后结合两种结果，给出推荐，这一过程显著地降低了问题的复杂性和计算负担。

为了确定层次分析法中客观和主观标准的权重，必须建立比较矩阵。在传统的层次分析法中，单一的值被分配给每一对比较元素（如标准、子标准或替代方案）。然而，MAS 的管理层对于使用一个简单的数字来反映指标的重要性表示怀疑，特别是参与项目的高管对于许多两两比较是不确定的，例如，财富标准比医疗保健或患者视力标准更重要多少。本节通过 GN-AHP 模型来解决这一问题，以提供一个稳健的推荐。

在整个评价过程中，层次分析法作为主要结构，与灰色数理论相结合，有效地吸收不确定信息，综合汇总判断。GN-AHP 模型缩短了对单个市场进行优先排序和确定全球市场扩张的最佳区域所需的时间。

2. GN-AHP 模型的客观标准分析

基于客观标准，根据三个因素评估所有候选人：财富水平、医疗水平和患病程度。财富水平至关重要，因为只有高收入的人才负担得起空中医疗运输服务。另外，医疗水平对于区分潜在市场至关重要，缺乏高质量医疗保健的国家更有可能需要 MAS 的帮助；市场在癌症和心血管病例上的医疗支出也是重要指标。总的来说，更高的医疗费用意味着更多的患者，这意味着对航空运输服务的更大需求，MAS 的大多数客户是心血管和癌症患者就是一个证明。

1) 财富水平

由于航空服务主要是为富裕的患者设计的，有必要确认市场的可承受性。传统上，人均 GDP 被用来衡量一个国家的生活水平。然而，由于 GDP 作为一种衡量标准受到了挑战，Dasgupta 提出将 GDP 增长超过人口增长的程度作为衡量市场财富的第二因素[109]。在数据筛选方面，编制的完整数据集包含 226 个国家和地区的统计数据。它包括地球上除南极洲和格陵兰岛以外的所有陆地。然而，考虑到与航空运输有关的高昂费用，将所有国家和地区纳入详细评价可能是无效的。因此，我们创建了一个简单的比例来筛选 MAS 扩展潜力不大的国家。该比率由人均 GDP 除以每 1000 人床位数得出。人均 GDP 代表一个国家的生活水平，而医院床位的数量则代表医疗质量。这一比例越高，市场对 MAS 的吸引力就越大，因为它要么财富更多，要么医疗质量较低。我们使用加拿大的比例作为一个门槛，因为在加拿大喷气式飞机行业是很发达的。比率高于加拿大的国家具有很大的潜力，并保留供进一步考虑，而比率较低的国家则被排除在外。

选择包括四个子标准来衡量一个市场的财富：①人均 GDP；②GDP 增长率；③基尼系数；④收入前 10%集合。基尼系数衡量的是国家内部的收入不平等性，0 表示不存在不平等，100 表示完全不平等。前 10%群体的收入份额代表了一个国家中收入前 10%的人所拥有的财富的百分比。由于这是最富有的人群，它暗示了一个国家的收入集中度。相关数据集来自世界银行、世界卫生组织和中央情报局。

2) 医疗水平

医疗水平的衡量标准是：①预期寿命；②每 1000 人床位数；③每 1000 人执业医师人数。最后两个子因素是世界卫生组织定义的卫生保健得分。

3) 患病程度

一个国家患者的患病程度可通过以下指标衡量：①每 100000 人中死于心血管病和糖尿病的人数；②每 100000 人中死于癌症的人数；③卫生支出。心血管疾病和癌症是患者死亡的主要原因。90%的 MAS 患者属于这些疾病类别，相应地，医疗支出较高的地区对 MAS 的吸引力更大。

4）GN-AHP 模型应用于属性评价

GN-AHP 模型可以克服不确定性带来的困难。决策者常常觉得，因为有一系列的可能性，他们无法选出一个确定值来表达他们在比较中的偏好。在这种情况下，灰色数提供了一个大致范围来反映他们的真实情感。

步骤 1：构建层次结构。

层次分析法的层次结构如图 8-13 所示。顶层是目标，即确定 MAS 扩张的最佳市场。第二层显示三个主要标准。财富得分高、医疗服务质量低、疾病发生率高的市场是对 MAS 更有吸引力的市场。

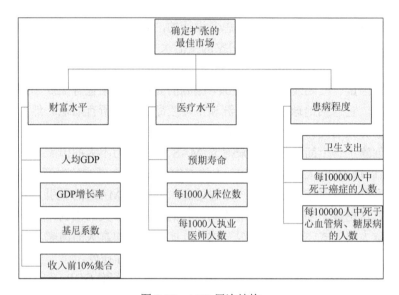

图 8-13　AHP 层次结构

步骤 2：对灰色数进行两两比较。

建立层次分析法结构后，决策者需要使用灰色数对准则和子准则进行两两比较。每个元素依次与层次结构中同一级别的其他元素进行比较。我们用上限和下限来表示每个准则的可接受范围。下限和上限的区间为管理层提供了一种有效解决数据不完全离散和不确定性问题的方法。基于层次分析法的 1～9 标度定义如下：

（1）如果一个标准与另一个标准同等重要，则比率定义为 1 或 2，即[1, 2]。其中，灰色数[1, 2]表示"同等重要"的含义，作为层次分析法 1～9 标度的初始值 1；

（2）如果其中一个标准比另一个标准更为重要，则比率为[2, 3]。其中，灰色数[2, 3]表示层次分析法 1～9 标度中"中等重要性"的含义为值 3；

（3）如果有一个标准非常重要，则比率为[3, 5]。其中，灰色数[3, 5]表示层次分析法 1～9 标度中"强重要性"的含义为值 5；

（4）如果有一个标准非常重要，则比率为[5, 7]。其中，灰色数[5, 7]表示层次分析法1~9标度中"非常重要"的含义为值7；

（5）如果有一个标准极其重要，则比率为[7, 9]。其中，灰色数[7, 9]表示层次分析法1~9标度中"绝对重要性"的含义为值9。

采用上述灰色数系统来表示这种管理部门难以推导出的不确定的两两比较结果。这些灰色数之间的响应是允许的。这些判断导致的比较矩阵如表 8-7所示。

表 8-7　主要准则的比较矩阵

标准	财富水平	医疗水平	患病程度	权重区间
财富水平	[1, 1]	[3, 5]	[5, 7]	[0.60, 0.63]
医疗水平	[1/5, 1/3]	[1, 1]	[3, 5]	[0.25, 0.30]
患病程度	[1/7, 1/5]	[1/5, 1/3]	[1, 1]	[0.07, 0.10]

表中的判断是 MAS 管理层提供的。可以确定的是，患病程度在市场吸引力方面是一个较弱的指标，因为医疗水平比患病程度重要 3~5 倍，而患病程度仅是财富水平的 1/7~1/5。矩阵的对角线由[1, 1]组成，因为每一个准则在与自身比较时都是同等重要的。矩阵的下三角是上三角对应的倒数。

步骤 3：将比较矩阵转化为权重。

此步骤将两两比较转换为权重集。GN-AHP 使用特征向量尺度法将判断转化为数值分数。如果选择较低的值（小值），可以计算权重下限；否则，可以计算权重上限。下限值判断矩阵和上限值判断矩阵表示如下。各指标权重见图 8-14。

下限值判断矩阵：

$$\begin{bmatrix} 1 & 3 & 5 \\ \dfrac{1}{5} & 1 & 3 \\ \dfrac{1}{7} & \dfrac{1}{5} & 1 \end{bmatrix}$$

上限值判断矩阵：

$$\begin{bmatrix} 1 & 5 & 7 \\ \dfrac{1}{3} & 1 & 5 \\ \dfrac{1}{5} & \dfrac{1}{3} & 1 \end{bmatrix}$$

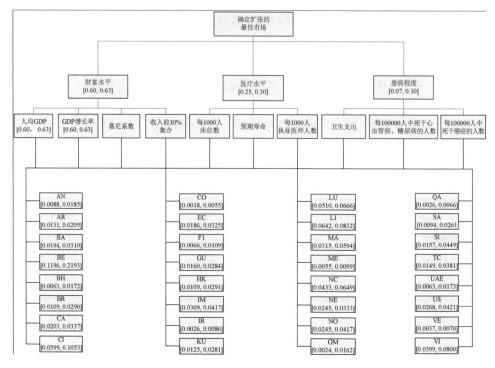

图 8-14　各指标的权重（一）

步骤 4：结合权重和判断，建立综合得分。

由于同时评估的市场有 32 个，使用传统的层次分析法进行两两比较太复杂。因此，采用 AHP 评级方法，因为它创建了一个理想的备选方案，在每个因素下获得最高可能评级。

3. GN-AHP 模型的主观标准分析

在通过客观评价筛选出候选国家后，必须确定市场扩张的确切位置。在前面的讨论中，选择了可量化的标准和子标准。事实上，管理经验和意见往往在选址中起着重要作用。根据客观评价的结果，MAS 的管理层在做出选址决策时进一步考虑了四个重要的主观指标。这些指标包括气候、政治、基础设施、环境和生态，并计算各指标的权重，见图 8-15。

气候条件包括三个因素：天气条件、净空条件、空间环境条件。天气条件是指气温、降雨量、风力等自然环境。净空条件是指机场周边区域对障碍物和建筑物的限制。空间环境条件是指飞行需要所界定的空间范围。国际民用航空组织（ICAO）将空域划分为不同类别，以确保航空器运行的安全和效率，从而防止航空器与航空器之间、航空器与障碍物之间的碰撞。

政治条件包括两个因素：国内政治和国内安全。这两个因素都关系到国家的稳定和发展。一个稳定的政府是 MAS 所选择的市场稳定发展的基石。

基础设施条件由地面交通条件、地面及地下设施、技术水平所构成。地面交通条件是指与机场相关的地面设施。例如，通往机场的道路、停车场、公共交通工具等。地面及地下设施包括供电、供水、供气、通信、道路、排水等公共设施。技术水平包括技术支持的可用性。

环境和生态条件包括两个因素：噪声污染控制和生态损失。噪声污染是指飞机起飞和降落时产生的噪声。必须确保噪声处于可接受的水平，减少对周围建筑物和人的影响。生态损失是指对机场环境的破坏，如鸟类栖息地，可能会造成巨大的经济损失，危及机组人员和乘客的生命安全。

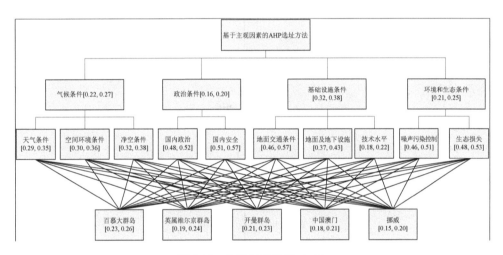

图 8-15　各指标的权重（二）

8.4.3　实验研究与结果分析

1. 客观标准的评价结果

所有候选对象的评级都可以通过计算备选方案与理想方案的差距来获得。图 8-15 中的最后一层显示了 AHP 评级方法得出的 32 个候选市场的得分。对 32 个市场的理想评级进行排序，以决定它们的排名。由于评分为灰色数形式，可能存在区间交叉。可以比较低值和高值来确定潜在市场的排名。按照计算结果，排名最高的市场是百慕大。

为了发掘潜在市场，将 GN-AHP 结果投影到一个四象限的矩阵中。图 8-16 是根据 GN-AHP 的加权评级（较高的评级位于顶部）和灰色区间范围（较小的灰色区间位于左侧）得到的四个市场象限。注意，潜在市场的距离 d_i 可以用 $d_i = \overline{x_i} - \underline{x_i}$ 来计算，其中，$\overline{x_i}$ 和 $\underline{x_i}$ 是市场灰色数的上下限。划分上下象限的水平线是根据 GN-AHP 评分值得出的排名的中位数，而垂直线是美国市场的灰色区间范围，之所以选择这条线，是因为美国是进一步扩大市场的基准。

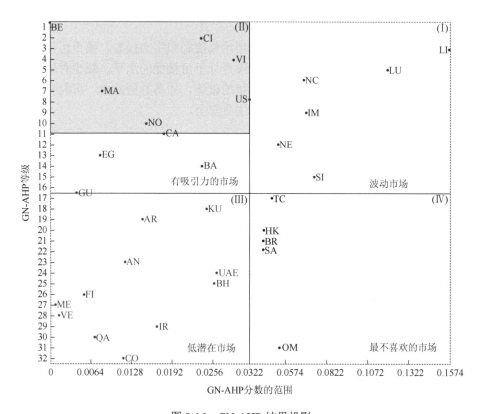

图 8-16　GN-AHP 结果投影

左上角象限代表市场表现稳定、评级高的市场。更准确地说，该区域对应的是灰色区间距离较小、层次分析法评分较高的国家。这一象限的市场更适合推出新的喷气式飞机医疗服务，被称为"有吸引力的市场"。右上象限显示市场有较高的灰色距离和较高的评级。较大的灰色距离意味着在选择这个市场时存在更高的不确定性或风险，被称为"波动市场"。左下象限的市场灰色区间距离小，评级低，被称为"低潜在市场"。最后一类属于灰色间隔距离大、评分低的类别。这个象限内的市场是 MAS 最不喜欢的市场，故将其称为"最不喜欢的市场"。

将 32 个潜在市场都纳入概况矩阵，结果如图 8-16 所示，分为四个象限。

　　（1）波动市场（第一象限）：在象限 I 的 LI、LU、NC、IM、NE 和 SI 市场有很高的评级，但也有很高的波动性，这表明市场不像在象限 II 的市场那么稳定。

　　（2）有吸引力的市场（第二象限）：象限 II 包含 9 个市场，即 BE、CI、VI、MA、US、NO、CA、EG 和 BA。这些市场的灰色区间范围小于美国市场。这说明这 9 个市场的评级较高，这些市场的需求是稳定的。因此，它们是非常可取的。

　　（3）低潜在市场（第三象限）：12 个市场位于象限III，包括 GU、AR、KU 等。这些市场表现出较小的灰色区间距离（小于美国市场），说明评价结果是稳健的，但评级相对较低，市场缺乏吸引力。

　　（4）最不喜欢的市场（第四象限）：TC、HK、BR、SA 和 OM 得到的较低评级和被认为是高风险，因此他们属于最不理想的象限，即象限IV。尽管一些市场的评级达到平均评级，但是其灰色区间范围比别人高，表明在这个象限是高度不稳定的结果。对于属于这一象限的市场，MAS 管理层将不予进一步考虑。

　　将 32 个候选的 GN-AHP 市场分析结果映射到世界地图中，可以发现，加勒比岛屿国家具有很大的潜力。首先，加勒比地区大多数国家缺乏良好的保健服务。其次，由于这些国家为许多富人提供避税手段来隐藏他们的资金，吸引了富人，因此其成为一个具有吸引力的 MAS 扩张市场。

　　虽然北美拥有世界上最先进的医疗保健服务，但由于其高需求和财富，仍然在全球排名前列。另外，欧洲市场已经相当饱和。因此，激烈的市场竞争可能导致高成本和低于预期的收入。因此，不推荐该区域。

　　南美支付飞机服务费用的能力总体上比其他市场要低得多。尽管中东的许多国家都能负担得起与飞机服务相关的成本，但分析发现，与其他市场相比，中东的需求较低。此外，根据我们的分析结果，目前不推荐东南亚。然而，由于其经济的高速发展和人口的增长，它可能成为未来扩张的重要地区。最后，关岛和赤道几内亚地理位置偏远（远离其他大陆），因此 MAS 在这些地区开展业务在财务上是不可行的。

　　作为一种高端医疗资源，MAS 的服务必须是一流的，并且在治疗方面非常出色。这些奢侈的服务在供应上是有限的，而这些稀缺的医疗资源只提供给少数富人。毋庸置疑，人均 GDP 高的国家和富裕的个人有更多的机会享受 MAS 的服务。富人更关心医疗保健。因此，经济负担能力在很大程度上决定了对高端医疗资源的需求。相反，在人均 GDP 较低的国家，医疗服务质量往往较差，周边地区医疗服务质量差，增加了富人对高端医疗服务的需求。虽然居住在人均 GDP 较低的国家，但他们对最好的医疗保健的需求与那些来自高 GDP 的富裕国家的人相同，他们财富的积累使他们有能力满足这种需求。

　　根据上述推理，很明显，人均 GDP 较低、财富高度集中在相对少数人手中的国家有需求，也有能力负担 MAS 服务。

2. 主观标准的评价结果

我们选择了百慕大群岛、开曼群岛、英属维尔京群岛、中国澳门和挪威（第二象限的阴影区域）作为主观标准的对象进一步分析。

结合客观和主观结果进行综合评价，表 8-8 总结了这 5 个市场的评级和相应排名，从中我们得出结论，百慕大群岛是 MAS 推出下一个市场的最佳地区，开曼群岛和英属维尔京群岛位居其后。

表 8-8　对 5 个有吸引力的市场进行综合评级/排名

地区	客观因素（权重：0.6）	客观排名	主观因素（权重：0.4）	主观排名	整体评级	整体排名
百慕大群岛	[0.22, 0.25]	1	[0.23, 0.26]	1	[1.00, 1.00]	1
英属维尔京群岛	[0.09, 0.11]	3	[0.19, 0.24]	3	[0.58, 0.64]	3
开曼群岛	[0.15, 0.17]	2	[0.21, 0.23]	2	[0.76, 0.78]	2
中国澳门	[0.02, 0.04]	5	[0.18, 0.21]	4	[0.38, 0.43]	5
挪威	[0.06, 0.07]	4	[0.15, 0.20]	5	[0.43, 0.48]	4

我们建议 MAS 首先开发加勒比市场，即百慕大群岛、开曼群岛和英属维尔京群岛。这三个岛屿不仅有巨大的市场潜力，而且离 MAS 的美国基地也非常近。由于挪威排名第四，欧洲市场似乎颇具吸引力。然而，作为一家总部位于美国的公司，MAS 进入这一市场可能不是明智之举，因为它将不得不直接与强大的欧洲对手竞争。

8.5　基于云服务反馈模式的移动健康应用运维决策研究

8.5.1　研究的陈述

近年来，随着人民生活水平的不断提高，人们对身体健康的重视程度越来越高，但伴随着国内人口老龄化成为趋势，患有糖尿病、高血压、心脑血管等疾病的老人越来越多，慢性病患者占比越来越高。同时，现代社会生活节奏快、工作压力大、精神紧张以及受不健康的生活方式和肥胖等因素影响，在中青年人群中，慢性病患者也不断增加，患病平均年龄不断降低，慢性病已经成为城市居民健康的头号威胁[42]。此外，因医疗资源分布不均衡，存在着城乡差异、地区差异，加之我国的医疗资源配比相对国外发达地区还有差距，同时也缺少信息化的手段实现医院互通和健康档案共享，患者常常面临重复检查、重复缴费、重复诊断等情况，浪费了医疗资源和患者的人力、财务成本，并导致医患关系较为紧张。

目前患者、康复人群、健康、亚健康、高危人群等各种医疗卫生服务需求的人都涌向医院，造成临床诊疗服务资源的紧张和看病困难。与此同时，疾病管理服务、健康管理服务等公共卫生资源闲置问题，不是加大临床诊疗服务资源的投入就可以解决的，需要的是改变旧的医疗卫生服务模式，为不同人群提供针对性的医疗卫生服务[6]。通过服务模式的创新从而缓解资源紧张和提高服务质量，有效地为健康、亚健康、患者提供全天候的、长期的深层次健康服务，真正实现"人人有大夫"的健康保障服务[5]。

市场的诉求使我们看到，目前的医疗健康管理已经逐渐由传统的治疗康复模式转向以预防和健康管理为主的模式[43]，要想实现医疗信息随时随地的及时获取，以及全面掌控和动态管理，就必须依靠信息化手段。信息化参与健康管理的市场占据相当的市场份额，这将成为趋势。因此对用户使用行为进行研究，设计出符合他们使用行为的移动健康应用对企业抢占市场份额、狄取竞争优势至关重要[110]。

8.5.2　模型建立与求解

为了便于读者更好地理解移动健康应用评估模型中专家级评估模型的内容，本小节将对模型中涉及的术语的定义以及它们之间的关系进行解释。

定义 8.7　评价因子 f 是从移动健康应用服务属性（包括通用属性和领域属性）抽取出来的基本评价单元，它由二元组构成：$f = \langle \text{attr}, w \rangle$。其中，attr 表示服务属性名，$w \in [0,1]$ 表示评价因子的权重，即该评价因子在服务评价中的重要程度。

可靠性是描述用户体验和影响用户对 App 评价的一个重要方面，可定义为移动健康应用的评价因子。领域专家可以在该模型中定制各种类型的评价因子。为了便于利用先验知识来计算评价因素的权重，我们给出了评价类别的概念。

定义 8.8　评价类别 s 表示评价因子的一个概念聚类，它由三元组构成：$s = \langle \text{Sn}, \text{Set}, w \rangle$。其中，集合 $\text{Set} = \{e_1, e_2, \cdots, e_k, 1 \leqslant k \leqslant n\}$，$e_k$ 为评价因子或评价类别，Sn 为评价类别的名称，$w \in [0,1]$ 表示评价类别的权重，可以说明该评价类别在服务评价中的重要程度。

基于认知的信息质量评价可以作为一个评价类别，其中项目为"基于认知"，集合项目包括主要影响认知的内容信息和主要影响认知的交互信息两个评价因子。在定义 8.7 和定义 8.8 的基础上，定义 8.9 给出评价概念树的定义。

定义 8.9　评价概念树 T 是以评价因子和评价类别作为节点构成的树结构，评价类别是评价概念树的内部节点，评价因子是评价概念树的叶子节点。评价概念树的层次按照以下方式构成：评价类别 s 的 Set 项中的每个元素是评价类别 s 的子节点；除了位于根节点的评价类别外，其余节点有且只有一个父节点。同时，评价概念树上节点的权重有以下约束条件：根节点的权重为 1，任意一个评价类别节点 s 的权重是它的所有子节点权重的总和。

评价概念树的根节点有两个子评价类别：基于认知的和基于情感的。这两个子评价类别包含不同的子评价类别。权重从根节点开始，逐层分布到下层节点，最后分布到叶节点。不同的评价因子权重分布反映了不同的用户评价标准。由于不同类型的移动健康应用有不同的评价概念树，因此有必要由领域专家定制该领域移动健康应用的评价概念树。

定义 8.10 Web 服务评价模型 M 由五元组构成：$M = \langle T, \text{SI}, \text{DI}, \text{ER}, P \rangle$。其中：$T$ 表示评价概念树；SI 表示被评价的 Web 服务实例；DI 表示 SI 的一个数据实例，它包含多个 Data Item 项，每个 Data Item 项表示数据实例 DI 在一个评价因子上的取值；ER 表示评价模型的结果输出，记录 DI 的质量评价结果；P 是评价模型的关系集合，表示评价模型中概念之间的各种约束关系。图 8-17 给出了 Web 服务评价模型的语义描述图。O 代表名称字段，R 代表基数。基数为 1 的是数字，基数为 –1 的是非数字。

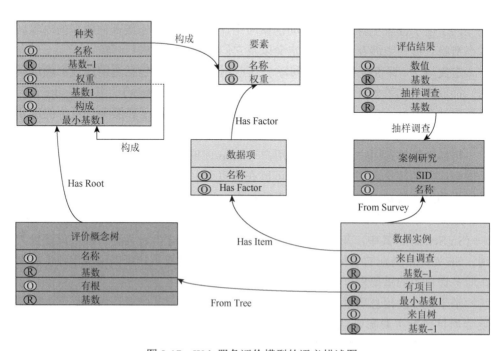

图 8-17　Web 服务评价模型的语义描述图

本节研究选择了 870 名年轻人进行问卷调查，对移动健康应用的每个评价因子和接受水平设置选项。因为用户根据自己的体验来评价移动健康应用程序，其接受程度暗示了评价因子的权重分布信息。我们将一组样本数据表示为一个二进制组。DI 表示调查实例的评估数据，d 有两个值：$d_1 = \text{True}$ 和 $d_2 = \text{False}$，其中 True 表示受访者喜欢该实例，False 则表示受访者不喜欢该实例。在机器学习算法中，信息增益代表了不同评价因子对服务选择结果的影响程度，因此本节模型利用信息增益来计算评价因子的权重。

设 S_1 为样本数据集 S 中的样本子集 $d = d_1$，S_1 为被调查者最喜欢的候选实例的样本集，S_2 设为样本数据集 S 中的样本子集 $d = d_2$，表示未被选中的服务实例样本集。因 $S = S_1 \text{and} S_2$，根据 d 项的值对样本数据集进行分类，得到的期望信息如下：

$$I(S_1, S_2) = -P_1 \log_2(P_1) - P_2 \log_2(P_2) \tag{8-41}$$

式中，P_1 为样本数据集 S 中任意一个样本 d 等于 d_1 的概率；P_2 为样本数据集 S 中任意一个样本 d 等于 d_2 的概率。分别用 S_1 / S 和 S_2 / S 来估计样本集，设 S_{k1}^i 为子集 S_k^i 中"$d = d_1$"样本集，设 S_{k2}^i 为子集 S_k^i 中"$d = d_2$"的样本集，则期望信息可以表示为

$$E(f_i) = \sum_{k=1}^m \frac{S_{k1}^i + S_{k2}^i}{S} I\left(S_{k1}^i, S_{k2}^i\right) \tag{8-42}$$

结合 $P_1 = S_{k1}^i / S_k^i$ 和 $P_2 = S_{k2}^i / S_k^i$，可以计算评价因子的信息增益：

$$\text{Gain}(f_i) = I(S_1, S_2) - E(f_i) \tag{8-43}$$

进而可计算出每个评价因子的信息增益：

$$W_i = \text{Gain}(f_i) \Big/ \sum_{i=1}^n \text{Gain}(f_i) \tag{8-44}$$

通过计算信息增益的评价因子，可以学习各个评价因子权重分布的样本集。整理了 870 份问卷数据后，将数据集划分为两个类。根据机器学习算法，计算三级指标权重，然后使用德尔菲法来计算二级指标权重，从而使权重计算结果更加合理。

通过向专家发送电子邮件对指标进行评分，然后使用统计方法对评分结果进行处理。在专家问卷中，采用五分量表法进行重要度的分配。由于专家对五分量表指标的熟悉度不同，判断依据不一致，需要用熟悉度和判断依据来区分专家的权威，即权威系数等于平均熟悉度。一般要求专家的权威系数大于 0.7，本节研究中专家的权威程度满足此要求。

本节主要就一、二级指标的权重咨询专家。由于指标数量少，决策复杂度低，

20 位专家就足够了。具体步骤如下：在相关文献研究的基础上，根据以往领域专家确定的评价指标编制德尔菲问卷。收集问卷后，对问卷进行分析。第一轮函询一级指标的 Kendall 协调系数为 0.716，表明专家意见协调程度较高，无须进一步函询。计算一、二级指标的权重，权重如表 8-9 所示。

通过分析得出各层次指标的权重分布情况，如表 8-9 所示。

表 8-9　各层次指标的权重分布

一级指标	权重	二级指标	权重	三级指标	权重
认知水平	0.52	认知内容	0.31	有用性	0.093
				易用性	0.034
				准确性	0.053
				可靠性	0.081
				可理解性	0.034
				易学性	0.006
				相关性	0.009
		认知交互	0.21	导航性	0.067
				流畅性	0.015
				安全性	0.109
				易操作性	0.019
情感水平	0.48	情感内容	0.19	多功能性	0.012
				少干扰性	0.178
		情感交互	0.29	美观性	0.046
				个性化	0.058
				容错性	0.023
				趣味性	0.035
				社交性	0.061
				获益性	0.058
				普遍性	0.009

8.5.3　实验研究与结果分析

不同的权重代表不同的重要程度。接下来，我们将从三个层次的指标结果来分析，分析的第一部分确定了两个一级指标的重要性。认知水平和情感水平在影响用户对移动健康应用的评价方面都很重要。认知水平（0.52）只比情感水平（0.48）高 4 个百分点。

面向青少年群体设计的移动健康应用表明，不仅要考虑用户的认知需求，还要考虑用户的情感需求。因此，一方面，我们需要能够向用户提供他们所期望的信息——准确、可靠、容易理解、简洁、有效地解决问题；另一方面，我们需要向用户提供根据不同需求以不同形式表达的信息。这是一个根据用户偏好设计应用程序的机会，它提供的信息确实能给用户带来真正的好处。

在第二部分的分析中，确定了四个二级指标的重要性。认知内容的影响权重为 0.31，情感交互的影响权重为 0.29，认知交互的影响权重为 0.21，情感内容的影响权重为 0.19。在认知层面上，内容信息比交互信息更重要。在情感层面上，交互信息比内容信息更重要。因此，在设计移动健康应用时，应在不同的层次上强调不同的指标。

在第三部分的分析中，对每个指标进行详细的解释，确定 20 个三级指标的重要性。对其重要性进行降序排列，这些指标如下：少干扰性（0.178），安全性（0.109），有用性（0.093），可靠性（0.081），导航性（0.067），社交性（0.061），个性化（0.058），获益性（0.058），准确性（0.053），美观性（0.046），趣味性（0.035），可理解性（0.034），易用性（0.034），容错性（0.023），易操作性（0.019），流畅性（0.015），多功能性（0.012），普遍性（0.009），相关性（0.009）和易学性（0.006）。由表 8-9 可以看出，指标的权重分布比较集中，前 10 个指标的权重比超过 0.8，前 5 个指标的权重比超过 0.5。因此，在设计移动健康应用时，需要特别关注关键指标。然而，年轻人非常不愿意被无用的信息打断，所以对他们来说，少分心是非常重要的。因此，应努力确保所提供的内容中没有分散注意力的信息（如广告、模糊信息等）。如果由于商业利益的原因必须添加这些信息，我们应该考虑广告的形式，并且尽量只添加少量的软广告。

同时开发者需要采取有效措施来保护用户的隐私。开发人员应该减少系统漏洞，提高安全性，并防止系统被犯罪分子破坏。

应用程序的实用性体现在为用户提供解决问题的信息，并提供可靠的建议。实用性是移动健康应用程序最基本的要求。如果一款移动健康应用没有实用性，那么它在其他方面的表现就无关紧要了。因此，企业需要整合内部和外部的优质资源来提高服务质量。

调查内容的来源必须是权威、可靠的，必须清楚地标明谁是诊断专家，此人是否具备相关资格。可靠性是实现效用的基础。只有来自可靠来源的信息才能给用户安全感，并帮助他们在发生事故时找到合适的专业人员。

　　系统应该有一个简单的导航条或其他方便的导航模式,帮助用户快速找到他们需要的信息。

　　在这项研究中,我们也发现分配给四个次要指标(社交性、个性化、美观性和趣味性)的权重占分配的总权重的比例很大,超过预期。这四个三级指标的意义也是本节研究的重要发现,为面向年轻人的移动健康 App 的设计提供了一个新的方向。在社交性方面,可以在 App 中设置特殊的模块,为用户提供通过 App 进行交流的机会,为用户、患者和其他相关人员搭建沟通的桥梁。个性化是指可以根据用户的喜好对系统的服务和界面进行个性化和优化,使用户可以参与界面和信息架构的设计,并对系统有一定的控制。个性化是年轻人追求个性的体现。美观性指系统界面和信息呈现方式具有丰富的美感。同时,颜色、字体、图形的比例运用也非常重要;通过设计精美的格式,信息可以通过图片、卡通和其他有趣的形式来呈现。趣味性表示系统的设计和运行方式很有趣,App 的制作方应避免死板的设计和过时的交互方式。有趣的应用开发者会及时对系统进行适当的调整和更新,紧跟发展趋势。同时,研究结果还表明,普遍性和易学性的重要性很低,这说明第一代伴随互联网成长的年轻人在使用移动健康 App 方面没有困难。年轻人擅长使用不同的 App,所以他们不太关注普遍性和易学性。

　　本节采用综合评价的方法,帮助移动健康应用公司确定针对青少年的移动健康应用开发应重点关注的指标。研究方法和思路对其他企业进行类似决策具有重要的启发意义。目前的研究大多集中在移动健康应用对一种或几种疾病的治疗效果分析上,且大多针对患者。这项研究的一部分是在不同人群中进行小组实验,以证明移动健康应用程序对一种或几种疾病的有效性。本章研究建立的基于用户体验的评价指标体系更能体现“以用户为中心”的服务理念。从专家和用户两方面收集信息,采用机器学习和德尔菲法相结合的交互式算法,利用专家的先验知识对所建立的指标进行权重分配,纠正用户数据中的错误。我们惊奇地发现,分配给社交性、个性化、美观性和趣味性的权重占总权重的很大比例。然而,普遍性和易学性的权重很低。这些结果对移动健康应用的开发具有重要的参考价值。

　　我们的研究也有一定的局限性。首先,在指标方面,我们只设置了 20 个指标,并让受访者在现有指标的基础上打分。但是,用户指定的目标值可能不会出现在所选选项中。其次,在数据量方面,我们只收集了 870 份问卷,所以数据样本集不够大。如果用现有的软件数据来分析大数据,结果会更加准确。我们希望未来接触到大数据的人们能够研究这些问题,并为开发者提供更好的建议,从而创造出更人性化的产品。

8.6 基于刷脸模式的健康服务扩散策略运维决策研究

8.6.1 问题的提出

这项研究的动机是将刷脸技术应用于智能医疗服务的发展。我们评估了智能医疗服务[111]，并确定了未来基于刷脸的医疗服务（刷脸就医服务）发展的最重要因素。在中国，去医院之前要预约（这里只指公立医院），到了医院要等，看病后要排队取药。基本上，看病需要半天或一整天，传统就医模式非常烦琐。为了解决这一问题，基于刷脸的医疗服务成为现代医疗的一种新模式。它提供了许多便利。例如，湖州市长兴县是浙江省第一个向所有县级公立医院提供刷脸就医服务的地区。对医院来说，平均每年节省医疗费用 3500 多万元，患者挂号时间平均只有 20 秒，提高了患者满意度。近年来，随着人工智能在我国的迅速发展，刷脸就医服务也得以快速发展。刷脸就医服务模型的三个利益相关者将对模型的稳定策略做出决策。人工智能在提高医疗诊断效率方面发挥了突出作用，刷脸就医服务已经成为一种让患者就医更方便的手段，如在更短的等待时间、更多的服务和更多的支付方式方面[112]。

在传统就医模式中，患者在就医、检查、缴费等过程中要来回多次，为了完成一些看病的过程，患者往往需要花费大量时间排队挂号。将人脸识别技术与患者的具体就诊过程相结合，减少了整个就诊过程中不必要的流程，节省了患者的等待时间，使整个就诊过程更加有序合理。在医院方面，这种模式不仅提升了医院的承载能力，而且降低了人工成本（如减少柜台人员），增加了患者的服务体验，提高了医院的美誉度。

8.6.2 模型建立与求解

1. 基本假设

运用演化博弈方法分析影响政府决策者、医院和患者之间利益冲突和最优选择的因素。为了检验不同主体的行为选择对刷脸就医服务的影响，三方博弈的进化模型基于以下假设。

假设 8.1 在该模型中，政府决策者、医院和患者被视为一个博弈系统，他们在理性上是有限的，以自身利益最大化和自我学习能力最大化为目标。

假设 8.2 政府决策者的策略集为 $S_1 = \{$支持（S_{11}），不支持（S_{12}）$\}$，医院的策略集为 $S_2 = \{$提供（S_{21}），不提供（S_{22}）$\}$，患者的策略集为 $S_3 = \{$使用（S_{31}），不使用（S_{32}）$\}$。

假设 8.3　假设政府决策者选择策略 S_{11} 的比例为 x，则 S_{12} 为 $1-x$，医院选择策略 S_{21} 的比例为 y，S_{22} 为 $1-y$，患者选择策略 S_{31} 的比例为 z，S_{32} 为 $1-z$，其中 $x,y,z \in [0,1]$，它们是时间 t 的函数。

假设 8.4　博弈是按"政府决策者-医院-患者"顺序进行的序贯博弈。首先，政府决策者制定相关政策以应对社会宏观形势。然后，医院根据政府的相关政策决定是否提供刷脸就医服务所需的医疗技术和设备，并提供服务。最后，患者根据政府决策者和医院实施措施的有效性来决定是否使用刷脸就医服务。

2. 建模

根据模型假设，考虑影响三方主体的变量，损益变量列于表 8-10。在这个演化博弈模型中，假设 G_{C1} 是政府决策者提供给医院的用于支付技术和研发费用的财政补贴，如果政府决策者采用策略 S_{11}，则对医院的财政支持为 G_{C1}。相反，如果政府决策者采用战略 S_{12}，对医院的财政支持为 0。同样，当患者使用刷脸就医服务时，政府决策者补贴 G_{C2}，但对于不使用该服务的患者，补贴为 0。对于患者来说，P_{P1} 代表了使用刷脸就医服务带来的更多机会效益。"机会效益"是指减少排队时间和支付时间，增加患者的个人时间价值。P_{C1} 代表使用刷脸就医设备增加的成本，包括潜在风险成本，主要涉及侵犯患者个人隐私的风险。

表 8-10　三方主体损益变量

参与者	变量	定义
政府决策者	G_{C1}	医院提供刷脸就医服务时医疗保险的资金和补助
	G_{C2}	患者使用刷脸就医服务时的资金和补贴
	G_{C3}	当医院和患者不合作时，增加医疗资源使用的政府决策者成本
	G_{P0}	政府决策者对刷脸就医服务的支持产生了社会效益，患者肯定了政府决策者的行为，提高了政府决策者的形象
	G_{P1}	医患合作时，政府决策者的潜在利益
医院	H_{P0}	未提供刷脸就医服务时的医院收入
	H_{P1}	由于提供刷脸就医服务管理系统而增加的收入
	H_{C1}	由于提供刷脸就医服务管理系统而增加的运营成本，如正常运营成本、设备成本和技术成本
	H_{C2}	由于提供刷脸就医服务管理系统而增加的人力资源成本，包括培训和服务成本
患者	P_{P1}	患者满意度带来的机会收入和隐性收入增加
	P_{C1}	使用刷脸就医服务后的总成本（包括潜在风险成本）
	P_{C2}	使用刷脸就医服务前的总成本

根据表 8-11 所示的收益矩阵，我们可以构造博弈中三方的利润期望函数。

表 8-11　收益矩阵

决策	$S_{31}(z)$		$S_{32}(1-z)$	
	$S_{21}(y)$	$S_{22}(1-y)$	$S_{21}(y)$	$S_{22}(1-y)$
$S_{11}(x)$	$G_{P1}-G_{C1}-G_{C2}+G_{P0}$	$-G_{C2}-G_{C3}+G_{P0}$	$-G_{C1}-G_{C3}+G_{P0}$	$-G_{C3}+G_{P0}$
	$H_{P0}+H_{P1}+G_{C1}-H_{C1}-H_{C2}$	H_{P0}	$H_{P0}+G_{C1}-H_{C1}-H_{C2}$	H_{P0}
	$P_{P1}+G_{C2}-P_{C1}-P_{C2}$	$-P_{C2}+G_{C2}$	$-P_{C2}$	$-P_{C2}$
$S_{12}(1-x)$	G_{P1}	$-G_{C3}$	$-G_{C3}$	$-G_{C3}$
	$H_{P0}+H_{P1}-H_{C1}-H_{C2}$	H_{P0}	$H_{P0}-H_{C1}-H_{C2}$	H_{P0}
	$P_{P1}-P_{C1}-P_{C2}$	$-P_{C2}$	$-P_{C2}$	$-P_{C2}$

注：第三行和第六行显示政府决策者的收益，第四行和第七行表示医院的收益，第五行和第八行显示患者的收益。

首先，如果政府决策者策略 S_{11} 的期望收益是 E_{Sup}，则政府决策者策略 S_{12} 的期望收益是 $E_{N\text{Sup}}$。在计算 E_{Sup} 时，首先将比例乘以每种情况下政府决策者的收入，最后进行总结。由此可得

$$\begin{cases} E_{\text{Sup}} = yz(G_{P1}-G_{C1}-G_{C2}+G_{P0}) + z(1-y)(-G_{C2}-G_{C3}+G_{P0}) \\ \qquad + y(1-z)(-G_{C1}-G_{C3}+G_{P0}) + (1-z)(1-y)(-G_{C3}+G_{P0}) \\ E_{N\text{Sup}} = yzG_{P1} + z(1-y)(-G_{C3}) + y(1-z)(-G_{C3}) + (1-z)(1-y)(-G_{C3}) \end{cases} \quad (8\text{-}45)$$

因此，政府决策者的复制动态方程如下：

$$F(x) = x(1-x)\left(E_{\text{Sup}}-E_{N\text{Sup}}\right) = x(1-x)\left(-zG_{C2}-yG_{C1}+G_{P0}\right)$$

$$(8\text{-}46)$$

其次，如果医院策略 S_{21} 的期望收益是 E_{Pro}，那么医院策略 S_{22} 的期望收益是 $E_{N\text{Pro}}$。由此可以得到

$$\begin{cases} E_{\text{Pro}} = xz(H_{P0}+H_{P1}+G_{C1}-H_{C1}-H_{C2}) + z(1-x)(H_{P0}+H_{P1}-H_{C1}-H_{C2}) \\ \qquad + x(1-z)(H_{P0}+G_{C1}-H_{C1}-H_{C2}) + (1-x)(1-z)(H_{P0}-H_{C1}-H_{C2}) \\ E_{N\text{Pro}} = xzH_{P0} + z(1-x)H_{P0} + x(1-z)H_{P0} + (1-x)(1-z)H_{P0} \end{cases}$$

$$(8\text{-}47)$$

因此，医院的复制动态方程如下：

$$F(y) = y(1-y)(E_{\text{Pro}}-E_{N\text{Pro}}) = y(1-y)\left(zH_{P1}+xG_{C1}-H_{C1}-H_{C2}\right) \quad (8\text{-}48)$$

最后，如果患者策略 S_{31} 的期望收益为 E_{Use}，则患者策略 S_{32} 的期望收益为 E_{NUse}。由此可以得到

$$\begin{cases} E_{Use} = xy(P_{P1} + G_{C2} - P_{C1} - P_{C2}) + x(1-y)(-P_{C2} + G_{C2}) \\ \qquad + y(1-x)(P_{P1} - P_{C1} - P_{C2}) + (1-x)(1-y)(-P_{C2}) \\ E_{NUse} = xy(-P_{C2}) + (1-x)y(-P_{C2}) + x(1-y)(-P_{C2}) + (1-x)(1-y)(-P_{C2}) \end{cases}$$

（8-49）

因此，患者的复制动态方程如下：

$$F(z) = z(1-z)(E_{Use} - E_{NUse}) = z(1-z)(xG_{C2} + y(P_{P1} - P_{C1})) \qquad （8-50）$$

3. 稳定点分析

在医院、政府决策者和患者的三方博弈中，式（8-45）和式（8-49）通过学习和运用有限理性主义、财政支持和接受有限理性主义，描述有限理性主义者的动态过程。当三方达到稳定状态时，博弈参与者通过试错找到了一个有效的纳什均衡。为了在政府决策者的支持下找到一个平衡点，则令

$$\begin{cases} F(x) = 0 \\ F(y) = 0 \\ F(z) = 0 \end{cases}$$

上述公式的可行域为 $R = \{(x,y,z) \mid 0 \leqslant x \leqslant 1, 0 \leqslant y \leqslant 1, 0 \leqslant z \leqslant 1\}$；其中有 9 个平衡点：$A_0(0,0,0)$、$A_1(1,0,0)$、$A_2(1,1,0)$、$A_3(0,1,0)$、$A_4(0,1,1)$、$A_5(1,1,1)$、$A_6(1,0,1)$、$A_7(0,0,1)$、$E(x^*, y^*, z^*)$。$E(x^*, y^*, z^*)$ 满足以下等式：

$$\begin{cases} -zG_{C2} - yG_{C1} + G_{P0} = 0 \\ zH_{P1} + xG_{C1} - H_{C1} - H_{C2} = 0 \\ xG_{C2} + y(P_{P1} - P_{C1}) = 0 \end{cases} \qquad （8-51）$$

求解上述方程，可得

$$\begin{cases} x^* = y(P_{C1} - P_{P1}) / G_{C2} \\ y^* = (zG_{C2} - G_{P0}) / (-G_{C1}) \\ z^* = (H_{C1} + H_{C2} - xG_{C1}) / H_{P1} \end{cases}$$

根据演化博弈理论，三方博弈稳定策略（演化稳定策略）应满足以下条件：$F'(x) < 0, F'(y) < 0, F'(z) < 0$；分别对 $F(x)$、$F(y)$ 和 $F(z)$ 进行求导，得到 $F'(x)$、$F'(y)$ 和 $F'(z)$，然后得到如下方程：

$$\begin{cases} F'(x) = (1-2x)(-zG_{C2} - yG_{C1} + G_{P0}) \\ F'(y) = (1-2y)(zH_{P1} + xG_{C1} - H_{C1} - H_{C2}) \\ F'(z) = (1-2z)(xG_{C2} + y(P_{P1} - P_{C1})) \end{cases} \qquad （8-52）$$

4. 演化路径分析

1）政府决策者决策的动态分析

政府决策者的复制动态方程 $F(x)=x(1-x)(-zG_{C2}-yG_{C1}+G_{P0})$。根据假设条件，任意初始点及其演化点在三维空间 $V=\{(x,y,z)\,|\,0\leqslant x\leqslant 1,0\leqslant y\leqslant 1,0\leqslant z\leqslant 1\}$ 中都是有意义的。作为演化稳定策略，它满足以下要求：$F(x)=0$ 和 $F'(x)<0$。如果 $F'(x)<0$，我们需要分析 $(1-2x)$ 和 $(-zG_{C2}-yG_{C1}+G_{P0})$ 的正负。上述分析中有三个解决方案：$x=0$; $x=1$; $x=x^*$。由复制动态方程的稳定性定理可知如下。

（1）当 $y=(zG_{C2}-G_{P0})/(-G_{C1})$ 时，$F(x)=0$，这意味着任何 x 值都是稳定的。也就是说，在这种情况下，政府决策者选择的任何比例策略 S_{11} 都是稳定的，并且该策略的比例不会随时间而改变。

（2）当 $(zG_{C2}-G_{P0})/(-G_{C1})<y<1$ 时，$F'(x)|x=0>0,F'(x)|x=1<0$，即 $x=1$ 是一个进化稳定点，当医院提供智能设备支持刷脸就医服务的比例低于 $(zG_{C2}-G_{P0})/(-G_{C1})$ 时，政府决策者最终会选择策略 S_{12}。

（3）当 $0<y<(zG_{C2}-G_{P0})/(-G_{C1})$ 时，$F'(x)|x=0<0,F'(x)|x=1>0$，即 $x=0$ 是一个进化稳定点，当医院提供智能设备支持刷脸就医服务的比例高于 $(zG_{C2}-G_{P0})/(-G_{C1})$ 时，政府决策者最终会选择策略 S_{11}。

图 8-18 显示了政府决策者的复制动态演化图形。

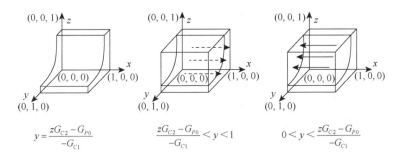

图 8-18　政府决策者的复制动态演化图形

2）医院决策动态分析

医院决策的复制动态方程为 $F(y)=y(1-y)(zH_{P1}+xG_{C1}-H_{C1}-H_{C2})$。根据上述分析，如果 $F'(y)<0$，则需要分析 $(1-2y)$ 和 $(zH_{P1}+xG_{C1}-H_{C1}-H_{C2})$ 的正负。有三种解决方法：$y=0$; $y=1$; $y=y^*$。由复制动态方程的稳定性定理可知如下。

（1）当 $z = (H_{C1} + H_{C2} - xG_{C1}) / H_{P1}$ 时，$F(y) = 0$，这意味着任何 y 值都是稳定的。也就是说，医院选择的任何比例策略 S_{21} 在这种情况下都是稳定的，并且不会随着时间的推移而改变。

（2）当 $(H_{C1} + H_{C2} - xG_{C1}) / H_{P1} < z < 1$ 时，$F'(y)|_{y=0} > 0$，$F'(y)|_{y=1} < 0$，这意味着 $y = 1$ 是一个演化稳定点，当使用智能刷脸就医服务设备的患者比例低于 $(H_{C1} + H_{C2} - xG_{C1}) / H_{P1}$ 时，医院最终会选择策略 S_{22}。

（3）当 $0 < z < (H_{C1} + H_{C2} - xG_{C1}) / H_{P1}$ 时，$F'(y)|_{y=0} < 0$，$F'(y)|_{y=1} > 0$，即 $y = 0$ 是一个进化稳定点，当使用智能刷脸就医服务设备的患者比例高于 $(H_{C1} + H_{C2} - xG_{C1}) / H_{P1}$ 时，医院最终会选择策略 S_{22}。

医院决策的复制动态演化图形如图 8-19 所示。

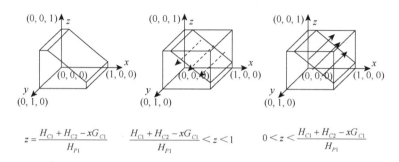

图 8-19　医院决策的复制动态演化图形

3）患者决策的动态分析

患者决策的复制动态方程为 $F(z) = z(1 - z)(xG_{C2} + y(P_{P1} - P_{C1}))$。如果 $F'(z) < 0$，需要分析 $(1 - 2z)$ 和 $(xG_{C2} + y(P_{P1} - P_{C1}))$ 的正负。有三个解：$z = 0$；$z = 1$；$z = z^*$。由复制动态方程的稳定性定理可知如下。

（1）当 $x = y(P_{C1} - P_{P1}) / G_{C2}$ 时，$F(z) = 0$，这意味着任何 z 值都是稳定的。也就是说，患者选择的任何比例策略 S_{31} 在这种情况下都是稳定的，并且不会随时间而改变。

（2）当 $y(P_{C1} - P_{P1}) / G_{C2} < x < 1$ 时，$F'(z)|_{z=0} > 0$，$F'(z)|_{z=1} < 0$，即 $z = 1$ 是一个进化稳定点，当政府决策者采用策略 S_{11} 的比例低于 $y(P_{C1} - P_{P1}) / G_{C2}$ 时，患者最终会选择策略 S_{32}。

（3）当 $0 < x < y(P_{C1} - P_{P1}) / G_{C2}$ 时，$F'(z)|_{z=0} < 0$，$F'(z)|_{z=1} > 0$，即 $z = 0$ 为进化稳定点，当政府决策者采用策略 S_{11} 的比例高于 $y(P_{C1} - P_{P1}) / G_{C2}$ 时，患者最终选择策略 S_{31}。

患者决策的复制动态演化图形如图 8-20 所示。

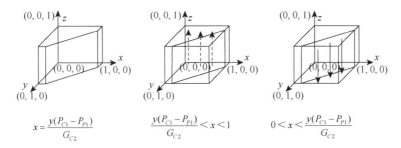

$$x = \frac{y(P_{C1} - P_{P1})}{G_{C2}} \qquad \frac{y(P_{C1} - P_{P1})}{G_{C2}} < x < 1 \qquad 0 < x < \frac{y(P_{C1} - P_{P1})}{G_{C2}}$$

图 8-20　患者决策的复制动态演化图形

4）演化稳定性分析

如前面的分析所示，在进化稳定策略 i 中，如果 $F(i) = 0$，则得到进化博弈的平衡点 i^*。如果 $F'(i^*) < 0$，则平衡点 i^* 为演化稳定策略。

根据 Ritzberger 和 Weibull 提出的结论，只需要研究 8 个点的渐近稳定性：$A_0(0, 0, 0)$, $A_1(1, 0, 0)$, $A_2(1, 1, 0)$, $A_3(0, 1, 0)$, $A_4(0, 1, 1)$, $A_5(1, 1, 1)$, $A_6(1, 0, 1)$, $A_7(0, 0, 1)$。余项不是渐近稳定的。稳定性分析可以用雅可比矩阵展开。上述系统的雅可比矩阵 $\boldsymbol{J}$ 如下：

$$
\begin{bmatrix}
(1-x)(yzG_{C3} - zG_{C2} - yG_{C1}) & x(1-x)(zG_{C3} - G_{C1}) & x(1-x)(yG_{C3} - G_{C2}) \\
y(1-y)G_{C1} & (1-y)(zH_{P1} + xG_{C1} - H_{C1} - H_{C2}) & y(1-y)H_{P1} \\
z(1-z)(y(G_{C2} - P_{C2})) & z(1-z)(x(G_{C2} - P_{C2}) + (P_{P1} - P_{C1} + P_{C2})) & (1-z)(xy(G_{C2} - P_{C2}) + y(P_{P1} - P_{C1} + P_{C2}))
\end{bmatrix}
$$

根据 Lyapunov 第一方法，我们可以观察到：如果矩阵 $\boldsymbol{J}$ 的所有特征值均为负数，则原非线性系统渐近稳定；当特征值均为正时，平衡点不稳定；当一个或两个特征值为正时，平衡点为鞍点。综上所述，各平衡点的特征值和正负值如表 8-12 所示。表中，"+"表示正数，"–"表示负数，"N"表示未知的正数或负数。

表 8-12　平衡点特征值

均衡点	特征值及正负性			状态
$A_0(0, 0, 0)$	0	$-H_{C1} - H_{C2}(-)$	0	未知
$A_1(1, 0, 0)$	0	$G_{C1} - H_{C1} - H_{C2}(-)$	0	未知
$A_2(1, 1, 0)$	$G_{C1}(+)$	$H_{C2} + H_{C1} - G_{C1}(+)$	$G_{C2} + P_{P1} - P_{C1}(N)$	鞍点
$A_3(0, 1, 0)$	$-G_{C1}(-)$	$H_{C2} + H_{C1}(+)$	$P_{P1} - P_{C1} + P_{C2}(N)$	鞍点
$A_4(0, 1, 1)$	$G_{C3} - G_{C2} - G_{C1}(+)$	$H_{C2} + H_{C1} - H_{P1}(N)$	$P_{C1} - P_{P1} - P_{C2}(N)$	鞍点
$A_5(1, 1, 1)$	$G_{C1} + G_{C2} - G_{C3}(N)$	$H_{C2} + H_{C1} - H_{P1} - G_{C1}(N)$	$P_{C1} - G_{C2} - P_{P1}(N)$	未知
$A_6(1, 0, 1)$	$G_{C2}(+)$	$H_{P1} + G_{C1} - H_{C1} - H_{C2}(N)$	0	鞍点
$A_7(0, 0, 1)$	$-G_{C2}(-)$	$H_{P1} - H_{C1} - H_{C2}(N)$	0	未知

在政府决策者的大力支持下，当医、患不合作导致政府决策者资源使用成本增加超过对医、患合作的补贴总额时，医院选择策略 S_{21} 获得的总效益大于总成本，患者选择策略 S_{31} 获得的总效益大于总成本。

因此，当 $G_{C3} > G_{C2} + G_{C1}$，$H_{P1} + G_{C1} > H_{C2} + H_{C1}$，$G_{C2} + P_{P1} > P_{C1}$，$A_5(1,1,1)$ 为演化稳定策略时，可用不等式表示。三方博弈将演变为一种理想的稳定状态，即政府决策者提供补贴、医院为刷脸就医服务建立智能设备站点、患者愿意使用刷脸就医服务的理想运行模式。

因此，政府决策者、医院和患者之间的战略组合最终会收敛于哪种类型的进化稳定状态取决于各种参数的取值。例如，政府决策者成本增加、对医院和患者的补贴效用、医院的经营成本和经营收入、患者的收入和成本。

8.7　基于突发公共卫生事件的应急医疗物资调度机制运维决策研究

8.7.1　问题描述

突发公共卫生事件是指突然发生、造成公众健康严重危害的重大传染病疫情、食物中毒以及其他严重影响公众健康的事件，我们研究的应急医疗物资调度机制主要是针对其中的重大传染病疫情类的突发事件。应急医疗物资是指突发事件中政府和社会紧急采取措施以保障生命、实施救援时需要用到的各类医疗物资。由于突发公共卫生事件的不确定性和应急医疗物资的生产技术要求，往往造成大量专一种类应急医疗物资的突然缺乏，给防疫救治工作带来极大的困难[113]。

在突发公共卫生事件下，应急医疗物资如何进行调度运维是一种特殊的应急物资调度问题，应急医疗物资的调度运维对控制医疗事件发展态势影响很大。这类突发公共卫生事件初期对应急医疗物资的消耗特别大。在灾后应急物资的分配过程中，会出现供需的不平衡性[114]，这是因为应急物资多为非耐用品，在低概率灾害发生之前很难为其保持大量库存[115]。同时应急医疗物资的及时供给是救治患者以及控制疫情的关键。在这种情况下如何将有限的资源进行合理调度使得总回报更大尤为重要。应急物资调度的研究，分别侧重不同方面，整体来看模型目标[116-118]一般考虑需求满足率最大化、应急时间最小化、成本最小化，主要目的在于将救援的成本尽可能地降低。但对于突发公共卫生事件，最重要的是如何将有限的物资发挥最大的作用，最有效地控制疫情的扩散，最大限度地保障人们的生命安全，成本在此时并不是关注的核心。在现有应急机制的研究中，多数学者考虑的是突发事件发生后对应急物资的一次调度完成，这种调度方案在一般物资调度上是合理的，但对于这类突发公共卫生事件下的应急医疗物资调度而言是不合理的，因为物资的需求量和种类会根据疫情发展态势的变化情况不断改变，且一段时间内物资的需求是由一定的时间内疫情发展态势所决定的[119]。马尔可夫决策过程（MDP）是基于马尔可夫过程理论的决策过程，其在当前状态已知的条件下，下一个状态的发生只依赖于当前状态，与以往的状态无关，当前状态包含了所有相关的历史，适用于这类突发公共卫生事件的物资调度运维，所以我们采用马尔可夫决策过程研究突发公共卫生事件下的应急医疗物资的调度运维。

传染病疫情类突发公共卫生事件发生时，应急医疗物资主要是调度到发生疫情区域的各大收治患者的医院中，所以本节研究是将疫情区域的各收治患者的医院作为调度网络的节点，来对这个调度网络进行马尔可夫决策过程调度运维，并且对医院和患者的状态进行描述。

8.7.2 突发公共卫生事件的应急医疗物资调度运维机制

Bandara 等研究了紧急医疗服务（EMS）调度网络中的最佳调度策略[120]，他们开发了一个马尔可夫决策过程模型来确定如何最优地派遣救护车给患者。为了正确地考虑每个离散时间元的最优决策策略，他们使用单值化方法将最初发展的连续时间 MDP 转换为等效的离散时间 MDP。在关注紧急呼叫的紧急程度的同时，研究了紧急医疗服务调度网络内的最佳调度策略。我们在他们研究的基础上将连续时间划分为等效的连续离散时间。根据已有研究经验，采用动态分配模型来解决消耗类应急物资短时间供给不足的问题。Keneally 等开发了一个 MDP 模型来研究在战斗环境下的空中军事医疗后送派遣策略[121]。他们将伤亡划分为三个优先级别：紧急、优先和常规。在一个伤亡事件中可以出现多个伤亡，最高优先级的伤亡事件决定该伤亡事件的优先级。在他们的基础上，本节研究将定点医院收治患者的优先级分为三类：危重症、重症、轻症。同时考虑医院节点的优先级。Keneally在研究中将区域泊松分布概率与服务率之和作为该区域的马尔可夫决策模型的过渡速率[122]，我们在此基础上对其进行改进，将泊松分布概率与调度网络的回报率之比作为过渡速率，当调度网络的回报率小时，事件发生的概率会增大。传染病疫情类的突发公共卫生事件的总回报小，疫情的情况将更严峻，提出物资需求的医院将增加，事件发生概率会增大。

基于上述的理论研究，针对传染病疫情类突发公共卫生事件下的应急医疗物资调度运维，我们提出马尔可夫决策过程调度模型。

8.7.3 应急医疗物资调度 MDP 模型

根据调度物资所需时间将调度网络的时间进行离散化，划分时长为 D 的片段，用 D_n 来表示。此时在 D_n 内发生的物资需求将在 D_{n+1} 内进行处理。上一个时间段没有进行响应的节点医院将累积至之后的时间段进行响应。

调度网络在收到某医院节点的需求并对其进行响应时需要一定的时间，将其定义为响应时间 T_i。可以将响应流程进行拆解分成以下几个关键环节：人员、物资的调度时间 D、物资配送至节点医院 I 的时间 T_d、潜在的时间延迟 T_ε、卸载分配时间 T_m。

$$T_i = D + T_d + T_\varepsilon + T_m \qquad (8\text{-}53)$$

将调度中心对提出需求的节点进行响应后运输队返回调度中心视为一次服务的完成。T_I 表示服务时间，E_i 表示返程时间：

$$T_I = T_i + E_i \qquad (8\text{-}54)$$

MDP 模型组件如下。

状态空间 S：$S = S_1 \times S_2 \times \cdots \times S_D$ 表示调度网络的状态空间，S^{D_n} 表示调度网络在时间段 D_n 的状态，s 为节点医院 I 的状态，调度网络中 D_n 时所有节点医院的状态组成调度网络的 S^{D_n}。状态空间表如表 8-13 所示。

表 8-13　状态空间表

State（状态）	Setting（设置）
μ	{1, 2, 3, 4}

动作空间 A：动作为是否响应，用 a 表示，$a=1$ 表示响应，$a=0$ 表示未响应。当前调度网络所做的工作是在时间段 D_n 内决定对哪些发起请求的节点医院进行响应，我们规定处于优先级别最高的医院得到响应的概率为 1。

策略 π：当节点医院处于状态 s 下，即优先级 μ，调度网络会根据对其响应后可获得的奖励大小和后续回报决定是否对其响应。

$$\pi(a|s) = P(A=a|s=S^{D_n}) \qquad (8\text{-}55)$$

基于策略 π 状态转移概率：$P_{(s,s')}^{\pi}$ 是与 a 相关的转移概率矩阵，尺寸为 4×4。$P(s'|s,a)$ 是 $P_{(s,s')}^{\pi}$ 内的一个元素，表示了在动作 a_i 下节点医院从状态 s 到状态 s' 的

转移概率，即节点医院在优先级 μ 时调度网络对其是否响应，以及处理后转移到其他优先级的概率，是一个 1×4 的向量。

$$P_{(s,s')}^{\pi} = \begin{bmatrix} P(1|1,a) & P(2|1,a) & P(3|1,a) & P(4|1,a) \\ P(1|2,a) & P(2|2,a) & P(3|2,a) & P(4|2,a) \\ P(1|3,a) & P(2|3,a) & P(3|3,a) & P(4|3,a) \\ P(1|4,a) & P(2|4,a) & P(3|4,a) & P(4|4,a) \end{bmatrix}$$

假设医院得到物资响应后会对患者进行治疗，治疗后患者的状态不会恶化，可能维持原状或向更低的优先级转移。$P_{h,h'}$ 为患者转移到其他优先级的状态转移矩阵，尺寸为 4×4。$P(h'|h)$ 是患者从优先级 h 到 h' 的转移概率，是一个 1×4 的向量。

$$P_{h,h'} = \begin{bmatrix} P(0|0) & P(1|0) & P(2|0) & P(3|0) \\ P(0|1) & P(1|1) & P(2|1) & P(3|1) \\ P(0|2) & P(1|2) & P(2|2) & P(3|2) \\ P(0|3) & P(1|3) & P(2|3) & P(3|3) \end{bmatrix}$$

优先级：医院响应级别 μ_i 是根据综合评价得出的。

$$\mu_i = f(\mu_Q, \mu_h) + \frac{1}{2} \tag{8-56}$$

式中，μ_Q 为专家评价的优先级，$\mu_Q = \dfrac{\sum \mu_i^{D_n}}{Q}$。当前时刻每个节点医院的三类患者的数量、所需物资等因素决定该医院的优先级。配送的物资情况等相关统计数据作为一个参考制成一份专家评分表给 Q 个专家进行评阅，每个专家给出该节点在时间 D_n 时段的响应级别 $\mu_i^{D_n}$ 后进行加权平均得到每个医院的优先等级。

$\mu_h = g_h h$，其中 g_h 表示不同类别患者占整个节点医院患者的比例，h 为患者的分类，$h \in (1,2,3)$，$f(\mu_Q, \mu_h)$ 是一个对 μ_Q、μ_h 进行组合赋权的函数。

奖励 R：定义 $R_{ih}^{D_n}$ 为节点 i 在不同优先级患者身上可获得的奖励。当节点 a_i 提出的物资需求被调度中心响应后，在不同优先级 h 的患者身上会立即获得一个奖励，定义为 R_h。定义 R_k 为救治单个患者产生的效果，$k \in (1,2,3,4,5,6)$，分别表示 h 由 3 转化成 2，h 由 2 转化成 1，h 由 1 转化成 0，h 由 3 转化成 1，h 由 2 转化成 0，h 由 3 转化成 0 的效果，因此

$$\begin{cases} \sum_{k=1}^{6} R_k = 1, \quad R_4 = R_1 + R_2, \quad R_5 = R_2 + R_3, \quad R_6 = 1 \\ R_{ih}^{D_n} = \sum_{h=1}^{3} c_\mu q_i g_h R_h \end{cases} \tag{8-57}$$

式中，c_μ 表示不同响应级别对应的服务效果；q_i 表示节点 i 的患者数。

回报：当调度中心在时间段 D_n 内对网络中响应等级为 μ_i 的节点 a_i 提出的物

资请求进行响应时，调度网络会获得一个回报 $G_i^{D_n}$。我们在每个节点的奖励上增加一个惩罚项，这是为了保证调度网络内的某些节点医院情况不会更加恶劣。当节点 a_i 提出需求到网络对其进行响应所用的总时间超过 Z 时，在调度中心对节点 a_i 提出的需求进行响应后产生的效率上加入一个惩罚因子进行惩罚。

$$G_i^{D_n} = R_i^{D_n} - \sigma L\{T_i > Z\}, \quad \sigma < \infty \tag{8-58}$$

$L\{T_i \leqslant Z\}$ 是一个指标变量，当满足条件 $T_i > Z$，即响应时间超过 Z 时，取值为 1；当响应时间在 Z 之内时，取值为 0。σ 是效率的惩罚因子，是一个足够大的正数。

过渡状态：ρ_i 为调度网络中医院节点 i 的事件到达概率，即折扣因子。在一般模型中事件到达的概率服从泊松分布，即节点 a_i 事件到达的概率为泊松分布概率 λ_i，考虑到传染病疫情类的突发公共卫生事件的回报率低，疫情的情况将更严峻，提出物资需求的医院将增加，所以事件发生概率会增大。因此将泊松分布概率 λ_i 与调度网络的回报率 φ 之比作为过渡速率。

$$\rho_i = \begin{cases} \lambda_i, & D = 1 \\ \lambda_i / \varphi, & D > 1 \end{cases} \tag{8-59}$$

状态动作价值函数：用 J_{D_n} 来表示时间段 D_n 时调度网络的状态动作价值函数，则此时最优策略即最优性方程为

$$\begin{cases} J_{D_n} = \rho_i g_\mu^{D_n} \max\left(G_i^{D_n} + \sum_{k=1}^{6} \sum \frac{1}{R_h} R_k P_{s,s'}^\pi P_{h,h'} J_{D_{n+1}} \right) \\ G_i^{D_n} = \sum_{h=1}^{3} R_{ih}^{D_n} - \sigma L(T_i > A), \quad \sigma < \infty \\ i \in \gamma_i^{D_n} \\ \sum M_i \leqslant M_D \end{cases} \tag{8-60}$$

式中，$g_\mu^{D_n}$ 表示在 D_n 时刻，优先级为 μ 的节点医院占医院的比例；$\gamma_i^{D_n}$ 表示系统中时刻发起物资请求被响应的节点医院。

8.8 本 章 小 结

本章主要内容包括基于区位选择机制的健康服务运维决策研究，基于海外市场扩张模式的健康服务运维决策研究，基于云服务反馈模式的移动健康应用运维决策研究，基于刷脸模式的健康服务扩散策略运维决策研究和基于突发公共卫生事件的应急医疗物资调度机制运维决策研究五个问题的研究陈述、模型建立与求解过程以及实验研究的结果分析。本章研究旨在解决医疗领域的常见问题，为相关决策提供参考，真正做到理论指导实践并最终为实践所用。

参 考 文 献

[1] 田代华. 黄帝内经素问[M]. 北京：人民卫生出版社，1963.
[2] 陈君石，黄建始. 健康管理师[M]. 北京：中国协和医科大学出版社，2007：35-80.
[3] 郝树豪. 论希波克拉底的健康观念[D]. 西安：陕西师范大学，2017.
[4] 郭良臣. 中国健康管理产业现状和发展探讨[J]. 经贸实践，2017，(2)：118.
[5] 张静波，李强，刘峰，等. 健康管理服务模式的发展趋势[J]. 山东大学学报（医学版），2019，57（8）：69-76.
[6] 裴晨阳，龚韩湘，肖瑶，等. 美国管理型医疗模式对中国健康维护组织发展的启示[J]. 医学与哲学（A），2018，39（7）：56-59.
[7] 周俊婷，李勇，胡安琪，等. 英国医疗服务供给模式对我国的启示[J]. 中国药物经济学，2018，13（6）：88-92.
[8] 段紫欣. 健康管理在我国健康保险发展中的应用研究[D]. 石家庄：河北经贸大学，2021.
[9] World Health Organization. 世界卫生组织组织法[M]. 纽约：世界卫生组织大会，1948.
[10] 周三多，陈传明，龙静. 管理学原理[M]. 南京：南京大学出版社，2020.
[11] 刘晓峰. 美国企业健康生产力管理漫谈系列之一：企业为什么要搞健康生产力管理？[J]. 健康管理，2013，(8)：114-116.
[12] 陈大舜，黄政德. 《周易》与中医的预防思想[J]. 湖南中医学院学报，1989，(4)：169-172.
[13] 李宗坡. 浅谈《吕氏春秋》的养生理念[J]. 国医论坛，2009，24（3）：47-48.
[14] 黄悦，姚科元. 从发热症状浅析中医理论与现代医学理论关系[J]. 光明中医，2014，29（12）：2485-2487.
[15] 晋铭铭，罗迅. 马斯洛需求层次理论浅析[J]. 管理观察，2019，(16)：77-79.
[16] 胡万钟. 从马斯洛的需求理论谈人的价值和自我价值[J]. 南京社会科学，2000，(6)：25-29.
[17] 黄依梵，丁小浩，陈然，等. 人力资本和物质资本对经济增长贡献的一个实证分析——纪念人力资本理论诞生六十周年[J]. 华东师范大学学报（教育科学版），2020，38（10）：21-33.
[18] 秦荣生. 大数据、云计算技术对审计的影响研究[J]. 审计研究，2014，(6)：23-28.
[19] 孔繁，刘扬，刘毅，等. 日本"21世纪国民健康增进运动"——"健康日本21"目标值及体系[J]. 中国公共卫生，2002，(10)：63-67.
[20] 赵安琪，付少雄，冯亚飞. 国外健康科学数据管理实践及启示[J]. 图书情报知识，2020，(1)：105-114.
[21] 谢亲卿，沈世勇. "区块链+家庭医生"模式研究[J]. 现代医院管理，2020，18（6）：20-23.
[22] 王政，王萍，曹洋. 新时代"互联网+医疗健康管理"互联网医院建设及发展探讨[J]. 中国医院管理，2020，40（11）：90-92.
[23] 潘永明，毕小青，杨强. 管理学[M]. 上海：上海财经大学出版社，2018.
[24] 简祯富. 决策分析与管理——全面决策品质提升的架构与方法[M]. 2版. 北京：清华大学

出版社，2019.

[25] 周荣喜，刘善存，邱菀华. 熵在决策分析中的应用综述[J]. 控制与决策，2008，（4）：361-366，371.

[26] 徐泽水，孙在东. 一种基于方案满意度的不确定多属性决策方法[J]. 系统工程，2001，（3）：76-79.

[27] 冯博. 基于协同网络信息的多指标决策方法研究[D]. 沈阳：东北大学，2009.

[28] 徐永杰，孙涛，李登峰. 直觉模糊 POWA 算子及其在多准则决策中的应用[J]. 控制与决策，2011，26（1）：129-132.

[29] 刘卫锋，常娟，何霞. 广义毕达哥拉斯模糊集成算子及其决策应用[J]. 控制与决策，2016，31（12）：2280-2286.

[30] 杜文胜，闫雅楠. 广义 q-阶正交模糊混合几何平均算子及其应用[J]. 模糊系统与数学，2021，35（6）：153-161.

[31] 朱宏辉. 知识驱动型拟人智能控制系统研究[M]. 武汉：武汉理工大学出版社，2012.

[32] 邱韵霏，李春旺. 智能情报分析模式：数据驱动型与知识驱动型[J]. 情报理论与实践，2020，43（2）：28-34.

[33] 吴传生. 经济数学——微积分[M]. 2 版. 北京：高等教育出版社，2009.

[34] 张明. 经管数学[M]. 上海：上海交通大学出版社，2017.

[35] 吴丹，胡晶，冀晨辉. TOPSIS 理论研究方法及其应用研究[M]. 南京：河海大学出版社，2019.

[36] 邓聚龙. 灰色系统基本方法[M]. 2 版. 武汉：华中科技大学出版社，2005.

[37] 刘思峰，党耀国，方志耕，等. 灰色系统理论及其应用[M]. 5 版. 北京：中国科学技术出版社，2010.

[38] 张华歆. 预测与决策：理论与应用[M]. 上海：上海交通大学出版社，2014.

[39] 范如国. 博弈论[M]. 武汉：武汉大学出版社，2011.

[40] 费业泰. 误差理论与数据处理[M]. 北京：机械工业出版社，2005.

[41] 王晓佳，余本功，陈志强. 电力数据预测理论与方法应用[M]. 北京：科学出版社，2014.

[42] 王少影，张宇，孟宪红，等. 机器学习算法对涡动相关缺失通量数据的插补研究[J]. 高原气象，2020，39（6）：1348-1360.

[43] 赵鹏，周志华. 基于决策树模型重用的分布变化流数据学习[J]. 中国科学：信息科学，2021，51（1）：1-12.

[44] Chen L F, Tsai C T. Data mining framework based on rough set theory to improve location selection decisions: A case study of a restaurant chain [J]. Tourism Management, 2016: 197-206.

[45] 高宏伟，王世鑫. 基于"互联网+"模式下智慧健康管理平台建设实践[J]. 中国医药导报，2020，17（30）：196-198，203.

[46] Zhu L, Cao J. Emergency resources allocation optimization under disaster spreading with fuzzy demand[J]. Journal of Systems Science & Mathematical Sciences, 2014, 34（6）：663-673.

[47] 刘杨，李辉，曾新颖，等. 健康大数据在慢性病预防控制中的应用[J]. 中华流行病学杂志，2020，41（12）：2163-2168.

[48] 陈镭，杨章静，黄璞. 基于机器学习的 Android 恶意软件检测实验[J]. 实验技术与管理，

2020，37（12）：94-97.

[49] 陈薇，孙增圻. 二型模糊系统综述[C]. 2003 年中国智能自动化会议论文集（上册），香港，2003：22-31.

[50] 许建新，侯忠生. 数据驱动系统方法概述[J]. 自动化学报，2009，35（6）：668-675.

[51] 胡泽文，孙建军，武夷山. 国内知识图谱应用研究综述[J]. 图书情报工作，2013，57（3）：84，131-137.

[52] 侯梦薇，卫荣，陆亮，等. 知识图谱研究综述及其在医疗领域的应用[J]. 计算机研究与发展，2018，55（12）：2587-2599.

[53] 陈悦，陈超美，刘则渊，等. CiteSpace 知识图谱的方法论功能[J]. 科学学研究，2015，33（2）：242-253.

[54] 李成栋，王丽，丁子祥，等. 一种知识与数据混合驱动的二型模糊神经网络设计方法[P]. 中国：CN106408084A，2017.

[55] 计明军，褚艳玲，李亚军，等. 预测与决策方法[M]. 大连：大连海事大学出版社，2018.

[56] Liu J，Chi Y，He S，et al. An ensemble multi-objective evolutionary algorithm for gene regulatory network reconstruction based on fuzzy cognitive maps[J]. CAAI Transactions on Intelligence Technology，2019，4（1）：2322-2468.

[57] Bragg F，Holmes M V，Iona A，et al. Association between diabetes and cause-specific mortality in rural and urban areas of China[J]. JAMA，2017，317（3）：280-289.

[58] 菅利荣，刘思峰，刘勇. 预测与决策软计算方法及应用[M]. 北京：电子工业出版社，2016.

[59] 杨晓南，刘宝忠，闫丽辉，等. 基于结构方程模型的 2 型糖尿病气阴亏虚证实证研究[J]. 中国中医药信息杂志，2016，23（4）：28-31.

[60] Woolcock M，Narayan D. Social capital：Implications for development theory，research，and policy[J]. World Bank Research Observer，2000，15（2）：225-249.

[61] Nagurney A，Matsypur D. Global supply chain network dynamics with multicriteria decision-making under risk and uncertainty[J]. Transportation Research，Part E. Logistics and Transportation Review，2005，41E（6）：585-612.

[62] Mihalak M，Schlegel J C. The Price of anarchy in network creation games is（mostly）constant[J]. Theory of Computing Systems，2013，53（1）：53-72.

[63] 范健. 基于用户均衡与系统最优的交通网络流模型[J]. 交通节能与环保，2014，（1）：1-5.

[64] 王伟，孙会君. Cumulative prospect theory-based user equilibrium model with stochastic perception errors[J]. Journal of Central South University，2016，23（9）：2465-2474.

[65] Signorini A. Sopra alcune questioni di statica dei sistemi continui[J]. Annali della Scuola Normale Superiore di Pisa-Classe di Scienze，1933，2（2）：231-251.

[66] Hartman K O. Infrared spectrum of carbon dioxide anion Radical[J]. Journal of Chemical Physics，1966，44（5）：1913-1918.

[67] Toyasaki F，Daniele P，Wakolbinger T. A variational inequality formulation of equilibrium models for end-of-life products with nonlinear constraints[J]. European Journal of Operational Research，2014，236（1）：340-350.

[68] 潘晓艳，牛娅，田胜，等. 构建结构方程模型分析药品零差价政策实施前后慢性病住院患者负担因子载荷变化[J]. 中国药房，2017，28（11）：1452-1455.

[69] 廖涌. 中国糖尿病的流行病学现状及展望[J]. 重庆医科大学学报，2015，40（7）：1042-1045.

[70] Wang X J，Song Y M，Xia W，et al. Promoting the development of the new energy automobile industry in China：Technology selection and evaluation perspective[J]. Journal of Renewable and Sustainable Energy，2018，10（4）：1-17.

[71] 金玉兰，沈元蕊. 管理决策模型与方法[M]. 北京：清华大学出版社，2019.

[72] 张彩霞，叶晓青，邓雪清，等. 2 型糖尿病患者焦虑抑郁情绪与社会心理因素的关系[J]. 中国心理卫生杂志，2006，（6）：374-376，391.

[73] Kawachi I，Berkman L F. Social ties and mental health[J]. Journal of Urban Health，2001，78（3）：458-467.

[74] 魏娇娇. 社会信任的健康效应及其城乡差异——基于 CGSS2015 数据的分析[J]. 云南行政学院学报，2018，20（5）：7.

[75] Schuster M，Paliwal K. Bidirectional recurrent neural networks[J]. IEEE Transactions on Signal Processing：A Publication of the IEEE Signal Processing Society，1997，45（11）：2673-2681.

[76] Graves A，Schmidhuber J. Framewise phoneme classification with bidirectional LSTM and other neural network architectures [J]. Neural Networks，2005，18（5）：10-18.

[77] Cho K，van Merriënboer B，Gulcehre C，et al. Learning phrase representations using RNN encoder-decoder for statistical machine translation[J]. Computer Science，2014：1724-1734.

[78] Stankova K，Brown J S，Dalton W S，et al. Optimizing cancer treatment using game theory：A review[J]. JAMA Oncology，2019，5（1）：96-103.

[79] Sutskever I，Vinyals O，Le Q V. Sequence to sequence learning with neural networks[C]. Proceedings of the 27th International Conference on Neural Information Processing Systems，Montreal，2014：3104-3112.

[80] Li J W，Luong T，Jurafsky D. A hierarchical neural autoencoder for paragraphs and documents[C]. Proceedings of the 53rd Annual Meeting of the Association for Computational Linguistics and the 7th International Joint Conference on Natural Language Processing，Beijing，2015：1106-1115.

[81] Shi X，Chen Z，Wang H，et al. Convolutional LSTM network：A machine learning approach for precipitation nowcasting[J]. Advances in Neural Information Processing Systems，2015，1：802-810.

[82] Siva G S. Diagnosis of diabetes diseases using optimized fuzzy rule set by grey wolf optimization[J]. Pattern Recognition Letters，2019，125：432-438.

[83] Ngufor C，Houten H V，Caffo B，et al. Mixed effect machine learning：A framework for predicting longitudinal change in hemoglobin A1c[J]. Journal of Biomedical Informatics，2019，89：56-67.

[84] Murphree D H，Elaheh A，Ngufor C，et al. Stacked classifiers for individualized prediction of glycemic control following initiation of metformin therapy in type 2 diabetes[J]. Computers in Biology and Medicine，2018，103：109-115.

[85] Lin Z，Feng M，Yu M，et al. A structured self-attentive sentence embedding[J]. arXiv preprint arXiv：1703.03130，2017.

[86] Han H，Liu J，Liu G. Attention-based memory network for text sentiment classification[J]. IEEE Access，2018，6：68302-68310.

[87] Yi W，Ozdamar L. A dynamic logistics coordination model for evacuation and support in disaster response activities[J]. European Journal of Operational Research，2007，179（3）：1177-1193.

[88] Rodriguez-Galiano V，Sanchez-Castillo M，Chica-Olmo M，et al. Machine learning predictive models for mineral prospectivity：An evaluation of neural networks，random forest，regression trees and support vector machines[J]. Ore Geology Reviews，2015，71：804-818.

[89] Daghistani T A，Elshawi R，Sakr S，et al. Predictors of in-hospital length of stay among cardiac patients：A machine learning approach[J]. International Journal of Cardiology，2019，288：140-147.

[90] Care D，Suppl S S. Classification and diagnosis of diabetes：Standards of medical care in diabetes—2019[J]. Diabetes Care，2019，42：13-28.

[91] 方锐，杨勇，郭清，等. 从美国补充与结合医学的发展谈治未病与健康管理的思维范式[J]. 中国中西医结合杂志，2020，40（11）：101-107.

[92] 韩开益. 山东省城乡糖尿病患者知识、态度和自我管理行为研究[D]. 济南：山东大学，2018.

[93] Mishra D，Shetty A，Nayak S，et al. Risk factors for gestational diabetes mellitus：A prospective case-control study from coastal Karnataka[J]. Clinical Epidemiology and Global Health，2020，8（4）：1082-1088.

[94] 丁建玲，郑晓萌，魏兰. 社区 2 型糖尿病患者社会资本与生存质量的典型相关分析[J].新疆医学，2017，47（10）：1154-1157.

[95] Song Y H，Ge Y，Du L J，et al. Optimization of emergency materials allocation plan considering vehicle waiting[J]. Control and Decision，2019，34（10）：2229-2236.

[96] Li C，Sun L，Jia J，et al. Risk assessment of water pollution sources based on an integrated k-means clustering and set pair analysis method in the region of Shiyan，China[J]. Science of the Total Environment，2016，557-558：307-316.

[97] 郎艳怀. 博弈论及其应用[M]. 上海：上海财经大学出版社，2015.

[98] Wu J，Li H，Cheng S，et al. The promising future of healthcare services：When big data analytics meets wearable technology[J]. Information & Management，2016，53（8）：1020-1033.

[99] Xiao F，Yang H. Three-player game-theoretic model over a freight transportation network[J]. Transportation Research Part C：Emerging Technologies，2007，15（4）：209-217.

[100] Babu S，Mohan U. An integrated approach to evaluating sustainability in supply chains using evolutionary game theory[J]. Computers & Operations Research，2018，89：269-283.

[101] Jiang Z Z，He N，Qin X，et al. Evolutionary game analysis and regulatory strategies for online group-buying based on system dynamics[J]. Enterprise Information Systems，2018，12（6）：695-713.

[102] Li Q，Li M，Lv L，et al. A new prediction model of infectious diseases with vaccination strategies based on evolutionary game theory[J]. Chaos，Solitons & Fractals，2017，104：51-60.

[103] Li D，Ma J，Tian Z，et al. An evolutionary game for the diffusion of rumor in complex networks[J]. Physica A：Statistical Mechanics and its Applications，2015，433：51-58.

[104] Xu B H，Wang L M，Ding L，et al. Prevalence，awareness，treatment，and control of diabetes in relation to hypertension status in Chinese adults：A nationwide cross-sectional survey[J]. The Lancet，2015，386（1）：55.

[105] Zhong L，Zheng J. Research on dynamic game model of enterprise green technology innovation driving force[J]. Journal of Artificial Intelligence，2017，2：13-19.

[106] Shi X J，Chen Z R，Wang H，et al. Convolutional LSTM network：A machine learning approach for precipitation nowcasting[J]. Neural Information Processing Systems，2015，1：802-810.

[107] 胡威. 基于生成对抗网络的领域自适应算法研究[D]. 北京：北方工业大学，2020.

[108] Wang X J，Zhang T W，Zhang S S，et al. An equilibrium model of diagnostic information transmission network[J]. DEStech Transactions on Computer Science and Engineering，2019：351-360.

[109] Dasgupta B. Concise guidance：Diagnosis and management of giant cell arteritis[J]. Clinical Medicine，2010，10（4）：381-386.

[110] Martinez D A，Feijoo F，Zayas-Castro J L，et al. A strategic gaming model for health information exchange markets[J]. Health Care Management Science，2018，21（1）：119-130.

[111] Ozcan Y A，Khushalani J. Assessing efficiency of public health and medical care provision in OECD countries after a decade of reform[J]. Central European Journal of Operations Research，2017，25（2）：325-343.

[112] Daldoul D，Nouaouri I，Bouchriha H，et al. A stochastic model to minimize patient waiting time in an emergency department[J]. Operations Research for Health Care，2018，18：16-25.

[113] Jie Y M，Chen M S. Discussion on supply chain of emergency medical supplies in public health emergencies [J]. Jiangsu Health Administration，2020，531（9）：1139-1143.

[114] Sheu J B. Post-disaster relief-service centralized logistics distribution with survivor resilience maximization [J]. Transportation Research Part B，2014，68（10）：288-314.

[115] Yang Y，Yang W. Does whistleblowing work for air pollution control in China？A study based on three-party evolutionary game model under incomplete information[J]. Sustainability，2019，11（2）：324.

[116] Sohrabi M K，Azgomi H. Evolutionary game theory approach to materialized view selection in data warehouses[J]. Knowledge-Based Systems，2019，163：558-571.

[117] Udechukwu I I. Correctional officer turnover：Of Maslow's needs hierarchy and Herzberg's motivation theory[J]. Public Personnel Management，2009，38（2）：69-82.

[118] Wang L，Zhou X C，Zhao Z X，et al. Integrated decision making of emergency vehicle allocation and emergency material distribution[J]. Journal of Central South University（Science and Technology），2018，49（11）：2766-2775.

[119] Wang Y Y，Sun B Q. Dynamic multi-stage allocation model of emergency materials for multiple disaster sites[J]. Chinese Journal of Management Science，2019，27（10）：138-147.

[120] Bandara D，Mayorga M E，McLay L A. Priority dispatching strategies for EMS systems[J]. Journal of the Operational Research Society，2014，65（4）：572-587.

[121] Keneally S K，Robbins M J，Lunday B J. A Markov decision process model for the optimal dispatch of military medical evacuation assets[J]. Health Care Management Science，2016，19：111-129.

[122] Zhao J，Gu S，McDermaid A. Predicting outcomes of chronic Kidney disease from EMR data based on random forest regression[J]. Mathematical Biosciences，2019，310：24-30.